Gesa Wunderlich

Neurosen

Ein praktischer Leitfaden
zu ihrem Verständnis

Verlag W. Kohlhammer
Stuttgart · Berlin · Köln

Die Deutsche Bibliothek – CIP-Einheitsaufnahme

Wunderlich, Gesa:
Neurosen: ein praktischer Leitfaden zu ihrem Verständnis /
Gesa Wunderlich. - Stuttgart ; Berlin ; Köln : Kohlhammer,
1996
ISBN 3-17-013992-4

Stuttgart Berlin Köln
Verlagsort: Stuttgart
Typoskript: Gesa Wunderlich
Gesamtherstellung:
W. Kohlhammer Druckerei GmbH + Co. Stuttgart
Printed in Germany

Inhalt

Vorwort

Das vorliegende Buch ist aus dem Anliegen heraus entstanden, praktische Erfahrungen im Umgang mit neurotisch Erkrankten zu vermitteln. Es soll mit den einzelnen Neurosenformen, mit der Diagnosenstellung, mit Prognose und Therapie vertraut machen und als Unterstützung im Alltag des Psychotherapeuten dienen.

Dieses Anliegen erwuchs zunächst aus meiner jahrelangen Erfahrung mit neurotischen Patienten zuerst im psychotherapeutisch-psychosomatisch stationären Bereich, dann im poliklinischen Bereich und schließlich als kassenärztlich niedergelassene Psychoanalytikerin für Erwachsene, Kinder und Jugendliche. Die Anregung für dieses Buch ergab sich dann beim Lesen von Protokollen[*] über Diskussionen, in denen praktische Fragen der Therapie erörtert und vor allem die unbewußten Prozesse im einzelnen Patientenschicksal besprochen wurden. Diese reichhaltige Fülle von differenzierten Einzelbeobachtungen und -erkenntnissen habe ich zusammen mit eigenen Patientenbeobachtungen und weiterführenden Überlegungen eingefügt in eine systematisierende Darstellung der einzelnen Neurosenstrukturen, die auf den neurosenpsychologischen Grundlagen aus den Werken Freuds und Schultz-Henckes basiert.

Weil es in dem vorliegenden Buch nicht um den Nachweis neuer Theorien, die mit wissenschaftlichen Hinweisen belegt werden müssen, geht, sondern um das praktische Verständnis unserer neurotischen Patienten, habe ich auf Literaturhinweise und auf die Erstellung eines wissenschaftlichen Apparates verzichtet, ebenso wie auf die Kennzeichnung meiner eigenständigen Darstellungen. Der Kundige erkennt ohnehin die Provenienz der Einzelgedanken und Fachtermini.

Meinen Ausbildern und meinen Kollegen möchte ich danken für ihre Wissensvermittlung und für ihre Anregungen. Meinen ganz außerordentlichen Dank bin ich Herrn Prof. Dr. E. Jorswieck schuldig. Er selber war Teilnehmer der damaligen Diskussionen gewesen, und mit ihm habe ich detailliert Patientenbeobachtungen und analytische Erkenntnisse diskutieren können. Ihm danke ich nicht nur für seine ermunternde und kontinuierliche Unterstützung dieser Arbeit, sondern auch für seine zahlreichen klärenden und korrigierenden Anregungen, die in die vorliegenden Darstellungen eingeflossen sind.

---

[*]Bei den Protokollen handelte es sich um Mitschriften der "Kasuistischen Colloquien" (1946-1951), die im "Berliner Zentralinstitut für psychogene Erkrankungen", das von der damaligen Versicherungsanstalt Berlin getragen war, stattfanden. Das Institut stand allen Berlinern zur psychoanalytischen und psychotherapeutischen Behandlung offen. Es gab nicht nur Einzeltherapien im klassischen Setting, sondern auch bereits Therapien im Sitzen mit variabler Frequenz und obligatorisch Kinder- und Jugendlichenbehandlung und darüberhinaus erste Versuche gruppenanalytischer Behandlungen. An den Diskussionen nahmen alle Therapeuten, die im Institut angestellt waren, teil sowie auch die freien Mitarbeiter. Die Diskussionsgruppe, zu der sich jeweils etwa dreißig Therapeuten zusammenfanden, setzte sich zusammen aus freudianisch und jungianisch orientierten Analytikern und aus Kindertherapeutinnen, die diesen Gruppen zugeordnet waren. Geleitet wurden die Diskussionen überwiegend von Harald Schultz-Hencke.

Herrn Dr. Heinz Beyer vom Kohlhammer Verlag möchte ich an dieser Stelle für seine engagierte und sorgfältige Betreuung danken und Frau Dr. Gertje Herrschaft für ihre weiterführenden Hinweise beim Korrekturlesen.

Meinen in Weiterbildung befindlichen Kollegen bin ich dafür dankbar, daß sie mit ihren Fragen auf Unverständliches und Lückenhaftes in der Neurosenlehre hinwiesen und dadurch immer wieder genaueste Klärungen und Erklärungen herausforderten. Meinen somatischen Kollegen habe ich zu verdanken, daß sie mir unermüdlich ihre neurotisch erkrankten Patienten zuweisen, was wiederum den Prozeß der ständig vertiefenden Weiterentwicklung und Verbesserung der Therapie unterhält. Und meinen Patienten danke ich, daß sie mich so intensiv und offen an ihrem Innenerleben teilhaben lassen, so daß es mir aus den gewonnen Beobachtungen und erlebbaren Erkenntnissen heraus leicht fiel, analytische Einsichten zu formulieren, Spekulatives vom Empirischen trennen und Irrtümer korrigieren zu können.

Ausgangspunkt der hier vorliegenden Erkenntnisse und Beschreibungen ist immer der lebendige Umgang mit und die Beobachtung am neurotischen Patienten. Denn das Ziel bleibt, die neurotisch Kranken in ihren unbewußten Konflikten differenziert verstehen und ihr Leiden nachhaltig heilen zu können. Dabei ging es mir nicht um eine lexikalische Aufzählung aller nur möglichen neurotischen Symptome und Verhaltensweisen, sondern um das Erfassen der zugrundeliegenden Psychodynamik, damit der Leser dann eigenständig weitere Erscheinungsweisen neurotischer Konflikte verstehen und ableiten kann. Die Vielfalt der neurotischen Phänomene und ihre individuelle Komplexität erfordern ohnehin die innere Mitarbeit des Lesers, der sich aus den Einzelteilen das bei jedem Patienten persönlich unterschiedlich Verflochtene zusammensetzen muß. Ich hoffe, die vorliegenden Darstellungen ermöglichen und erleichtern ihm das.

Gesa Wunderlich — Berlin, im Januar 1996

"Die Unterscheidung des Psychischen in Bewußtes und Unbewußtes ist die Grundvoraussetzung der Psychoanalyse." (S. Freud)

Grundzüge

Täglich kommen Patienten in die psychotherapeutische Praxis, die unter seelischen und körperlichen Symptomen oder auch unter Beziehungschwierigkeiten leiden. In den Gesprächen wird dann rasch deutlich, daß die Patienten ihre Gefühle und ihre inneren Erlebnisse nicht ganz verstehen können. Auch ihre eigenen Verhaltensweisen ebenso wie die anderer Personen sind ihnen nicht vollständig durchschaubar. Neurotisch erkrankte Patienten befinden sich in einer subjektiv schwer erträglichen Bedrängnis, deren tatsächliche Hintergründe ihnen aber nicht gänzlich erkennbar, nicht bewußt sind.

Natürlich kommt es auch oft vor, daß sich Nicht-Neurotische mit ihrer Lebensproblematik an uns wenden, die sie selbständig nicht zu lösen vermögen. Hier können wir beratend und klärend tätig werden. Es zeigt sich, daß diese Ratsuchenden Probleme haben, die ihnen aber in unserer gemeinsamen Klärung rasch deutlich werden. Ihnen sind letztlich ihre Schwierigkeiten - wenn auch nicht bereits selber reflektiert - ohne weitere, spezielle Maßnahmen zu verdeutlichen.

Beim neurotischen Patienten ist das anders. Obwohl er - zumeist - sehr darum bemüht ist, mitzuarbeiten, könnte er unsere noch so detaillierten Erklärungen seiner Konfliktlage zunächst gar nicht richtig "verstehen". Er "weiß" nicht, warum er immer wieder in innere Anspannungen, in getriebene Unruhe oder überhaupt in Schwierigkeiten gerät. Beispielsweise kann er völlig gerechtfertigte Gehaltsansprüche bei seinem Chef nicht anmelden. Im Extremfall spürt er gar nicht, daß er dies nicht tut oder daß er dies nicht kann. Er merkt nur dumpf, daß da irgendetwas nicht so läuft, wie es für ihn günstig wäre. Oder es verhält sich ein Patient enorm devot; er kann sich nie richtig auseinandersetzen und adäquat durchsetzen, auch nie wütend werden, wenn er offen beleidigt wird. Dennoch wird seine Fähigkeit zum Aggressivsein darin deutlich, daß seine Mitmenschen sein rigides Verhalten und vielleicht auch seine grimmige Mimik als sehr aggressiv aufgeladen erleben und sich lieber von ihm fernhalten. Wenn sie ihn darauf ansprechen würden, würde der Patient ganz bestürzt reagieren, weil er aggressive Äußerungen gar nicht an sich kennt.

Ein neurotischer Patient unterläßt etwas, er erlebt etwas nicht; definierbare Anteile wie bestimmte Vorstellungen, Wahrnehmungen oder Gefühle sind offensichtlich nicht in seine bewußt handelnde Persönlichkeit integriert. Sie sind aber dennoch vorhanden, nur eben in völlig entstellter Form. Das weist darauf hin, daß diese Fähigkeiten im Patienten zwar angelegt - es handelt sich also nicht um einen primären Defekt -, aber nicht im bewußten Erleben vorhanden sind.

Wenn ein neurotischer Patient bestimmte Anteile seiner Persönlichkeit *verdrängt* hat und keinen gezielten Rückgriff mehr darauf hat, kann er sich in seinem ganzen Lebensbereich nicht unbefangen und lustvoll expansiv verhalten; er kann sich nicht immer innerlich bewußt entscheiden, wie er handeln möchte. Eine befriedigende Balance zwischen dem Durchsetzen seiner eigenen Interessen und der Berücksichtigung seiner umgebenden Personen kann nicht mehr gelingen; der Betreffende zeigt bestimmte Bedürfnisse viel zu wenig oder aber zu inadäquat ausgeprägt. Schließlich vermag er seinen Alltag nicht so einzurichten, wie er es sich innerlich wünscht. Andererseits kann er auch keinen ihm angenehmen oder gerade noch erträglichen Kompromiß schließen. In dieser zunehmenden neurotischen Einengung entwickeln sich Probleme und Symptome, unter denen er leidet.

Aufgrund ihrer Verdrängungen gelangen neurotische Patienten in ihrem Leben zu *unteroptimalen Lösungen*. Dabei gibt es natürlich keinen absoluten Maßstab, keine setzbare "Normalität". Sondern der Maßstab ist für jeden einzelnen Menschen immer nur individuell faßbar. Für unsere neurotischen Patienten läßt sich formulieren, daß sie *hinter den Möglichkeiten zurückbleiben, die sie ohne ihre Verdrängungen gehabt hätten*. In diesem Sinne äußerte sich Freud 1917, als er das Therapieziel so formulierte, daß der Patient durch die Therapie dahin zu bringen sei, das zu sein, was er unter günstigeren Lebensumständen hätte werden können.*

Wenn unsere neurotischen Patienten dadurch gekennzeichnet sind, daß sie nicht über alle ihre Impulse, Strebungen frei verfügen und nicht in jedem Bereich bewußt handeln können, und wenn das Selbstgestaltenkönnen und die Expansion doch Lust bereiten und Befriedigung bringen, dann stellt sich die Frage: warum ist unser Patient dazu nicht in der Lage?

Entstehung einer Neurose

Neurotische Patienten, die offensichtlich etwas Bestimmtes in sich nicht entfalten konnten, das ihnen dann im aktuellen Erleben nicht mehr zur bewußten Verfügung steht, haben bereits früh mit Verdrängung auf ängstigende Einschüchterungen reagiert. Individuell bedrohliche Erlebnisse wirken aber nur in frühen Kinderzeiten verdrängungsauslösend. Denn von einem bestimmten Lebensalter an, etwa ab dem sechsten Lebensjahr, reagiert ein Kind auf Einschüchterungen nicht mehr mit neuartigen Verdrängungen, sondern es kann nun aufgrund seiner größeren Realitätsbezogenheit und seiner relativ sicheren inneren Stabilität Bedrohungen bereits bewußt verarbeiten. Es bezieht die erschreckenden Äußerungen seiner Bezugspersonen nicht mehr nur ausschließlich auf seine gerade ausgeübte Tätigkeit, sondern es kann die Erwachsenen schon differenzierter und distanzierter erleben.

---

*Freud, S (1917): Vorlesungen zur Einführung in die Psychoanalyse

Anders sieht es in den ersten fünf Lebensjahren aus. Diese Zeit läßt sich in verschiedene Entwicklungsphasen einteilen, in denen die Entfaltung bestimmter "Lüste" - Aktionslust - im Vordergrund stehen. Bei den Zeitangaben handelt es sich um Durchschnittszahlen; die verschiedenen Entwicklungsschritte können bei jedem Kind zeitlich, um Monate, variieren. Im ersten Lebensjahr - in der sog. *oralen Phase* - werden die lustbetonten Wünsche nach passiver Befriedigung und nach dranghaftem Habenwollen entfaltet; im zweiten Lebensjahr - in der *analen Phase* - dominiert die Lust am Behaltenwollen und am Verströmen und der motorische Bewegungsdrang, der mit einer Lust am Beherrschen und Aggressivsein erlebt wird; etwa im vierten und fünften Lebensjahr - in der *ödipalen Phase* - ist das Kind voll erfüllt von seiner Begierde, seine Umwelt mit dem Verstand zu durchdringen und besonders seine Position als geschlechtliches Kind kennenzulernen. Es ist ganz besonders intensiv darum bemüht, zu gefallen oder Zärtlichkeit zu bekommen.

So löst eine Phase die andere ab, und das Kind geht von einer zur nächsten. Einen Entwicklungsstillstand gibt es nicht, denn eine jede Phase wird eingeleitet von natürlichen, gerade speziell intensivierten körperlichen Vorgängen und geistigen Entwicklungen, die wie ein Reiz auf das Kind wirken, sich ganz besonders mit den körperlichen und seelisch-geistigen Erlebnis- und Funktionsweisen *lustvoll* auseinanderzusetzen; währenddessen ist das Kind darauf angewiesen, in seiner jeweiligen Entfaltung von der Mutter bestätigend gefördert zu werden. Beispielsweise kann die Mutter beim Laufenlernen ihres Kleinkindes dafür sorgen, daß es dafür genügend Platz findet, damit es in seinem Vorwärtsstreben nicht gehindert wird. Dabei lernt es auch Hindernisse kennen und allmählich zu bewältigen. Die Mutter begleitet den lustvollen motorischen Impuls ihres Kindes, indem sie es mit warmen Gefühlsäußerungen bestätigt; sie freut sich mit ihm, wenn es sie beglückt über seine Tätigkeit anstrahlt.

Entfaltung bedeutet: einem körperlichen oder geistig-seelischem Ausdehnungsbedürfnis nachzugeben. Ohne Einschränkung dem Bewegungsbedürfnis z.B. nachgeben zu dürfen, bringt Freude; es ist ein Lustempfinden, das wieder erneuten Ansporn und weitere Veranlassung zu neuer Ausdehnung gibt. Nach überwundenen Hindernissen ist die Kraft des Kindes gestärkt, und sein Selbstvertrauen wächst; das Kind ist um eine Erfahrung reifer geworden. Die Erziehung fürs Leben müßte also - da die Realität immer wieder neue Hindernisse in den Weg stellt - ein adäquater Wechsel sein zwischen Unterstützung der Freiheit zur Entfaltungsmöglichkeit und Anbieten von Schwierigkeiten, zu deren Überwindung die Kinder fähig sind. Kleine - bewältigbare! - Erschwernisse stellen durchaus einen Reiz zur Kräftesteigerung dar. Sie ermöglichen die aktive Auseinandersetzung mit Problemen. In diesem Sinne können auch die Verbote und Gebote, die die Mutter dem Kind vermittelt, verstanden werden. Eine soziale Anleitung ermöglicht es dem Kind, sich in seiner Umgebung, auf die es immer angewiesen bleiben wird, zurechtzufinden und eigene Befriedigungsmöglichkeiten adäquat zu verfolgen lernen. Ohne Anleitung zum sozialen Erleben entsteht leicht Verwahrlosung, ein Zuviel an moralischen Einschränkungen jedoch geht auf Kosten der seelischen Entfaltung des Kindes.

Gerade mit seinen unbekümmerten Äußerungen, mit seiner anfänglich noch ungeschickten, ungestümen - eben gerade erst in Übung befindlichen - Verhaltensweise gerät das Kind aber besonders in **Konflikt** mit seinen Mitmenschen. Werden seine Lusterlebnisse nicht wohlwollend begleitet oder sogar eingeschüchtert, fühlt es sich zutiefst bedroht und unterläßt allmählich diese unbefangenen Äußerungen, weil es auf die Zuwendung seiner geliebten Bezugsperson noch nicht verzichten kann.

Wie "unauffällig" und undramatisch solche Bedrohungserlebnisse zumeist verlaufen, mag folgendes Beispiel schildern. Ein fünfjähriges Mädchen lebt mit ihrer Mutter im Hause der Großeltern, in dem auch ein unverheirateter Bruder der Mutter wohnt, der geistig behindert ist; da er keinen Beruf ausüben kann, spielt er viel mit Kindern. Die Kinder lieben diesen Onkel, und auch der Mutter steht der hilflose Bruder besonders nah. Das kleine Mädchen merkt nun, daß es mit diesem Onkel eine besondere Bewandtnis haben müsse. So sagt es eines Tages zur Mutter: "Den Onkel mag ich gar nicht mehr so gerne leiden. Er ist eigentlich nicht hübsch, und ich wünsche mir einen neuen, hübscheren Onkel." Die Mutter ist erschrocken. Sie fühlt, daß ihre Tochter die Harmlosigkeit, die dem Onkel so wohl tat, verloren hatte. Sie fährt das Kind an: "Du weißt doch, wie lieb ich den Onkel habe", und damit verläßt sie das Zimmer. Das Kind - alleingelassen - findet keine andere Möglichkeit, sich die Liebe der Mutter wieder zu erobern, als das Gesagte zurückzunehmen. Es läuft weinend hinter der Mutter her und ruft: "Ich meine es gar nicht so, ich hab ihn ja auch lieb, und er ist noch genauso hübsch wie früher." Sie umarmt die Mutter, und diese ist getröstet. Sie streichelt die Kleine, und die Harmlosigkeit scheint wieder hergestellt.

Was aber geschieht? Wenn sich dieser Umgang der Mutter mit den Meinungsäußerungen ihres Kindes in solch einer Form des Liebesentzugs immer wiederholt, dann kann der Ansatz zum Äußern einer selbständigen Meinung nun in diesem Kinde keine Fortsetzung mehr finden; er ist durch das schuldgefühlssetzende Verhalten der Mutter verbaut. Günstiger wäre gewesen, wenn die Mutter die Kleine gefragt hätte: "Warum findest du den Onkel nicht so hübsch? Was gefällt dir an ihm nicht mehr?" Das Kind - beglückt durch das verständnisvolle Eingehen der Mutter - könnte ihr seine Wahrnehmungen und Gefühle ganz unbefangen erzählen. Wenn die Mutter dann zum Schluß äußert: "Du hast ganz recht, hübsch ist der Onkel auch nicht, aber ich habe ihn trotzdem lieb", kann sich das Kind dennoch ganz in seiner Wahrnehmung und seinen Gefühlen bestätigt finden. Und es würde nicht erschrecken müssen, wenn es seine eigenständige Meinung äußert.

Ein anderes Beispiel ist ein vierjähriges Mädchen, das sich ganz intensiv zum Geburtstag einen großen bunten Ball wünschte. Die Mutter aber schenkte ihr stattdessen eine wunderschöne Puppe. Das Kind rührte die Puppe nicht an. Es schaute den ganzen Tag nach dem gewünschten Ball aus, ob er nicht doch noch käme. Wiederholt sich solch ein Vorgang oft - daß die innigen Wünsche dem

Kind versagt werden -, kann sich das Kind in seinem Wünschen nicht ernst genommen fühlen, und es erfährt, daß es mit seinen Wünschen die Erwachsenen doch nur stört. Als Fazit nimmt es mit in sein Leben hinein: "Was man sich wünscht, bekommt man doch nie!" Bei allen späteren Fragen: "Möchtest du dies oder möchtest du lieber das?", antwortet es: "Es ist mir gleich!" und es ist äußerlich auch immer zufrieden mit dem, was man ihm gibt. Innerlich aber verharrt es in tiefer Resignation.

Kann sich ein Kind in seinen Gefühlen und seinen Tätigkeiten nicht von seinen Bezugspersonen angenommen und gefördert fühlen, sondern muß es seine Äußerungen durch die Reaktion der Erwachsenen als störend empfinden, dann neigt es dazu, diese zu unterlassen und zu verdrängen. Denn es will sich um jeden Preis die Liebe und Zuwendung seiner Bezugsperson erhalten. Dabei wirken aber fast nie einmalige Erlebnisse derartig einschüchternd. Sondern das Kind hat immer und immer wieder erlebt, daß ihm der Erwachsene Angst oder Schuldgefühle machte und nicht die an sich lustvollen Äußerungen des Kindes bestätigte.

Verdrängung kann durch alle *entfaltungsbedrohenden* Traumen ingang gesetzt werden, die über einen längeren Zeitraum wirken. Diese Zeitspanne ist insofern von Bedeutung, als daß erst ständige Wiederholungen bewirken können, daß lustbringende Entfaltungstendenzen mit Angst- und Schuldgefühlen besetzt werden. Im Einzelfall kann auch mal ein einzelnes Trauma wichtig werden. Im Allgemeinen aber spielen Bedrohungen atmosphärischer Art die tragende Rolle, z.B. wenn der zustimmende Glanz in den Augen der Mutter fehlt, von der das Kind geliebt und bestätigt werden will. Besonders repressive Bedrohungen wie unduldsame Verbote und willkürlich erscheinende Strafen, abwechselnd mit Verwöhnung, und ebenso eine innerlich abwesende oder eine leidende Mutter werden häufiger von unseren Patienten erinnert.

In der Interaktion mit einer derartig verneinenden Mutter erfährt das Kind, daß seine sich gerade entfaltende Lust die Mutter stört und daß damit seine naive, lustvolle Betätigung "böse" ist. Insofern können auch körperlich oder seelisch kranke Eltern einschüchternd wirken, wenn das Kind vermittelt bekommt, daß seine unbefangenen Aktivitäten das Leid verstärken würden; die betreffenden Patienten erinnern oft ihre frühere schuldgefühlshafte Einstellung: "Ich dachte, ich bringe meine Mutter mit meinen Fragen um, ich mußte sie immer schonen".

Es ist hierbei zu beachten, daß es nicht um objektive äußerliche Einschränkungen und notwendige Rücksichtnahmen geht. Sondern es geht darum, wie äußerliche Situationen innerlich verarbeitet werden können. In einer räumlichen Enge zu Hause beispielsweise hält eine bejahende Mutter das Kind zum ausführlichen Toben draußen an, sie erschreckt auch nicht ihr Kind durch Bedrohungen oder Abwendung, sondern sie erklärt ruhig und nicht moralisierend die sozial nötige Rücksichtnahme. Es ist ein Unterschied, ob ein Kind in einer Hungerszeit einen Bonbon haben will und die Mutter auf sein Wünschen mit moralisierenden Vorwürfen oder scharfer Abweisung reagiert, oder ob sie sich genüßlich gemeinsam mit dem Kind an der Vorstellung des süßen Bonbons freuen kann und anschließend beide zusammen bedauernd darauf verzichten. Hier kann sich das Kind angenommen fühlen und muß sein Habenwollen nicht verdrängen, sondern es kann bewußt verzichten, wenn es auch sehr schwer fällt. Solche Verzichtserlebnisse sind zumeist in eine Gesamtatmosphäre der Zuversicht und Hoffnung eingebettet. Gedanken an eine günstigere Zukunft erleichtern gegenwärtigen Verzicht. Besonders hilfreich wirkt sich aus, wenn die Mutter einen adäquaten, einfühlsamen Ersatz für eine eigentlich gewünschte Erlebnisweise anbieten kann wie eine andere, ebenfalls reizvolle Tätigkeit oder auch "nur" Zärtlichkeit. Ein Kind, das der Mutter zuliebe, aber nicht aus Angst, auf ein eigenes Bedürfnis verzichtet, erhält ja dafür die Liebe der Mutter. Dies ist in Maßen möglich; beispielsweise finden wir bei der Sauberkeitserziehung, daß das Kind auf seinen Wunsch, seinen Kot bei sich zu behalten, verzichtet und sich dafür mit der begeisterten Mutter zusammen über sein prächtiges Häuflein freuen kann. Voraussetzung ist natürlich, daß diese mütterliche Anforderung nicht mit Ängstigung einhergeht und auch nicht zum ungeschickten Zeitpunkt gestellt wird, zu dem das Kind aus physiologischen oder inneren Gründen noch gar nicht bereit sein kann.

Natürlich können auch angeborene Eigentümlichkeiten eine Rolle spielen. Beispielsweise läßt sich ein anlagemäßig ruhiges Kind nicht so leicht erschüttern wie ein leicht erregbares. Auch können motorisch besonders lebhafte Kinder viel leichter in Konflikte mit ihrer Umwelt geraten und eher zusammengestaucht werden. (Dennoch ließe sich von einfühlsamen Eltern erwarten, daß sie die Besonderheiten ihres Kindes berücksichtigen können.) Oder es können sich auch angeborene Veränderungen ungünstig auswirken; z.B. kann eine Dysplasie im Harntrakt die Sauberkeitserziehung erheblich erschweren und Ängstigungen fördern. Andererseits kann sich beispielsweise eine Frau, die mit vierundzwanzig Jahren noch so klein geblieben ist wie eine Zehnjährige, völlig natürlich entwikkeln, wenn sich ihre Familie so verhält, daß sie dort wirklich gestützt und getragen wird, also gemütshaft so bestätigt wird, daß sie erst gar keine tiefgreifenden Bedrohtheitsgefühle entwickelt und es nicht zu massiven Verdrängungen kommt. Zusammenfassend läßt sich von einer Ergänzungsreihe sprechen, die sich aus physiologischen Gegebenheiten des Kindes und seiner persönlichen Umwelt zusammensetzt.

Eine besonders wichtige Rolle spielt das Lebensalter eines Kindes, in dem es sich mit den tiefgreifenden Bedrohtheitsgefühlen auseinandersetzen muß. Denn bevor es verdrängen kann, bewältigt es seine erlebten Einschüchterungen noch auf eine andere Weise. In seinen ersten drei Lebensjahren nämlich *unterläßt* ein erschrecktes Kind, das in einer ständigen Verbots"atmosphäre" lebt, *sein gerade in Entfaltung befindliches Lusterlebnis.* Wird ein einjähriges Kind in seinem dranghaften Habenwollen, das gerade um das erste Lebensjahr am intensivsten entfaltet wird, gestört, so wird dieser Impuls unterdrückt. Anschließend kann das Kind nicht mehr unbekümmert mit seinen Wünschen des Habenwollens umgehen und auch nicht den zugehörigen, impulsbegleitenden Gefühlshintergrund entfalten. Das Kind beginnt in ungeübter, ungeschickter Weise zu fordern oder zumeist überhaupt einfach jegliches Habenwollen zu unterlassen. Es wird schließlich still und bescheiden und entwickelt sich zu einem Menschen, der es "gewohnt ist, mit wenig auszukommen". Analog reagiert ein Kind in der nächstfolgenden analen Phase. Wird ein zweijähriges Kind in seinem Behaltenwollen schmerzhaft eingeschränkt, unterläßt es ebenfalls diese an sich lustvolle Tätigkeit, um die Beziehung zur geliebten verbietenden Mutter nicht zu gefährden. Vordergründig gibt es alles sofort und zu bereitwillig her. Ebenso muß ein eingeschüchtertes Kind in der motorischen Entwicklung von seinem gerade intensiv lustvoll erlebten motorischen Bemächtigungsdrang ablassen. Es wird motorisch und auch im begleitenden Innenerleben starr.

Diese Reaktionen, mit der ein Kind einen bedrohlichen Konflikt bewältigen konnte, behält es bei. Es hat nun eine bestimmte Verhaltensweise ausgebildet, die sich häufig noch chronifiziert, wenn es keine korrigierenden Erfahrungen erlebt. Wir können hier von **Habituierung** sprechen. Eine Neurose aber muß sich daraus nicht bilden. Denn die Habituierung unterscheidet sich dadurch von der Neurose, daß dem Träger sein Verhalten *bewußt* - wenn auch nicht reflektiert - ist. Wir brauchen mit dem Betreffenden nur erläuternd sein Verhalten durchzugehen; dann kann er sein Verhalten klar bewußt "sehen". Ein neurotischer Patient hingegen kann aufgrund von Verdrängung Bestimmtes aus seinem Verhalten nicht "sehen". Niemals könnte ein Zwangsneurotischer sein aggressiv geladenes Verhalten bewußt registrieren (ohne vorherige Widerstandsbearbeitung); denn gerade sein aggressives Erleben mußte er verdrängen, weil es in höchstem Maße die Beziehung zur Bezugsperson gefährdet hatte.

Die Fähigkeit zur **Verdrängung** steht einem Kind erst in seiner ödipalen Phase zur Verfügung. In dieser Zeit ist das Kind in der Lage, seine Beziehungen zur geliebten Bezugsperson zu *reflektieren* und Spannungsinhalte aus seinem bewußten Verhalten und Erleben per Verdrängung auszuschließen.

Wird ein Kind nur in seiner ödipalen Phase eingeschüchtert, dann verdrängt es den störenden Impuls, wie wir es bei dem späteren hysterischen Patienten und dem Angstneurotischen beobachten. Gerät jedoch ein Kind in seiner ödipalen Phase mit seinen bereits präödipal gestörten und verzerrten Impulsen - den oralen, den analen, den motorisch-aggressiven - erneut in Konflikte mit seinen Bezugspersonen, dann verdrängt es diese speziellen Impulse *und* verstärkt zusätzlich die bereits "bewährte" - habituierte - Verhaltensweise. Einer depressiven Neurose liegen also eine Verdrängung, die sich besonders auffällig im Symptom und in der Übertragung äußert, und ein bereits eingeschliffener präödipaler Umgang mit diesem nun noch verdrängten Impuls zugrunde. Insofern formiert sich die depressive Neurose aus der Verdrängung eines Impulses *und* aus der spezifischen innerpsychischen Reaktion eines etwa einjährigen Kindes auf eine erlebte Bedrohung. Das Gleiche gilt für die Zwangsneurose, die einen Komplex aus der Verdrängung in der ödipalen Phase und aus dem eingeschränkten Antriebserleben des zweiten Lebensjahres darstellt.

Ob eine depressive Neurose, eine Zwangsneurose, eine hysterische Neurose oder eine Angstneurose entsteht, hängt offensichtlich von dem Zeitpunkt ab, zu dem ein Kind traumatisch eingeschränkt wird: Das Gepräge der Neurose spiegelt die innere Verarbeitung wider, mit der das betroffene Kind den Konflikt nur bewältigen konnte, und diese Bewältigung wiederum hängt von seinen gerade verfügbaren körperlichen und seelisch-geistigen Möglichkeiten ab.

Verdrängung und Verdrängungsfolgen bilden eine Neurose

Eine Neurose baut sich immer um einen Konflikt herum auf, der in der ödipalen Phase verdrängt wird. Verdrängt wird das, was (dem Kind) Befriedigung verspräche, etwas *Lustvolles*. Beispielsweise muß ein fünfjähriges Kind seine heftigen motorisch-aggressiven Äußerungen gegenüber dem geliebten Elternteil verdrängen, um seine Beziehung zu den Eltern reibungsarm und entlastend gestalten und sich wieder angenommen und geliebt fühlen zu können.

Es läßt sich aber nie ein kompletter Impuls, ein vollständiges Antriebserleben insgesamt verdrängen. Sondern es wird *die zum Impuls zugehörige Objektvorstellung verdrängt*. Vereinfacht ausgedrückt erlebt ein Kind beispielsweise Schlageimpulse gegen ein kleines Geschwister oder "böse" Gedanken gegen seine Mutter, die diese niemals tolerieren würde. Das Kind verdrängt nun die zum aggressiven Impuls zugehörige Vorstellung vom menschlichen Objekt, nämlich der (immer strafenden, ängstigenden, Schuldgefühle setzenden) Mutter. Das aggressive Antriebserleben bleibt fortan objektlos. Dadurch steht Aggressives nicht mehr dem bewußten Erleben zur Verfügung; der Betreffende kann sich nicht zielgerichtet durchsetzen. Es kann keine entsprechende Handlung bewußt eingeleitet werden. Der *Gefühlsbestandteil* des aggressiven Impulses kann eben nicht mehr bewußt einem Objekt zugeordnet werden - etwa in der Weise "ich bin wütend auf den bestimmten Menschen" oder "ich habe Lust, den bestimmten Menschen mal zu dominieren" -, sondern er bleibt *in abgeschwächter Intensität* bestehen und meldet sich ungeordnet, richtet sich auf beliebige Objekte, er schießt überall ein. Der Träger weiß davon nichts, Außenstehende aber - z.B. Therapeuten - können die Wirkung des restierenden Gefühlsbestandteils beobachten.

Damit ist "das Verdrängte" zwar von der Bewußtseinsoberfläche des Betreffenden verschwunden - es ist **latent** geworden - , aber es bleibt in mehr oder minder großem Ausmaß *wirksam und bestimmt das Verhalten, die Übertragung, das Innenerleben, das Traumerleben, Abwehr und den Lebensaufbau des Patienten*, und es kann auch zum *Symptom* führen.

Hier wird eine definitorische Klarstellung nötig. Wie beschrieben läßt sich ein Impuls nie in toto durch Verdrängung unwirksam machen. Verdrängt bleibt das bewußt intendierbare (menschliche) Zielobjekt. Damit ist der betreffende Impuls für seinen Träger nicht mehr als zielgerichtetete, treibende Kraft erlebbar und nicht mehr bewußt verwendbar; fortan treibt der bestehengebliebene Gefühlsanteil des Impulses den Betreffenden dazu, sich in bestimmter Weise "unbewußt" zu verhalten; beispielsweise verhält sich ein devoter, zwangsneurotischer

Patient mit diffusem Schuldgefühl "unbewußt" aggressiv: in seiner Übertragung tritt Aggressives deutlich hervor, indem er den Therapeuten entwertet.

Insofern läßt sich der Begriff "verdrängt" mit "unbewußt" gleichsetzen. So soll er auch im weiteren verstanden werden. Genau genommen kann aber der Begriff "des" Unbewußten viel mehr umfassen, wie die bisherige analytische Literatur zeigt. Beispielsweise kann es kollektives und individuelles Unbewußtes geben; auch könnte über das Schicksal von Unbewußtem reflektiert werden, ob es sich beispielsweise verändert im Laufe eines Lebens. Auf das alles aber wird im Vorliegenden nicht abgezielt. Hier geht es einzig um Verdrängtes, also Unbewußtes, besser: unbewußt Gewordenes, das sich in speziellen Erlebens- und Verhaltensweisen des Patienten und auch im Symptom äußert. *Gemeint ist hier das Unbewußte, das unbewußt Gewordene, das per definitionem seinem Träger nicht zugänglich ist und das erst therapeutisch wieder erlebbar und nutzbar gemacht werden kann.*

Für das Verdrängte läßt sich eine räumliche Metapher vorstellen: der "Raum", wo sich verdrängte Vorstellungen und anderes tummeln, sei "das Unbewußte", welches unterhalb der Bewußtseinsoberfläche liege. Aus diesem Raum des Unbewußten brechen Abkömmlinge des Verdrängten an die Bewußtseinsoberfläche durch. Ob diese räumliche Metapher für das eigene Verständnis vom Verdrängten hilfreich ist, mag jeder selbst entscheiden. Für das Verstehen der psychodynamischen Vorgänge würde es ausreichen, *Verdrängtes - genauer: den bestehengebliebenen Gefühlsbestandteil - als unbewußten Antreiber im Leben unserer Patienten zu verstehen. Der verbleibende Gefühlsbestandteil ist dasjenige, was die neurotisch relevanten dynamischen Prozesse einleitet und unterhält.* Im handlungsmotivierenden Gefühl liegt die aktivierende Kraft: erst durch ein lebendiges Gefühl wird der Mensch, der ein expansives, *handelndes Wesen* ist, aktiv. Gefühle, die das gesamte Antriebsgeschehen dynamisieren, stellen das *movens* dar, gerichtet wahrzunehmen, Vorstellungen lebendig werden zu lassen und sich gezielt handelnd an seine Umwelt zu wenden oder auch in sich zu verweilen; sie sind das movens für die lebendigen interpsychischen und intrapsychischen Vorgänge. Bei stattgehabter Verdrängung sind sie es auch, die den Neurotischen treiben - jetzt aber "blind", weil eben die zugehörige (menschliche) Objektvorstellung verdrängt ist. Wenn im Weiteren salopp davon gesprochen wird, daß "der Impuls", "der Wunsch", "das Habenwollen", "das Sexuelle" etc. verdrängt worden ist, so handelt es sich um eine Kurzbeschreibung; genaugenommen kann, wie betont, nur die zugehörige Vorstellung verdrängt worden sein. Dadurch aber wird der gesamte Impuls für seinen Träger unbrauchbar und "unbewußt"; insofern läßt sich diese Kurzformulierung "Verdrängung des Aggressiven", "Verdrängung des Habenwollens" etc. rechtfertigen.

Hier werden zwei weitere kurze Hinweise nötig: Zum einen müssen immer die intrapsychischen Vorgänge, auch Abwehrverhalten passivisch geschildert werden. Denn der Betreffende hatte diese speziellen Erlebnis- und Reaktionsweisen bereits in früher Kindheit akquiriert und hatte nie eine andere "Wahl"; psychische Vorgänge wie Abwehrprozesse, Übertragungen etc. geschehen mit dem

Betreffenden und können gar nicht seiner bewußten Steuerung, seinem auswählenden Willen unterliegen. Wenn im folgenden dynamische Prozesse gelegentlich aktivisch geschildert werden, dient diese Beschreibungsweise nur einer didaktisch klareren Herausarbeitung der oft leicht flüchtigen averbalen Vorgänge. Nicht umsonst lassen sich seelische Abläufe mit dem Wesen eines rasch entflatternden Schmetterlings vergleichen.

Zum anderen ist zu erwähnen, daß nicht nur unsere neurotischen Patienten unbewußt Gewordenes, Abwehrstrukturen, Übertragungen etc. entwickelt haben. Unbewußtes wirkt für jeden Menschen konstellierend, bestimmt jedermanns Verhalten mit. Das hat seinen Sinn darin, daß durch fixiertes (z.B. Abwehr-) Verhalten der Einzelne reibungsärmer in seiner mitmenschlichen Umgebung leben kann. Beispielsweise braucht er sich nicht permanent aufzuregen oder auf aufreibendes Kämpfen zu sinnen, wenn er im Alltag aggressive Verhaltensweisen seiner Mitmenschen nicht immerzu bewußt erlebt. Bei unseren neurotischen Patienten aber ist die abwehrtypische Erlebensweise hypertrophiert: er erlebt beispielsweise Aggressives *grundsätzlich nie* adäquat zielgerichtet. Er ist in seinen Erlebens- und Verhaltensweisen aufgrund *massiver* Verdrängungen - diese Quantität unterschied ihn zunächst vom Nicht-Neurotischen, schlug dann aber in eine andere Qualität um! - inflexibel geworden, verstrickt sich zunehmend in Probleme und leidet unter den resultierenden Konflikten oder Symptomen. Dadurch erst wird er zum Patienten.

Greifen wir auf das erwähnte Beispiel eines zwangsneurotischen Patienten zurück. Diesem Patienten steht ein zielgerichtetes und in klare Vorstellungen eingebettetes, sozialverträgliches aggressives Handeln aufgrund seiner Verdrängungen auch für seinen Lebensaufbau nicht mehr zur Verfügung. In Situationen, in denen er sich aggressiv getönt durchsetzen müßte - wenn er beispielsweise ungerechtfertigt angegriffen wird - , handelt er erst gar nicht, und er erlebt auch keinen zugehörigen aggressiven Affekt, höchstens Ängstlichkeit. Heftige **Schuldgefühle und Angst** (etwa: "ich bin böse, wenn ich wütend bin", oder: "ich mache Mutti traurig, wenn ich haue") waren von den traumatisierenden Bezugspersonen in der früheren infantilen Entwicklungsphase gesetzt worden. Diese Schuldgefühle und Ängste - die frühere Angst vor Strafe - wirken fortan wie ein dämpfender Schleier und bremsen den Patienten durch permanent bereitliegende Ängstlichkeit und Skrupulosität in einer zielgerichteten Handlungsbereitschaft; die Gesamtwirkung dieser Schuld- und Angstreaktionen - als **Über-Ich** bezeichnet - bezieht sich auf die Aufrechterhaltung der Verdrängung. Nähert sich der Patient doch einer Handlung, die seine Verdrängung berührt, verstärken sich die diffus erlebten Schuldgefühle und Angst. Sie sind dem Patienten spürbar als Gefühl von Hemmung ("kann nicht", "trau mich nicht"). Schließlich treten sie als deutliche, aber vorstellungslose Angst und drückend erlebtes Schuldgefühl ins Bewußtsein (die zugehörige Objektvorstellung bleibt verdrängt), wenn die Versuchung zu einer "verbotenen" Tätigkeit größer wird.

Als Außenstehende beobachten wir, daß der Patient etwas nicht tut und etwas nicht erlebt, was gerade angebracht wäre. Wir sehen, daß der Patient hier eine umschriebene **Lücke** hat. Die Verdrängung hat also auf seiner Bewußtseinsoberfläche ein Defizit hinterlassen: Der Patient nimmt in einer aggressiv getönten Situation alles mögliche wahr, nur nicht das Aggressive; auch jegliche deftige aggressive Phantasie fehlt ihm. Er kann aufgrund seiner Angst- und Schuldgefühle diffus spüren, daß ihm in dieser Situation "irgendwie nicht wohl ist" oder er registriert, daß ihm überhaupt in seinem Leben einiges nicht gelingt so wie anderen. Aufgrund seiner Lücken und da seine innere Vorstellungswelt blaß ("völlig phantasielos") und seine objektgerichteten Gefühle wenig intensiv sind, bleibt er außerstande, wunschbefriedigende Handlungen einzuleiten, wodurch wiederum sein neurotisch bedingtes Nicht-Tun chronifiziert wird.

Graduelle Unterschiede in der Verdrängung können durchaus unterschiedliche Folgen haben. Je umfassender beispielsweise eine aggressive Strebung verdrängt werden mußte - z.B. bei einer ausgeprägt moralisierenden Mutter, die sich pausenlos in die noch unschuldigen Aktivitäten ihres Kindes kommentierend und wertend einmischte -, desto ausgeprägter aggressiv-gehemmt wird sich ein Kind entwickeln und desto aufgeladener sind auch die zugehörigen restierenden Gefühlsansätze.

Darf ein lebendiges, ein aktives Kind diese speziellen Gefühle nicht mehr bewegt gegenüber seinen verbietenden Bezugspersonen äußern, darf es also nicht mehr expansiv sein, dann formieren sich im Kind frühzeitig "geeignete" Abwehrreaktionen gegen das Verpönte. Diese Verhaltensweisen, die bereits bei der Habituierung erwähnt wurden, werden bei der Verdrängung verstärkt. Indem sich ein Kind beispielsweise still und übergefügig verhält - oder übersauber bei verdrängter Schmutzlust oder überbescheiden bei verdrängten Impulsen des Habenwol- lens-, vermindert sich die Versuchung, aggressiv zu werden. Bravsein, Saubersein, Bescheidensein hält Aggression in Verdrängung - auf Kosten einer freien Persönlichkeitsentwicklung. Wenn sich Reaktionen wie Gefügigkeit und Bescheidenheit im weiteren Verlauf "bewähren", entwickeln sich allmählich individuelle **Charakterzüge.** Abwehrstabilisierende Verhaltensweisen, die zu charakterlichen Reaktionsbildungen werden und schließlich den eigenen Lebensaufbau bis hin zur schwer erträglichen Einengung mitkonstellieren, schützen den Patienten "prophylaktisch" vor erschreckenden, weil für ihn unlösbaren Situationen, etwa einen übergefügigen, devoten, über-mitleidigen Zwangsneurotischen vor Auseinander- setzungen.

Auch Identifizierung wäre dazu geeignet, Verdrängtes durch die Übernahme von bestimmten Verhaltensweisen im Unbewußten zu halten. Beispielsweise identifiziert sich ein stets zu kurz gekommenes Mädchen mit der verzichtsbereiten Einstellung einer ihr vorbildlich erscheinenden Nonne; in dieser bewußt angestrebten Askese lassen sich ihre latenten oralen Wünsche leichter vom Bewußtsein fernhalten.

Die verschiedenartigen, persönlich geformten Charakterzüge, die Abwehrfunktion erfüllen, bedürfen im Verlaufe der aufdeckenden Therapie besonderer Widerstandsarbeit. Wenn wir uns beispielsweise mit unserem Patienten seiner aggressiven Latenz nähern und seine unbewußten aggressiven Regungen verstärkt andrängen, verweist er uns z.B. betont auf sein immer paratliegendes "tief empfundenes Mitleid", weswegen ihm überhaupt jegliche "bösen" Gedanken gegenüber einem anderen Menschen völlig fremd seien.

Diese Aufgabe - Verdrängtes unbewußt zu halten - erfüllen auch die bekannten **Abwehr**prozesse wie Projektion, Verkehrung ins Gegenteil, Affektabspaltung, Rationalisierung, Idealisierung; der Objektverlust als letzte Bastion des inneren Rückzugs gehört hierzu. Diese Abwehrarten sind im Vergleich zu den konstant vorhandenen abwehrbildenden Charakterzügen mobiler oder flüchtiger und können daher auch rascher in aktuellen Bedrängnissituationen verstärkt eingesetzt werden, in denen die permanente charakterliche Absicherung vor der Wiederkehr des Verdrängten nicht mehr ausreicht.

Betrachtet man diese Abwehrmanöver genauer, zeigt es sich, daß sie im Sinne einer echten Abwehr nur dann zustande kommen können, wenn vorher bereits Verdrängung stattgefunden hat. Es muß zuerst etwas verdrängt worden sein, gegen dessen Bewußtwerdung sich dann die Abwehr richtet. Beispielsweise wäre eine Projektion ohne vorherige Verdrängung untauglich: Gerät z.B. ein Patient, dessen aggressive Strebungen seit seiner ödipalen Entwicklungsphase verdrängt waren, in eine Versuchungssituation und würden nun doch aggressive Vorstellungen bewußt werden, wird andrängendes Aggressives auf einen anderen Menschen projiziert, wodurch eigenes unbewußt bleiben kann.

Genaugenommen verhält es sich so auch mit der Verdrängung. Der erwachsene Patient, der unter unseren Augen verdrängt, wie Freud es nannte, kann dies nur, wenn bereits eine sog. Urverdrängung in der ödipalen Phase stattgefunden hat; danach muß immer wieder in jeder neuen Versuchungssituation, in der das Latente andrängt ("Wiederholungszwang"), nachverdrängt werden. Eine aktuelle Verdrängung oder eine Projektion, Rationalisierung etc. kann sinnvollerweise nur dann ingang gesetzt werden, wenn es sich um etwas bereits "Verbotenes" handelt. Bei einer Projektion z.B. ohne vorherige Verdrängung könnte der Betreffende die von ihm abgewiesene Strebung registrieren (wenn wir sie ihm aufzeigen), da sie eben nicht verdrängt ist.

Abwehrprozesse ebenso wie reaktive Charakterzüge werden oft zusätzlich unterstützt von ganz persönlich ausgenutzten **Ideologien** - hier verstanden als ein meist übernommenes System von Erklärungen und Begründungen über Menschen und die Welt -, die sich auch besonders gut zur Ausfüllung von Lücken eignen. Findet ein Patient eine "gute Begründung" für seine zunächst ich-dyston erlebte Lücke, kann er seine eigentlich schmerzvolle Hemmung vor sich verbergen. Die betreffenden Patienten sprechen dann nicht davon, daß sie in einer bestimmten Situation etwa Hemmungen hätten, was wiederum eine innere Kränkung für den Patienten bedeuten würde. Ein Patient, der sich nichts zutraut, bezeichnet sich beispielsweise als vorsichtigen Menschen und kann dadurch sein berufliches Stagnieren rechtfertigen, ohne sich ändern zu müssen. Er weicht durch seine Ideologie, der "Vorsicht ist besser als Nachsicht", einer eigentlich empfindlichen Selbstkränkung aus und hält sich außerdem die berufliche Versuchungssituation der Karriere vom Leibe.

Ideologien sind nicht nur durch ihren Anspruch auf eine allgemeine Gültigkeit gekennzeichnet, sondern der Träger erkennt ihr auch eine Wertüberlegenheit gegenüber allen anderen Motiven zu. Daher ist eine moralisierende Ideologie, auf die ein Patient stolz ist, besonders dazu geeignet, das eigene Verhalten vor sich und vor den anderen zu verbergen. Mit Deutlichkeit wird bevorzugt dasjenige erlebt, von dem voraussichtlich gesagt werden kann: "Der kann sich mit seinen Motiven sehen lassen". Aus einem Bündel von Motiven und Wertpositionen wird eine bestimmte Gruppe unter dem Gesichtspunkt des "Gefälligen", auch dem anderen Gefallenden, herausgehoben, während weitere und oft wichtigere Motive zurückgedrängt werden.

Es geht hier vor allem um eine im letzten Grunde selbstbetrügerische Ideologie. Beispielsweise sagt eine Patientin, nachdem sie sich in einer oralen Versuchungssituation nicht das zweite Stück Kuchen genommen hatte, wie es ihrem eigentlichen Bedürfnis entsprochen hätte, dazu: "Das tut man doch nicht". Sie zieht sich hier auf den ideologischen Standpunkt einer vermeintlichen Gesellschaftsnorm, z.B. die der Askese, zurück. Zusätzlich wirkt die dadurch erwirkte Selbstachtung bestärkend. Verstärkt sich dieser "lohnende" Aspekt immer weiter, kann eine Ideologie durchaus zur Ersatzbefriedigung werden.

Neben ihrer entlastenden, d.h. verdrängungsstabilisierenden Funktion können Ideologien ihren Träger aber auch einschränken. Beispielsweise übernahm eine Patientin die Ideologie ihrer substanzverlustängstlichen Mutter, daß sich nur ein finanziell gut gesichertes Leben lohne. Sie geriet dann aber unter erheblichen Versagungsdruck, weil sie selber aus ihrem Standpunkt heraus, nur reich einheiraten zu dürfen, keine finanziell durchschnittliche Ehe eingehen konnte.

Aber auch bei noch so ausgeprägten Ideologiebildungen, Abwehrmanövern, reaktiven Charakterzügen machen sich die dennoch verbleibenden Gefühlsbestandteile des verdrängten Impulses auf ineffektiver Suche nach Befriedigung in Form von **Mikrodurchbrüchen**, die dem Träger natürlich nicht bewußt sind, ständig bemerkbar. Daß sie nicht in die Realität und in das eigene bewußte Erleben eingebettet sind, macht jegliche wunscherfüllende Befriedigung unmöglich und stabilisiert durch unterschwellige Mißerfolgserlebnisse die Verdrängung, ermöglicht aber andererseits durch die - wenn auch nicht befriedigende - aktive Außenwendung eine geringfügige, vorübergehende Entlastung der sonst völlig zurückgezogenen Gefühlsintensität. Als Beispiel können wir uns eine Patientin vorstellen, die über verdrängten Impulsen des Habenwollens eine ausufernde Bescheidenheitsideologie entwickelt hatte. Während sie sich in bewußten Situationen stets genügsam und zurückhaltend verhielt, war sie in spontanen Situationen von unverblümten oralen Ansprüchen getrieben: Die sonst so anspruchslose Patientin wollte noch unterm Türrahmen ihres Arztes ihm "eben nur ganz, ganz kurz" - über eine halbe Stunde - alles Wichtige drängend anvertrauen; für den Außenstehenden wirkte sie so, daß sie in ungesteuerter Gier ausgiebigstes Interesse und viel Zeit von ihrem Arzt beanspruchte und fordernd erwartete. Würde sie auf ihr forderndes Verhalten angesprochen werden, wäre sie entsetzt und gekränkt über solch ein ungerechtes Urteil. Sie hatte sich unbewußt gerade so verhalten, wie sie es in früher Kindheit nie gedurft hatte und weswegen sie - wenn es nicht verdrängt worden wäre - die Liebe ihrer Bezugsperson verloren hätte. Dies macht verständlich, warum wir in der Therapie nie Antriebsdeutungen geben dürfen, bevor wir nicht die Abwehr des Patienten gelockert haben; denn er muß sich mit seinem verbotenen und darum verdrängten Impuls solange "böse" fühlen, wie er die Schuld- oder Angstgefühle wegen seiner "Untat" hat.

Der restierende Gefühlsanteil aus dem gesamten Antriebserleben bestimmt die Verhaltensweise in mehr oder minder auffälliger Form. Dieser Gefühlsbestandteil wird unausgewählt auf alle Menschen gerichtet, weil er ja eben nicht bewußt auf ein bestimmtes menschliches Objekt zielen kann. Der Patient **überträgt** ungesteuert, frei flottierend etwas auf andere. Uns Therapeuten fällt besonders die Inadäquatheit, die die Übertragung kennzeichnet, auf. Beispielsweise ruft eine Patientin bei ihrem erstmaligen Betreten des Analysenzimmers aus "Mein Gott, haben Sie einen kleinen Schreibtisch! Frau Dr. X. hatte einen viel größeren." Ein andere Patientin meint: "Au warte, das sieht hier ja aus wie in einer türkischen Teestube!". Oder eine andere Patientin fragt nach dem allerersten Ge- spräch ihren Therapeuten, ob er ihr jetzt wohl drei Mark für den Bus leihen könnte.

Was hatten diese Patientinnen übertragen? In den ersten beiden Beispielen drängten bei den Patientinnen, als sie das behagliche Analysenzimmer betraten, unbewußte heftige Hingabewünsche gegenüber der Therapeutin an. Mit diesen aber tauchten gleichzeitig ebenso heftige Angstgefühle auf, so daß sie als Ergebnis dieser unbewußten innerlichen Dynamik nur die Abwehr gegen diese therapeutische Situation hervortreten ließen. (Am Ende der Stunde meinte die zweite Patientin im Hinausgehen, daß sie sich zu Hause "auch mit so vielen Teppichen eingerichtet habe".) Die Patientinnen verhielten sich so, als ob ihre Hingabewünsche nicht sein dürften. Die Hingabewünsche waren auf die Therapeutin gerichtet und gleichzeitig abgewehrt. Damit war vorausgesetzt, daß die Therapeutin so sei wie die Mutter, die dem kleinen Mädchen früher ihre Sehnsucht nach zärtlicher Hingabe abgelehnt hatte. Sie hatten ihre frühkindlichen Erfahrungen mit der Mutter auf die Therapeutin übertragen.

Analoges spielte sich beim zweiten Beispiel ab: Es wurde ein verdrängter geltungsstrebiger Wunsch, als anziehende Frau Beachtung zu finden, auf den Therapeuten gerichtet. Gleichzeitig aber tauchte die Abwehr auf. Denn die Patientin hatte in ihrer Beziehung zum Vater die bittere Erfahrung machen müssen, daß sie als kompetentes Mädchen bei ihm nicht ankam, sondern höchstens als "süßes Dingelchen". Entsprechend verhält sie sich gegenüber dem Therapeuten als hilflos-lustiges "Fräuleinchen", da sie auf ihn den väterlichen Konflikt übertragen hat und daher von ihm nicht zu erwarten ist, daß der Wunsch, als erwachsene, sexuell attraktive Frau ernst genommen zu werden, erfüllt wird.

Die genaue Betrachtung zeigt, daß bei der Übertragung zweierlei geschieht: Ein verdrängter Wunsch wird an irgendeinen anderen Menschen gerichtet. Bevor vom anderen etwas bewußt gewünscht werden kann, stellen sich beim Patienten - gleichzeitig mit dem Wunsch auftretende - Angst- oder Schuldreaktion deswegen ein, und es kommt zur verstärkten Abwehr. Unbewußt aber verhält sich der Patient so, als ob ihm der Therapeut seine Wünsche zu befriedigen hätte.

Auch wenn der neurotische Patient auf alle Menschen überträgt, nimmt seine Übertragung gegenüber einem Therapeuten doch eine intensivere und auch selektive Form an: Der Therapeut ist in ganz besonderer Intensität der Versucher, der durch eine gewährenlassende, antriebsfreundliche Atmosphäre das Andrängen unbewußter Impulse mobilisiert, ebenso wie er als Versagender ("die Stunde ist um", "bitte teilen Sie mir alles mit") z.B. auch in seiner Funktion des Konfrontierens bestimmte verdrängte - beispielsweise aggressive oder rivalisierende - Impulse verstärkt. Bei dieser Mobilisierung verdrängter Bedürfnisse tauchen, wie beschrieben, an der Bewußtseinsoberfläche unserer Patienten zuerst die Angst- und Schuldgefühle wieder auf, die in der ödipalen Phase die Verdrängung eingeleitet hatten. Sie sind zunächst gar nicht in aller Deutlichkeit erlebbar; der Patient fühlt sich vielleicht nur "irgendwie unwohl", "blöd" oder sein Widerstand wird verstärkt ingang gesetzt, was wir am plötzlichen Ausweichen auf ein anderes Thema, Beharren auf seiner Ideologie ("ich bin eben ein friedliebender Mensch"), oder an anderen Abwehrprozessen wie Projektion (ausführliches Klagen darüber, wie aggressiv andere seien) erkennen. Damit wiederholt der Patient seine frühe Interaktion, dic cr als konfliktbewältigend erfahren hatte. Er überträgt also offenbar auf den Therapeuten, daß der ebenso einschüchternd und ablehnend seinen Wünschen gegenüber stehe wie früher seine Mutter oder Vater. So ist die individuelle Vergangenheit, die Lebensgeschichte des Patienten, die Matrize, auf der er per Übertragung Gegenwart und Zukunft angeht.

Verdrängtes kann verständlicherweise nur dann bewußtseinsfähig oder ichgerecht gestaltet werden, wenn es einen Kompromiß mit der Abwehr eingegangen ist. Das gilt z.B. auch für den Traum, der verdrängte Inhalte in entstellte, ich-gerechte Bilder einkleidet, und für das Symptom und auch für Fehlhandlung en. Fehlhandlungen werden ebenso wie Symptome wegen ihres plötzlichen Auftretens und ihrer Massigkeit wie ein Fremdkörper und daher ich-dyston empfunden etwa im Gegensatz zum permanenten Verhalten, in dem sich Verdrängtes unterschwellig und daher ich-synton durchsetzen kann, was sich wiederum entlastend auswirkt: Der Betreffende kann in seinem neurotischen Gleichgewicht eher stabil bleiben.

Gerät er allerdings in bestimmte Situationen, in denen der Gefühlsbestandteil seines verdrängten Impulses so stark intensiviert wird, daß die verstärkt treibende Gefühlskraft nicht mehr über habituelle, neurotische Verhaltensweisen oder über anderweitig vermehrte Zuwendungsaktiväten zur Umwelt abreagiert werden kann, kommt es zum **Symptom**durchbruch, d.h., Verdrängtes bricht plötzlich in Form eines Symptoms in das bewußte Erleben ein, Verdrängtes durchbricht die bisher stabile Abwehr. Ein solches Geschehen vollzieht sich in der deswegen so benannten **Versuchungssituation**, die diejenigen Erlebnismomente enthält, auf die der Patient eben gerade nicht bewußt reagieren kann, weil sie der Verdrängung unterliegen. Beispielsweise wird ein zwangsneurotischer Patient vom Kollegen provokant herablassend behandelt. Dadurch wird beim Patienten das Gefühl, das nach der Verdrängung (der Vorstellung) des Aggressiven bestehengeblieben war, intensiviert; denn auch trotz Verdrängung bleibt der Betreffende ein reagibles Wesen, das in seiner menschlichen Umgebung fühlend - wenn auch neurotisch verzerrt - eingebunden ist. Dieses im dynamischen Wechselspiel mit seiner Umgebung mobilisierte Gefühl aber kann der Patient aufgrund der Verdrängung nicht deutlich, nämlich objektbezogen, erleben (etwa: "ich bin sauer auf Herrn Müller," "Herr Müller ist fies zu mir") und daher kann er auch nicht handeln. Der Patient befindet sich in einer Sackgasse: es drängt etwas an, aber er kann es nicht zur Tat oder zu "bösen" Gedanken werden lassen, er kann nicht einmal in seiner Phantasie seinen Beleidiger ordentlich zurechtstauchen (auch über intensives Denken läßt sich einiges von der nicht ausgelebten Wucht abreagieren). Kann er nicht gerichtet expansiv sein, kann er keine gezielte Befriedigung finden und kann er sich auch nicht anderweitig über Mikrodurchbrüche entlasten wie z.B. durch ständige Zurechtweisungen und Mäkeln an seiner Ehefrau, kommt es zum massigen Durchbruch in Form eines (z.B. Zwangs-) Symptoms.

In demselben Sinn wirkt auch eine sog. **Versagungssituation** symptomauslösend, da sie immer mit einer Versuchung für einen verdrängten Impuls verbunden ist. Beispielsweise stellt bei einem Patienten die Trennung seines Partners zunächst eine Versagungssituation dar, weil der Patient bei seinem überfürsorglichen Partner - unbewußt über typische Verhaltensweisen - seine verdrängte orale Bedürftigkeit hat ausleben können. Dies ist ihm jetzt durch die äußerlichen Umstände versagt worden. Diese äußere Versagung bedeutet zugleich eine enorme Kränkung und eine Versuchungssituation für den Patienten, da sein heftiger, jetzt unbefriedigter oraler Impuls intensiviert wird, ohne daß er Möglichkeiten findet, ihn bewußt befriedigen zu können - orale Aktivitäten bleiben aufgrund der Verdrängung unmöglich. Es bricht im Zusammenhang mit der kränkenden Enttäuschung das Symptom der neurotischen Depression durch.

Es ist auch möglich, daß durch die Versagung einer bisher üblichen Befriedigung ein anderer Impuls, der aber in Verdrängung geraten war, in Versuchung kommt, loszubrechen. Die Verschiebung wird daraus verständlich, daß der Mensch als expansives Wesen nie lange ganz ohne jegliche Lustmöglichkeit leben kann. Daher sucht sich derjenige, dem eine bisher ausgeübte Befriedigung versperrt wird, eine andere Befriedigungsmöglichkeit. Der Begriff Versagungssituation läßt sich darüberhinaus ganz allgemein auf den Vorgang einer inneren Versagung überhaupt beziehen: In einer Versuchungssituation unterliegt der andrängende unbewußte Impuls einer erneuten inneren Versagung.

Erst wenn gar keine expansiven Möglichkeiten mehr wahrgenommen werden, wenn also keine Bedürfnisse mehr befriedigt werden, wenn die permanenten Mikrodurchbrüche nicht mehr zur Entlastung ausreichen und auch die erst noch verstärkt ingang gesetzte Abwehr überfordert ist, entsteht ein Symptom. Würde beispielsweise ein Patient über Sexualität Befriedigung finden, kann er verdrängte aggressive Impulse zunächst "kompensieren". Erst wenn ihm seine sexuelle Befriedigung nicht mehr zur Verfügung steht und er dann beispielsweise auch nicht mehr hinlänglich über prestigereiches Geldverdienen einen erfüllenden Ausgleich finden könnte, dann bricht in der nächst möglichen Versuchungssituation, die seine aggressive Latenz mobilisieren würde, ein Zwangssymptom durch. So wird verständlich, daß unsere neurotischen Patienten symptomfrei sein oder immer wieder werden können, obwohl doch ihre Verdrängung in einem oder mehreren Antriebsgebieten kontinuierlich vorhanden ist. Es müssen erst mehrere Faktoren zusammenkommen, bis ein Symptom entsteht. Daher spricht man davon, daß ein Symptom "überdeterminiert" ist.

Die Überdeterminierung eines Symptom meint im engeren Sinne allerdings noch etwas weiteres: Meist kommt im Symptom nämlich mehr als ein verdrängter Impuls zum Ausdruck. Das gilt ganz besonders für Zwangssymptome. Beispielsweise kommt in einem Kontrollzwang, bei dem der Patient immer wieder nachsehen muß, ob er den Gashahn abgedreht hat, zum Ausdruck, daß sich der Patient immer wieder vergewissern muß, ob er auch wirklich nichts verströmen läßt; neben dieser unbewußten anal-retentiven Tendenz drückt das Symptom auch seine aggressive Latenz aus, da der Patient immer wieder kontrollieren muß, ob er tatsächlich niemanden schädigt oder umbringt.

Die Heftigkeit der symptomauslösenden Versuchungssituation steht in *keiner* festgelegten Relation zur Symptomschwere. Beispielsweise kann ein schweres Trauma nur ein unbedeutendes Symptom nach sich ziehen; oder es kann eine blande Versuchungssituation ein schwerwiegendes Symptom auslösen. Daher suchen wir in der Therapie mit unseren Patienten immer auch nach den sog. Mikrotraumen, die zum Symptom führten; auch wenn beispielsweise Magenbeschwerden extrem stark sind, finden wir vielleicht nur eine ganz minimale auslösende Kränkung. Eben weil die Anlässe äußerlich so geringfügig sein können, fällt die Suche nach der Auslösung nicht immer leicht.

Wir beobachten bei unseren neurotischen Patienten, daß sie in bestimmten, psychodynamisch relevanten Situationen **körperliche Funktionsstörungen und/oder seelische Symptomatik** entwickeln. Wenn sich das Auftreten von Symptomen regelmäßig mit belastenden inneren oder äußeren Konflikten verknüpft, vermuten wir einen korrelativen Zusammenhang. Beispielsweise reagiert ein Patient mit einer depressiven Neurosenstruktur mit Depressionen und/oder mit Magenschmerzen. Es läßt sich aber nicht voraussagen, ob ein Patient jedesmal mit einem körperlichen oder einem seelischen Symptom oder mit beidem auf eine Versuchungs- oder Versagungssituation reagieren wird.

Auch die körperliche Stelle, an der ein "psychosomatisches" Symptom zustandekommt, läßt sich nicht vorhersagen. Wohl gibt es sich wiederholende körperliche Vorgänge, die gleichzeitig mit ähnlichem seelischen Erleben verlaufen; beispielsweise kann ein Erleben von liebendem Empfangen, Bekommen einhergehen mit funktionellen physiologischen Abläufen am Magen. Korrelativ mit gestörtem seelischen Erleben manifestieren sich dann auch Funktionsstörungen am Magen, da die körperliche Bereitschaft erhalten bleiben kann. Dennoch läßt sich nicht eine Organspezifität bestimmen, da sich Funktionsstörungen an den verschiedensten Organen einstellen können, oder anders ausgedrückt, kann ein körperliches Symptom mit ganz unterschiedlichen verdrängten Konflikten korrespondieren.

Relevant bleibt auch hier wieder, daß die Auslösung des körperlichen Symptoms, ebenso wie die eines psychischen Symptoms, Folge der Verdrängung ist: Es wird in einer umschriebenen aktuellen Situation der restierende Gefühlsrest eines bestimmten, verdrängten Antriebserlebens intensiver. Da sich der Betreffende aber aufgrund der Verdrängung nicht mit seinem intensivierten und dadurch verstärkt zur befriedigenden Umwelt drängenden Wunsch bewußt und gezielt an befriedigende Objekte, bzw. Personen wenden kann, dynamisiert dieser gravierende Gefühlsbestandteil das gesamte Antriebsgeschehen, so daß die das Gefühl tragende, nun freie Energie über beispielsweise glatte oder quergestreifte Muskulatur zu einer Funktionsstörung führt; dabei kann gerade für das Entstehen von körperlicher Symptomatik eine organische Prädispositon oder Vorschädigung eine begünstigende Rolle spielen. Und/oder es kommt dadurch zu psychischen Symptomen, daß beispielsweise verdrängte Vorstellungsinhalte so lebhaft aktualisiert werden, daß sie als Zwangsvorstellungen oder Zwangsgrübeln ins Bewußtsein durchbrechen.

Neurotische Patienten weisen zumeist in wechselnder Relation sowohl seelische als auch körperliche Symptome auf, und von daher erscheint eine sich ausschließende Gegenüberstellung von Somato-Neurosen (früher Organneurosen) und Psycho-Neurosen wenig begründet. Für die praktische Verständigung könnte allerdings eine Gegenüberstellung des Schwerpunkterlebens sinnvoll sein: Eine Patientengruppe leidet hauptsächlich unter seelischen und eine andere am meisten unter ihren körperlichen Symptomen.

Gerade wenn mehrere Symptome gleichzeitig auftreten oder Symptome wechseln oder wenn die Symptomatik - wenn überhaupt - diffus empfunden wird, ist es für den Therapeuten nicht immer leicht, die unbewußte Psychodynamik der Versuchungssituation im Anamnesengespräch herauszufinden. Je unbestimmter die Symptome geschildert werden und je unschärfer ihr Auftreten zeitlich zu begrenzen ist, um so schwieriger wird natürlich die eindeutige Zuordnung des Symptoms zu einer bestimmten Situation; dies um so mehr, wenn die Symptomauslösung schon lange zurückliegt und der Patient sich nur noch undeutlich daran erinnern kann. Es kommt auch oft vor, daß Patienten immer mehr Symptome erwähnen, je länger sie befragt werden. Am leichtesten lassen sich aktuelle Symptome von Anfallscharakter wegen ihrer zeitlichen Begrenzung mit bestimmten Situationen verknüpfen. Besteht ein Symptom allerdings schon längere Zeit, kann sich sein Auftreten immer mehr automatisieren, bis es schließlich schon bei kleinsten, allgemeinen Anlässen ingang kommt.

Dennoch bleibt es für uns wichtig, die symptomauslösende Situation zu erfassen, damit wir den zugrundeliegenden, von Verdrängung geprägten Konflikt erkennen können. Letztendlich haben alle in Frage stehenden auslösenden Situationen trotz ihrer äußeren Verschiedenartigkeit doch gemeinsame Grundzüge. Auf diese wiederkehrende Erlebnisinhalte wird dann mit dem Symptom reagiert. Daher ist es zunächst einmal in der Anamnese wichtig, eine möglichst konkrete

Beschreibung der Symptome ebenso wie eine feste zeitliche Zuordnung zu bestimmten Situationen zu gewinnen. Allerdings sollten wir uns nicht gleich mit der Schilderung unseres Patienten zufrieden geben, denn es kommt immer wieder vor, daß die berichteten Symptome objektiv ganz andere sind. Zum Beispiel benennt eine Patientin ihre Symptomatik gleich als Schlafsucht, während es sich in Wirklichkeit aber um einen fraglichen Dämmerzustand handelt. Oder ein Patient gibt starke Angstzustände an, die in bestimmten Situationen ausgelöst werden. Vordergründig scheint es sich um eine Angstneurose, bzw. Phobie zu handeln. Bei genauestem Nachfragen stellt sich aber heraus, daß der Patient zuerst Depersonalisationszustände erlebt, auf die er dann mit heftiger Angst reagiert. Im Nachhinein war ihm natürlich sein Angsterleben viel deutlicher spürbar, insbesondere weil er gerade die flüchtigeren Depersonalisationszustände noch unangenehmer erlebte. Eine möglichst genaue Klärung ist für unseren Therapieansatz wichtig, da wie in diesem Beispiel ein Patient mit Angstzuständen anders zu behandeln wäre als ein Patient mit Depersonalisationszuständen.

Da sich das Verdrängte in mehr oder minder auffälliger Form in jedem Bereich zeigt, können wir - falls wir die auslösende Situation nicht klar fassen können - auch von der Latenz in einem anderen Bereich oder von der Übertragung in der Anamnesesituation oder von einem aktucllcn Traum auf die Latenz in der auslösenden Situation schließen. Letztendlich muß sie immer die gleiche sein, auch wenn sich das Gewand noch so unterschiedlich gestalten mag und wenn es sich auch um sehr fein verteilte, grob gesehen oft "unauffällige" Erscheinungen handeln kann.

Die charakterliche Verarbeitung des verdrängten Konflikts macht sich in der gesamten Lebensführung bemerkbar, in typischen Schwierigkeiten oder Auffälligkeiten im Beruf, in der Ehe, überhaupt im Verhalten dem Leben gegenüber und in Beziehungen zu anderen Menschen. Denn ein Bewußtseinsinhalt kann nicht einfach wie über einen Trichter in einen "Raum" des Unbewußten abge- schoben werden, sondern er hinterläßt seine Spuren wie Narben: Das bewußte Ich, das Tag um Tag mit dem, was es bei sich selber verdrängt hat, bei anderen Menschen in seiner Umgebung in Berührung gerät, muß schließlich so darauf reagieren, daß sein Verdrängtes unbewußt bleiben kann.

Die reaktiven Persönlichkeitsveränderungen, die die Abwehrstruktur prägen, sind bei jedem Patienten in unterschiedlich großem Ausmaß beobachtbar. Manche Patienten weisen nur ein Symptom auf, das die stattgehabte Verdrängung anzeigt, bei relativ geringer neurotischer Erlebens- und Verhaltensverformung. Andere Patienten zeigen nur ein kleines Symptom, aber eine ausgeprägte charakterliche Umgestaltung, die die Verdrängung wie mit engmaschigen Netzen und weitreichenden Pfeilern umbaut und vor dem Bewußtwerden "sichert". Ob eine diagnostische Einteilung in Symptomneurose und Charakterneurose weiterführende Klarheit bringt, ist offen. Diese Unterscheidung ließe sich höchstens im Sinne einer Akzentuierung, und nicht als gegenseitiger Ausschluß, nutzen. Im ausgeprägtesten Fall würde bei einer Charakterneurose kein Symptom imponieren, und der Patient erlebt auch keine therapeutisch fruchtbaren inneren Widersprüche, da die früher ich-dystonen Lücken durch charakterlichen Umbau gänzlich ich-synton geworden ist; hier dürfte ein aufdeckendes Vorgehen nicht mehr sinnvoll erscheinen.

Bei den meisten Patienten aber, die therapeutische Hilfe aufsuchen, zeigt sich das Verdrängte gleich - zuerst natürlich in der Übertragung! - sowohl in Form von Symptomatik oder speziellen Problematik (Beziehungsschwierigkeit z.B.), als auch in der korrespondierenden charakterlichen Verarbeitung. Beispielsweise berichtet ein devoter, dabei ständig am Therapeuten herumkrittelnder Patient, der wegen Impotenz kommt, in der Anamnese auch von Konflikten auf seiner Arbeit. Infolge seiner aggressiven Latenz und ausgeprägtem Gefügigkeitsverhalten neigt der Patient in bewußten Situationen als Vorgesetzter und Aufseher von Handwerkern und Arbeitern zu übermäßiger Nachgiebigkeit; während er sich nicht mit erforderlicher Festigkeit und Sachlichkeit ruhig durchsetzen kann, verhält er sich in spontanen, unreflektierten Situationen ungerechtfertigt hart. Immer wieder gerät er durch das Wechselspiel von Weichheit und (verdrängter) Aggression in unangenehme, ihn belastende Situationen, deren Ursache er aber gar nicht verstehen kann.

Die *Neurosenstruktur zu schildern heißt, die Beziehungen des Patienten zu seiner Um- und seiner Innenwelt klarzulegen.* Meist stellt die neurotische Symptomatik nur den zunächst auffälligsten Ort dar. Daher gestalten wir die Anamnesen in der Weise, daß wir nach der Schilderung der Symptomatik und dem auslösenden Moment seine Verdrängung innerhalb der speziellen, zugespitzten Lebenssituation des Patienten verstehen und dann überschauen, auf welchen anderen Gebieten sich das Verdrängte bemerkbar macht und auch, wie sich das bisherige Leben des Patienten durch die Verdrängung gestaltet hat.

Hierbei fällt auf, daß sich die neurotische Problematik dann besonders häufig bemerkbar macht, wenn der Patient spezielle Reifungsschritte bewältigen muß wie eine eigenständige Lebensgestaltung nach Schulbeendigung, erste sexuelle Beziehungen, Beendigung der Ausbildung, Eheschließung, Familiengründung, Berufseintritt, Scheidungen, Berufswechsel, Tod einer wichtigen Person. Diese sogenannten Schwellensituationen stellen in besonderer Weise Versuchungssituationen für den verdrängten Konflikt dar.

Schließlich bilden wir uns in der Anamnesenerhebung eine erste Vorstellung davon, wie die Verdrängung unseres Patienten zustande gekommen ist; wenn wir die spezielle Situation in seiner frühen Kindheit klären, erfahren wir, warum er verdrängen mußte. Seine besonderen Beziehungen zu all seinen Bezugspersonen und seine ganz eigenen Erfahrungen mit seiner frühen Umwelt geben uns schon wichtige Hinweise für eine optimale Gestaltung der Therapie, in deren Verlauf sich natürlich all seine Erfahrungsberichte vertiefen und auch verändern.

So ergibt sich ein lebendiges Bild aus den Erzählungen unseres Patienten, aus seiner Lebensgeschichte, aus seiner aktuellen Situation, aus seinem gesamten Verhalten und Erleben. Wenn wir das *Verdrängte in all seinen Formen* im Aktuellen und im Vergangenen erkennen, kann unsere spezifische

Behandlungsmethode zum Tragen kommen, indem wir das Verdrängte mittels sorgfältiger Widerstands-, Übertragungs- und Gegegnübertragungsanalyse dem bewußten Erleben des Patienten zugänglich machen - die Verdrängung wird rückgängig gemacht. Die Schwierigkeit insbesondere für den Anfänger besteht allerdings darin, daß sich das *Verdrängte meist nur in äußerst feiner Form* zu erkennen gibt. Es liegt oft in unscheinbaren Details, in fast "unauffälliger" Übertragung, in Bagatellen im Lebensalltag, in den speziellen Alltagsproblemen unseres Patienten.

Eben weil wir zur Bewußtwerdung auf den bestehengebliebenen, den gesamten neurotischen Prozeß dynamisierenden Gefühlsbestandteil angewiesen sind, gestalten wir die Therapiestunden so, daß der Patient von sich aus das Thema bestimmt: er kann das mitteilen, was ihn *gefühlshaft* beschäftigt. Wir folgen dem Patienten an seinen gewünschten Ort. Wir klären, ob es sich um eine zwar schwierige, aber unneurotische Problematik handelt oder ob das Problem die Aufmerksamkeit des Patienten auf sich zieht, während ihm ein Teil des Problems unzugänglich - weil verdrängt - bleibt. Der Patient kann diesen Teil nicht in der vollen Helligkeit seines Bewußtseins erleben, während ihn doch etwas Gefühlshaftes daran festhält. Von diesem Ansatzpunkt aus können wir den Patienten allmählich Verdrängtes wiedererleben lassen.

Nur im einfachsten Fall können wir unseren Patienten auf seine Lücke aufmerksam machen, also auf das, was er in einer bestimmten Situation - speziell auch in der Übertragungssituation - nicht oder inadäquaterweise getan, gedacht oder erlebt hat und daran unsere Deutung anschließen. Ähnlich verfahren wir, wenn wir immer wieder das Symptomgeschehen mit unseren Patienten durcharbeiten, indem wir jedesmal wieder den gerade wirksamen dynamischen Hintergrund der aktuellen symptomauslösenden Situation mit ihm gemeinsam klären.

Bevor wir aber deuten können, kommt ein ungeheuer wichtiger Prozeß in Gang: Nachdem der Patient auf seine Lücke angesprochen ist, erlebt er innerlich zumeist Unangenehmes ("ich fühle mich irgendwie blöd", "was Sie jetzt von mir denken", "ich hab im Bauch richtig Angst" etc.). Sobald Verdrängtes intensiviert wird, erlebt er zuerst als Relikte der seiner infantilen traumatischen Erlebnisse die zugehörigen Angst oder Schuldgefühle, als ob er eine bestimmte Tätigkeit oder einen bestimmten Gedanken nicht offen erleben dürfte. Das macht seinen Widerstand aus. Wenn diese neurotischen Ängste und Schuldgefühle nach und nach mobilisiert, aufgezeigt und schließlich auf die spezielle Kindheitssituation des Patienten zurückgeführt werden, in der sie die absolut "lebensnotwendige", anpassungsbetonte Umgangsweise des unterlegenen Kindes mit den weit überlegenen Bezugspersonen bestimmten, während sie sich aktuell aber ungünstig auswirken, kann Verdrängtes zunehmend aufsteigen und affektiv vertraut werden.

Zumeist aber sind die Lücken nicht leicht auffindbar, weil sie mit Ideologien, mit Moral, mit Überkompensationen, überhaupt mit einer lebendigen Fülle von Abwehrmanövern und reaktiven Charakterzügen überdeckt sind. Häufig finden wir, daß Patienten in ein Bequemlichkeitsverhalten ausweichen. Spürt ein Patient dumpf sein Unvermögen in bestimmten Lebenslagen und merkt er, daß er hinter seinen Möglichkeiten und denen der anderen unfreiwillig zurückbleibt, merkt er im Vergleich mit anderen seine "Erfolglosigkeit", seine "Mißerfolge"; stellen sich Minderwertigkeitsgefühle ein. Diese realen Minderwertigkeitsgefühle gehören zu seinem Leidensdruck. Allerdings werden sie auch oftmals in den Dienst des Widerstandes gestellt: Anstatt sie als Motor zur innerlichen Umstellung zu nutzen, beklagen Patienten ihr Nichtkönnen und weichen damit jeglicher schmerzhaften Veränderung aus: "Ich kann dies und jenes eben nicht, ich kann mich nicht ändern, ich leide ja so unter mir."

Differentialdiagnostisch läßt sich reales Leistungsversagen und die Gefühlsreaktion darauf von neurotischen Minderwertigkeitsgefühlen unterscheiden, die ein Patient im Zusammenhang mit seiner Verdrängung erlebt; beispielsweise fühlt sich eine hübsche hysterische Patientin abgrundtief häßlich, wodurch verdrängte sexuelle Wünsche bewußtseinsfern gehalten werden.

Minderwertigkeitsgefühle kann - muß aber nicht - der Verdränger schon sehr früh registrieren. Bereits ein Kind kann dumpf spüren, daß ihm etwas im rechten Umgang mit anderen fehlt. Wie wir an unseren Patienten beobachten, gibt es mehrere Möglichkeiten, darauf zu reagieren. Ist dieses geahnte Unvermögen, das Nichtkönnen oder das Nichttun dem Kind noch in etwa erträglich, kann diese einfache Unterlassung einfach als solche bestehen bleiben.

Anders jedoch kann ein Kind reagieren, wenn seine Minderwertigkeitsgefühle quälend sind und wenn die Verdrängung nicht zu ausgedehnt ist oder wenn es aufgrund größerer Vitalität zum bewegenden Handeln neigt und darin auch bestätigt wird. Dann treibt der restierende Gefühlsbestandteil des verdrängten Impulses das Kind zur ausgleichenden Aktivität an. Hat beispielsweise ein Kind in seinem Habenwollen Verdrängungen erlitten, wird es zielgerichtet nicht mehr adäquat zulangen können; z.B. nimmt es sich nicht die leckeren Kekse vom Tisch. Es erlebt nun aber immer wieder auf schmerzhafte Weise, daß sich die anderen Kinder an diesen Keksen ergötzen. Es beobachtet dann, wie die anderen Kinder sich der Kekse bemächtigen. Es lernt die Handlungstechnik am Vorbild anderer, indem es sie sich z.B. bei seinen Geschwistern oder Spielkameraden abschaut, also mit seinem Verstand begreift, wie "man" umgeht. Es beginnt dann, sich selber in dieser Weise die Kekse zu erobern. Da ihn der restierende Gefühlsbestandteil seines Wunsches, haben zu wollen, zwar zum Nehmen antreibt, ihm aber dennoch nicht die gezielte, abmessende Vorstellung in der Klarheit seines Bewußtseins zur Verfügung steht, kann es seine Kekseroberungen nicht flexibel steuern. Es kann seine Handlungen nicht den wechselnden äußeren Realitäten oder eigenen unterschiedlich intensiven Wünschen anpassen und daher auch nicht langsam die günstigste, am ehesten erfolgversprechende Umgangsart entwickeln. Seine Technik des Habenwollens bleibt ungekonnt, zu rasch, zu heftig, eben inflexibel.

Solche übermäßigen, inadäquaten Aktivitäten lassen sich als Überkompensation verstehen. Diese schleift sich ein. Wir beobachten an unseren Patienten, daß sie dennoch ihre Lücke haben: Wenn sie aufgefordert sind, also im bewußten Moment, nehmen sie nicht in der Art und Weise, wie sie es zutiefst wünschen würden. Statt dessen nehmen sie an anderer Stelle zu viel. Die Überkompensation überdeckt, daß ein Patient sich nicht angstfrei nehmen kann. Dadurch, daß zu schnell oder zu mechanisch und heftig genommen wird, läßt sich verhindern, daß verdrängtes Habenwollen verstärkt mobilisiert wird. Insofern wird die Verdrängung stabilisiert.

Eine andere Möglichkeit bietet passives Verhalten, das schließlich zum **neurotischen Bequemlichkeitsverhalten** und zu **Riesenerwartungen** führt. Beispielsweise unterläßt ein Kind, das mit seinem "ewigen Habenwollen" die Mutter stört, sein Fordern und wird passiv. Erfährt es nun, daß die Mutter seine Passivität begrüßt und ihm "zur Belohnung" orale Befriedigung bringt, dann springt es auch weiterhin nicht mehr auf, sondern es "läßt sich bringen". Daraus entsteht im Verlauf seiner Entwicklung die Erwartung - der Neurotische muß aufgrund seiner massiven Verdrängung heftig übertragen -, daß die Welt ihm immer reichlich spenden und alles herbringen wird, "man braucht nur zu warten". Paradiesische Vorstellungen schleichen sich ein. Darunter aber ist stets der Schmerz verborgen, nicht aktiv sein zu dürfen. Die Aktivität war zuerst da, und ihr Vollzug bedeutete immer eine Lust. Diese primäre Lust, das unschuldige Expansivsein durfte nicht sein, und das Kind machte dann das Beste aus der erzwungenen Passivität.

Riesenansprüche sind atmosphärisch, sie sind nicht bestimmt. Ihre Wirkung beruht vor allem darauf, daß gemieden wird, was ihnen nicht entspricht. Beispielsweise beklagt sich ein Patient, daß er nicht 'Danke' sagen könne. Er nimmt es sich übel, daß er das Dankesagen oft unterläßt. Hinter seiner Unzufriedenheit steht ein verdrängtes Viel-habenwollen, was sich in bewußte Worte kleiden ließe wie "was Du mir gegeben hast, ist ja nur ein Tropfen auf den heißen Stein. Das ist immer viel zu wenig". Ein infantiler, illusionärer Anspruch, der sich zu Erwartungen verdichtet, äußert sich darin, daß der Patient eine vage Unzufriedenheit erlebt, sobald ihm weniger geboten wird, als der Riesenerwartung entsprechen würde. Häufig tritt diese Seite der Riesenansprüche zunächst deutlicher hervor als beispielsweise die Äußerung des Nichtdankenkönnens.

Oder ein weiteres Beispiel: Ein Patient fühlte sich in der Gegenwart einer bestimmten Frau sexuell erregt. Er vermied aber einen Geschlechtsverkehr, weil er an ihren sehr großen und schlaffen Brüsten Anstoß nahm. Er verhielt sich passiv und verharrte im Neinsagen. Er nahm lediglich Anstoß an etwas Negativem. Die ästhetische Forderung des Patienten nach einer festen, wohlgeformten Brust ging darauf zurück, daß ein oral aktives sich-Bemächtigen verdrängt worden war zugunsten eines inaktiven sich-Füllen-lassens. Da die schlaffe Brust aber keine spendende Fülle versprach, entwickelte der Patient für diese Frau keine sexuelle Aktivität. Seine zutiefst liegenden Ansprüche hatten infantilen, maßlosen Charakter. Ihre ästhetische Formulierung war nur ein Mittel der Kaschierung.

Verdichten sich solche emotionalen Phänomene, die zunächst nur gefühlshaft atmosphärisch spürbar sind, dann entstehen Bilder, deutliche Phantasien: die Tagträume. Sie sind der offensichtliche Tummelplatz der verdrängten Wünsche. Über Tagträume können winzige Mengen des verdrängten Wunsches abreagiert werden; daher können sie durchaus auch suchtartigen Charakter annehmen, und zwar um so eher, je mehr ein Patient in seinem Wachleben unbefriedigt und unexpansiv, daher gestaut bleibt.

Bequemlichkeitsverhaltenen und Riesenerwartungen finden wir bei allen neurotischen Patienten, allerdings in unterschiedlichem Ausmaß. Beispielsweise äußert sich eine aggressive Bequemlichkeitshaltung und Riesenerwartung darin, daß der Betreffende erwartet, daß ihn seine Mitarbeiter respektvoll und ehrfürchtig behandeln, ohne daß er eine fachliche Autorität darstellt oder eine Fähigkeit zum adäquaten Durchsetzen zeigt. Beim hysterischen Patienten können wir beispielsweise beobachten, daß er zu bequem ist, um sich als interessanten Mann darzustellen - denn sein Wunsch, als phallischer Mann angenommen zu werden, ist verdrängt -, aber als unscheinbarst angezogener und schweigender Mann von Partyteilnehmerinnen erwartet, daß sie ihn als strahlenden männlichen Mittelpunkt begehrenswert finden. Zugleich bleibt seine Lücke sichtbar; sie kann sich beispielsweise darin bemerkbar machen, daß dieser Mann tatsächlich ihm von Frauen vermittelte Komplimente oder sexuelle Angebote von Frauen nicht wahrnimmt. Wäre dagegen die Lücke überkompensatorisch ausgefüllt, würde er umgehend sexuell aktiv werden, ohne daß sein phallisches Drängeln von adäquaten Gefühlstönen getragen wird.

Bequemlichkeitsverhalten entwickelt sich aus **Verwöhnungen**. Die hier gemeinte Verwöhnung stellt eine zu schnelle Befriedigung von kindlichen Ansprüchen dar, die die eigenständige, lustvolle Aktivität des Kindes verhindert. Es gibt aber auch eine Form der Befriedigung von Kinderwünschen, die keine Verwöhnung ist, wenn nämlich gleichzeitig die Kinderpersönlichkeit bestätigt wird. Diejenigen Begünstigungen jedoch, die nicht im Dienst von Entfaltungstendenzen stehen, haben Verwöhnungscharakter. Solche Verwöhnungen ziehen unweigerlich Härten nach sich, weil das betreffende Kind mit seinen "gezüchteten", selbstverborgenen Fehlerwartungen früher oder später an soziale und sachliche Grenzen stoßen muß, die es gegenüber der sonstigen Verwöhnungsatmosphäre um so härter erlebt.

Darin wird deutlich, daß der verwöhnende Erwachsene sich nicht tatsächlich die Mühe macht, die Bedürfnisse des "störenden" Kindes bestätigend zu formen. Wird ein Kind ständig mit Leckereien oder Geschenken oder mit ständig interessantem Programm "überbefriedigt", ist es zunächst still. Meldet es seine tatsächlichen Bedürfnisse dennoch an, wird es auf das üppig Erhaltene verwiesen. Hier wird die Diskrepanz offenbar: Der Verwöhnende befriedigt nicht die eigentlichen lustvollen Aktivitätsbedürfnisse des Kindes.

Viele Patienten berichten, daß sie früher oft das Gefühl gehabt hätten, sie sollten durch Verwöhnungen eigentlich bloß ruhiggestellt werden. Aus solcher Not macht ein Kind oft genug eine Tugend: Es beginnt wohl oder übel die Bequemlichkeit und die Erfüllung der daran anschließenden Riesenerwartungen zu genießen, da es über sein so gestaltetes "Bravsein" wieder die Zuwendung der Erwachsenen erhalten kann. Dieses Wiederangenommensein bei der Bezugsperson lindert natürlich zunächst die erlebten Minderwertigkeitsgefühle nur oberflächlich. In dieser Form kann ein Kind kein wirkliches Sicherheitsgefühl entwickeln, was ihm für die adäquate Weltbewältigung so nötig wäre. Ein Sicherheitsgefühl kann sich erst entwickeln, wenn ein Kind eine bestimmte Methode hat, die Welt zu bewältigen und intuitiv merkt, daß ihm das in ausreichender Häufigkeit gelingt: "So wie ich die Dinge anpacke, pflegen sie zu gelingen". Ohne die Unbekümmertheit gegen seine eigene Wunschwelt aber ist kein sicheres Selbstgefühl möglich.

Wenn das ständige Zusammenstoßen mit den angst- und schuldgefühlsbeladenen Handlungsfolgen schmerzlich erlebt wird, betätigt sich der Betreffende nicht mehr adäquat aktiv. Daher führen neurotische Bequemlichkeitshaltung ebenso wie die neurotischen Erlebnislücken im Lauf der Zeit zu einem inadäquaten **Umgang mit Menschen**. Auch **Arbeitsstörungen** nehmen hier oft ihren Ausgang.

Ein Patient, der eine ausgeprägtere Bequemlichkeitshaltung durch weitreichende Verwöhnungen erworben hatte, wird dieses Verwöhntwerden auch vom Therapeuten erwarten; erhält er es nicht, zieht er sich resigniert zurück. Wir merken das oft erst an einem plötzlichen Therapiestillstand; der Patient erwartet beispielsweise ein Schonklima - der Therapeut soll für ihn arbeiten -, wenn es um die Bearbeitung schmerzhafter, ängstigender Konfliktinhalte geht.

Riesenerwartungen ebenso wie Bequemlichkeitshaltungen und Überkompensation als Folgeerscheinungen der Verdrängung müssen neben der Bewußtmachung des Verdrängten unbedingt in der Therapie bearbeitet werden, weil sie immer auch eine Eigendynamik entwickeln und schließlich eine Erlebens- und Verhaltensänderung, die durch die Aufdeckung und Bearbeitung des Verdrängten eingeleitet wird, verunmöglichen können. Wir hätten sonst Patienten vor uns, die nach Therapiebeendigung zwar ihren verdrängten Konflikt kennen, ihn aber nicht in ihre Persönlichkeit und ihre Verhaltensweisen integrieren können, weil ihr Wirklichkeitserleben und ihre Erwartungen an die Umwelt immer noch grotesk verzerrt sind.

Und damit schließt sich der Kreis: Nach der Verdrängung war der Gefühlsbestandteil stehengeblieben, aber von alten Angst-, Schuld- und Schamgefühlen und auch von Abwehr, Charakterzügen, Bequemlichkeit verdeckt. Dieser gegenstandslos gewordene Affekt wird in der Therapie mobilisiert. Darauf erst baut sich das erkennende - verbalisierende - Bewußtwerden auf: das Gefühl kann sich wieder per suchender Wahrnehmung bewußt auf zugehörige Objekte richten. *Das vorher durch Verdrängung zerrissene Antriebserleben wird wieder eins.*

"Große", auffällige oder gar erschütternde Themen kommen im Verlauf der Behandlung eher weniger zum Tragen, sondern zumeist geschieht die Aufdekkung der neurotischen Problematik an "kleineren" Alltagsproblemen, die den Patienten affektiv beschäftigen, die er aber nur neurotisch bewältigen kann. So ließe sich beispielsweise anhand einer sehr banalen Situation wie dem Kauf eines Blazers sämtliche unbewußte Problematik mit dem Patienten durcharbeiten: die orale Problematik (wünscht der Patient überhaupt etwas?, von wem wünscht er es sich?, stehen ihm seine Wünsche in voller Farbigkeit zur Verfügung?, spürt er die propulsive Kraft seines Wunsches oder fühlt er sich vor seinen Mitmenschen gehemmt?, möchte er einen ganz teuren Blazer, fühlt er sich so viel wert?), die anale Problematik (Angst, zu viel Geld dafür auszugeben, stellt der Blazer den erhofften Gegenwert dar für das gesparte Geld?, erlebt der Patient die Verlustangst deutlich, wenn er das Verschleißen, das Unmodernwerden des Blazers fürchtet?, hat er seiner Bezugsperson gegenüber Schuldgefühle deswegen?), die aggressive Problematik (Durchsetzungsversuch über vermeintlich autoritär wirkende Kleidung) und die Problematik aus dem ödipalen Bereich (Rivalitätsstreben: Wer hat den schicksten Blazer?, Erleben von ödipalen Schuldgefühlen, geschlechtsspezifische Aufmerksamkeitssuche über eine aufreizende Aufmachung).

Hieran wird noch einmal deutlich, daß sich jede Neurose um eine Verdrängung herum aufbaut und daß damit eine Neurose immer von einem Triebkonflikt ausgeht. Dieser ist *selbstverständlich* immer in eine **Objektbeziehung** (hier Objekt: Mensch; Liebesobjekt) eingebettet. Konflikthaftigkeit ist nur mit einem Objekt erlebbar. Denn es entwickelte sich eine Neurose, weil früher einem anderen Menschen zuliebe verdrängt werden mußte. Entsprechend tritt das Verdrängte in Objektbeziehungen hervor, wie es besonders prägnant an der Übertragung sichtbar ist: Das Verdrängte bleibt aus dem bewußten Verhalten einem anderem Objekt gegenüber ausgespart. Das Verdrängte bestimmt den Umgang des Patienten mit seiner belebten und unbelebten Umwelt: es bestimmt alle seine Objektbeziehungen. Eine Neurosenlehre, die Triebkonflikte und Objektbeziehung gegenüberstellte oder nur einen Teil dieser Einheit aus menschlichen Konflikten ohne den anderen beschriebe, wäre ein logischer Widerspruch.

Das gleiche gilt für die artifizielle Trennung von Triebkonflikten und **Ichstörungen**. Ein Triebkonflikt führt *immer* zu Ichstörungen. Die neurotische Wahrnehmungs- und Erlebnislücke stellt bereits eine eingeschränkte Ichfunktion dar. Auch durch neurotisch verzerrte Charakterzüge oder durch Passivierung kommen Persönlichkeitsveränderungen im Sinne der Ichstörungen zustande; besonders in der spezifisch veränderten Handlungsfähigkeit des Patienten treten neurotisch bedingte Ichstörungen deutlich hervor.

Ich-strukturelle Störungen entstehen nicht nur als Folge der Verdrängung, sondern auch durch die Verdrängung selbst, indem aus dem Antriebsleben, aus dem Gesamtimpuls, bestimmte Anteile ausfallen; beispielsweise beobachten wir eine eingeschränkte Realitätsprüfung bei hysterischen Patienten.

Grundsätzlich läßt sich jede Neurosenstruktur als typische Antwort auf ängstigende Einschüchterungen in einer bestimmten lustvollen Entfaltung und zu einer bestimmten Zeit im kindlichen Leben verstehen. In solch einer Entwicklungsphase konnte das betroffene Kind auf die erlebten Verängstigungen offensichtlich nur in jener ganz speziellen Art reagieren, die ihm in diesem Alter zur Verfügung stand. *Die neurotischen Strukturelemente und das zugehörige neurotische Symptom tragen die Spuren dieser speziellen phasentypischen Erlebnisweise in sich.*

Die gegenwärtige Struktur und das aktuelle Symptom können wir verstehen, wenn wir die damalige, zeitlich umschriebene infantile körperliche und seelische Ausstattung zugrunde legen. Aus der Beobachtung des depressiven Neurotischen müssen wir ableiten, daß die speziellen Strukturelemente und das depressive Symptom nur durch ängstigende Versagungen in der oralen Phase und der nachfolgenden Verdrängung in der ödipalen Phase entstanden sind; die zwangsneurotischen Strukturelemente und die Zwangssymptomatik leiten sich ab aus schweren Einschüchterungen in der analen und der ödipalen Phase, und die Strukturelemente und die Symptomatik Hysterischer haben ihre Wurzel in der ödipalen Phase; der Angstneurose liegt eine verdrängungsauslösende Störung zwischen der analen und ödipalen Phase zugrunde, wie wir am Angstsymptom und an der Struktur des Patienten erkennen können.

Insofern läßt sich formulieren, daß die spezielle Neurose die äußerliche Form darstellt, die sich *zunächst* einmal um einen bestimmten Inhalt gruppierte. Beispielsweise hat eine Zwangsneurose meistens verdrängtes Aggressives zum Inhalt. Dies wird aus der Entwicklung des Kindes verständlich, das sich in seiner analen Phase ganz besonders stark mit aggressivem Erleben beschäftigt; würde das Aggressive in der infantilen Entwicklungsphase zuvor angstmachend unterdrückt worden sein, wird darauf eine andere strukturelle Antwort entwickelt, solange die Erlebens- und Verhaltensweisen der analen Phase noch nicht zur Verfügung stehen. Und in seiner ödipalen Phase würde das Kind aufgrund seiner nun schon weiterentwickelten psychischen und körperlichen Ausstattung nicht mehr mit analen Persönlichkeitszügen auf die erlebte Repression antworten.

Die jeweilige Neurosenstruktur stellt also eine spezielle *Form* des verdrängten Konflikts dar, die die infantilen Gegebenheiten zu einem bestimmten Zeitpunkt widerspiegelt. Der verdrängte *Inhalt* dagegen kann etwas flexibler sein. Wenn auch zumeist die phasentypische Strebung, mit der sich das Kind gerade in dieser Zeit am meisten auseinandersetzt, verdrängt wird, lassen sich auch andere Inhalte mit dieser erwiesenermaßen "tauglichen" Abwehr und den entsprechenden Charakterveränderungen in der Verdrängung halten. Beispielsweise kann ein zwangsneurotisches Symptom auch mal einen sexuellen Inhalt haben.

Bei unseren neurotischen Patienten findet sich eher seltener eine "reine" - depressive, zwangsneurotische, angstneurotische oder hysterische - Neurosenstruktur. Wir beobachten, daß die sogenannten **Mischstrukturen** viel häufiger vorkommen. Hier liegen Verdrängungen in zwei oder mehr Bereichen vor, die von Störungen in den entsprechenden infantilen Phasen ausgegangen waren. Die Symptomatik ebenso wie die neurotischen Persönlichkeitsstrukturen treten bei den Mischstrukturen genau dort hervor, wo die Akzentuierungen liegen, d.h., in bestimmten Bereichen kommt es zu einem stärkeren Hervortreten als in anderen, die aber dennoch vorhanden sind. Die Hauptsymptomatik entlädt sich über die schwächste, "dünnste", Stelle, also dort, wo die am wenigsten hypertrophierte Abwehrdecke liegt. Dem entspricht, daß wir in der Therapie zunächst von diesem Hauptsymptom ausgehen, also an der dünnsten Abwehrstelle beginnen, wo nämlich die Verdrängung am oberflächlichsten liegt. Natürlich können die einzelnen verdrängten Bereiche nicht in einem rigiden Nacheinander behandelt werden, jedoch zeigt die Hauptakzentuierung der Neurosenstruktur die Therapierichtung an. Liegt beispielsweise eine hysterische Akzentuierung vor und finden wir auch deutliche zwangsneurotische Strukturelemente und Symptome, beginnen wir mit der Bearbeitung der hysterischen Kontaktstörung und lassen anschließend die anale Problematik nachrücken.

Die Komplexität bei Mischstrukturen verführt leicht zu der Ansicht, daß ein neurotisches Symptom überhaupt nicht einer bestimmten Neurosenstruktur zuzuordnen sei. Aber es ist kein depressives Symptom ohne depressive Strukturanteile zu beobachten, kein Zwangssymptom ohne zwangsneurotische Züge etc. Eine vermeintliche Beliebigkeit könnte nur bei einer neurotischen Mischstruktur erblickt werden, bei der sich die zum Symptom zugehörigen neurotischen Persönlichkeitszüge nicht sofort darstellen. Bei genauer Betrachtung aber finden wir diese immer, wenn auch eher im Hintergrund.

Dabei stehen die Verdrängungen in den verschiedenen Bereichen nicht bezugslos nebeneinander, sondern sie sind in dynamischer Wechselwirkung aufeinander bezogen, sie beeinflussen, verstärken oder verringern sich gegenseitig. Dies hat Auswirkungen auf die Therapie: In der Fülle der Konflikte hilft der Therapeut seinem Patienten dazu, den zunächst wesentlichsten Konflikt zu zentrieren und zu bearbeiten. Es ist für uns wichtig, die vorrangige Problematik unseres Patienten genau einzuschätzen, weil bekanntlicherweise der Patient gerne auf die anderen, auch vorhandenen, aber subjektiv viel weniger belastenden Probleme ausweicht und diese dann in den Dienst des Widerstandes stellt: hinter den "harmloseren" Konflikten lassen sich die schmerzhaftesten Konflikt leichter verbergen.

Die neurotischen Mischstrukturen lassen sich leicht verstehen, wenn zuerst einmal die einzelnen Neurosenelemente, aus denen sie sich zusammensetzen, genauer bekannt sind. Daher werden im folgenden die Neurosen einzeln und detailliert nacheinander dargestellt, damit aus der verallgemeinernden Kenntnis das Spezielle klarer erkennbar wird. Für jede einzelne Neurosenstruktur gilt natürlich, daß *nicht* jedes der hier dargestellten Elemente in gleichem Ausmaß oder überhaupt stets bei jedem Patienten vorhanden sein muß. Es gibt nicht "den" depressiven, "den" zwangsneurotischen, "den" angstneurotischen oder "den" hysterischen Patienten und auch nicht "den" Magenpatienten. Das ergibt sich logischerweise daraus, daß sich jeder Patient durch seine innerlichen und äußerlichen Voraussetzungen von jedem anderen unterscheidet. Nicht ein neurotischer Patient ist genau so wie der andere.

Daher ist die therapeutische Behandlungsmethode auch nur im Speziellen, unter individueller Supervision, die immer das persönliche Typische des jeweiligen Patienten klärt, lernbar. Dennoch gibt es viele Elemente, die sich wiederholen können. Das macht auch die individuelle Erfahrung des Therapeuten aus; denn in der seelischen Pathologie gibt es typische Reaktionen der Psyche auf bestimmte Erlebnisse, ähnlich wie es in der organischen Pathologie auch wiederkehrende, typische Reaktionen gibt.

Trotz Vorbehalt spreche ich dennoch von "dem" depressiven, zwangsneurotischen, angstneurotischen oder hysterischen Patienten, um die Übersichtlichkeit der Darstellung nicht durch ständig wiederkehrende Einschränkungen und Modifizierungen zu stören. Das gleiche gilt auch für die verallgemeinerte Bezeichnung "die Mutter"; sicher sind es am häufigsten Mütter, die die Erziehung übernommen haben und daher auch am meisten Verdrängungen setzen. Aber ebenso sicher kommen überhaupt jegliche enge Bezugspersonen wie Väter, Großmütter, Großväter, Tanten, Onkel, Geschwister, Tagesmütter, Nenntanten, Nennonkel und "anonyme" Miterzieher als individuelle Konfliktpersonen in den einzelnen Krankengeschichten vor. Das zu übersetzen überlasse ich dem Leser.

Wichtig bleibt, daß die geliebte Konfliktperson jene Verdrängungen begünstigt, aus denen sich die Neurosen entwickeln. Wenn auch in jedem Fall die speziellen verdrängungssetzenden Verhaltensweisen der Erwachsenen sehr vielfältig und aus den verschiedensten Motiven gespeist sind, finden wir dennoch Häufungen, also sogenannte typische Verhaltensweisen der einschüchternden Bezugspersonen.

In diesem Zusammenhang läßt sich auf den Unterschied zwischen "Schuld" und "Ursache" verweisen. Eine permanente Verängstigung durch die Mutter mag eine Neurosendiposition verursachen - von Schuld der Mutter ließe sich nicht gleich sprechen. Denn diesen repressiven Verhaltensweisen liegt im Allgemeinen keine bewußte Absicht der Mutter zugrunde. Auch im extremsten Ausmaß sind oft die "schädigenden" Eltern in ihren eigenen Verhaltensweisen und in ihrem Lebensweg durch ihre eigenen frühkindlichen Erfahrungen so verfangen, daß sie oft gar nicht anders handeln "können". Daher erheben wir auch immer eine Drei-Generationen-Anamnese, um die inneren Motive und den Handlungsspielraum der einschränkenden Eltern unseres Patienten und auch die Tradition der Repression erkennen und verstehen zu können.

Bereits der früheste kindliche Entwicklungsschritt in den ersten Lebensmonaten kann durch ungünstiges Verhalten der Bezugsperson beeinflußt werden. Wird die kindliche Entfaltung in dieser Phase nicht gefördert, kann sich eine intentionale Störung entwickeln. Die intentionale Störung und daraus folgende schizoide Züge lassen aber noch keine Neurose entstehen, weil intentionale Strebungen aufgrund ihrer Besonderheit später nicht verdrängt werden. Dennoch werde ich die intentionale Störung detailliert darstellen, weil wir öfter schizoide Züge bei neurotischen Mischstrukturen finden und diese dann natürlich auch mitbehandeln.

Die intentionale Störung

Eine intentionale Störung läßt sich vor allem am Kontaktverhalten unseres Patienten diagnostizieren. Je nach der Ausgebreitetheit der intentionalen Störung bemerken wir flüchtige, kaum wahrnehmbare Schwankungen im Gefühlskontakt bis hin zum offensichtlichen plötzlichen Gefühlsabbruch. Sitzt uns ein intentional schwerer gestörter Patient gegenüber, so beobachten wir bei ihm auch rein äußerlich eine gewisse körperliche Starrheit oder eine unharmonische Motorik, die aber im Gegensatz zum motorischen Verhalten eines zwangsneurotischen Patienten keine verkrampfte Anspannung zeigt. Der intentional gestörte Patient wirkt so, als ob er seinen Körper nicht in selbstverständlicher Harmonie zum Raum halten kann, als ob er im Raum keinen persönlichen Platz ergriffen hat.

Diese **gestörte Bezogenheit** prägt seinen bereits erwähnten Interaktionsstil. Bei einer chronischen und tiefgreifenden intentionalen Störung befindet sich der Patient in einer gleichmäßigen Distanz zu seinem Gegenüber, auch zum Therapeuten, der eine mehr oder minder ausgeprägte gefühlshafte Leere im Kontakt des Patienten und bei dessen Schilderungen spürt. Oder es stellt sich ein akuter Kontaktrückzug besonders in den Momenten ein, in denen der Therapeut gefühlsgetragene Probleme aufgreift: Plötzlich wirkt der Patient für Sekunden völlig abgeschaltet, er wendet seinen Blick abrupt ab, irgendwohin, oder er starrt den Therapeuten an, wobei er ihn aber nicht gefühlshaft betrachtet oder ihn zielgerichtet fixiert, sondern quasi durch ihn hindurch schaut. Es ist, als ob sich der Patient eine Tarnkappe aufgesetzt hätte und einfach nicht mehr im Gesprächsfeld anwesend ist. Wir spüren diese merkwürdige Gefühls*un*bezogenheit unseres Patienten, die wir mit "entfernt", "seltsam", "unecht", "vage", "leer" beschreiben können und die sich durchaus auch hinter einer sonst vordergründig höflich-zugewandten Umgangsweise verbergen kann.

Es kann auch vorkommen, daß sich der Patient unvermittelt völlig distanzlos an den Therapeuten wendet - einige Sekunden später jedoch zieht er sich wieder in seine Distanziertheit zurück. Dieser überraschende Kontakt wirkt wie ausgestanzt in seinem sonst zurückgezogenen Verhalten.

Auch in der Sprache kann sich die intentionale Kontaktstörung äußern, indem die Patienten z.B. auffallend häufig Worthülsen benutzen, deren gefühlshafter Inhalt unbestimmt bleibt. Beispielsweise äußert ein Patient "da definiere ich mich anders", "ich möchte meine Gedanken leben können" oder "ich bringe mich ganz ein", woraus in keiner Weise zu erkennen ist, was der Patient fühlt oder möchte und wie er sich selbst versteht, zumal der Betreffende das Gesagte nicht eindeutig gefühlshaft ausdrückt. Er kann sich offensichtlich nicht der Sprache als Trägerin seiner Emotionen bedienen. Offenbar befindet er sich in einem mechanischen Umgang mit der Welt.

Auf dieses andersartige Gefühlserleben intentional gestörter Patienten reagieren Therapeuten recht unterschiedlich. Manche Therapeuten fühlen sich im Kontakt nur "irgendwie unwohl", andere empfinden körperliches, auch quälendes Mißbehagen; die einen bemerken ein resignativ anmutendes Gefühl des nicht-

Verstehenkönnens, die anderen bemühen sich kompensatorisch, den Kontakt zum Patienten zu verdichten und versuchen immer wieder, für ihren Patienten Problematisches zu formulieren, ihn gefühlshaft für die Therapie und auch für sich selbst zu interessieren; dabei bleibt aber das Gefühl, den Patienten nicht wirklich erreichen zu können.

Wie lassen sich diese Beobachtungen am intentional gestörten Patienten erklären? Offensichtlich ist hier die Basis der menschlichen Beziehung, der Kommunikation betroffen. Denn obwohl ein interessierter Therapeut um einen wohlwollenden, gleichbleibenden Kontakt bemüht ist, um seinen Patienten verstehen zu können, vermag der so umworbene Patient aber nicht stetig mitzuschwingen; entweder verfügt er kaum über die Fähigkeit zum kontinuierlichen und lustvollen Miteinander-Erleben oder dieses Erleben wird immer wieder unterbrochen. Der intentional Gestörte kann nicht gefühlsgetragen kommunizieren: Seine gefühlshafte Einstellung zur belebten Umwelt, zum Therapeuten wie zu anderen Personen, und zu unbelebten Dingen ebenso wie zu seinem eigenen Körper ist beeinträchtigt.

Diese Störung, die ein basales menschliches Bedürfnis betrifft, kam in allerfrühester Kindheit zustande, nämlich im Verlauf der ersten Lebensmonate. In dieser Zeit wird die gefühlshafte Entfaltung in die Umwelt hinein besonders intensiv ausgebildet.

Beschreibung des Intentionalen im Neurosenkontext

Wir gehen davon aus, daß der Mensch ein handelndes Wesen ist, das vor die Tat den motivierenden gefühlsgetragenen Impuls und einen - wenn auch nur rudimentär oder reflektorisch verkürzten - Handlungsplan, der die möglichen Realitätsbezüge berücksichtigt, setzt. Ein Mensch kann erst dann die Welt sinnvoll handelnd bewältigen, wenn er sie als allererstes mit seinen Sinnen und Gefühlen erfaßt hat. Von einem finalen Standpunkt aus wird verständlich, daß das neugeborene Kind als Sicherung von der Natur ein angeborenes Antriebserleben mitbringt, das ihm die Erfassung mit Sinnen und Gefühlen ermöglicht.

Dies sah Schultz-Hencke in dem intentionalen Antriebserleben gegeben. Er beschrieb es als das angeborene dranghafte Bedürfnis, sich der Welt mit seinen Sinnen zuzuwenden. Dieses Bedürfnis wirkt wie ein Motor, wie eine Schubkraft für die Sinnesorgane, das Außen und ebenso den eigenen Körper wahrzunehmen. Dieses allgemeine Gerichtetsein sucht und erwartet Reize. So intendiert ein kleines Kind seine Umwelt, seine engste Bezugsperson und seinen eigenen Körper. Das Kleinstkind ist auf seinem ersten Eroberungszug in seiner Welt von Innen heraus gedrängt, alles Erreichbare riechend, schmeckend, hörend, sehend und taktil wahrzunehmen.

Dabei handelt es sich aber nicht nur um das bloße Erfassen mit der Sensorik, sondern es spielt sich während dieser Eroberungszüge innerlich etwas sehr Wichtiges ab: *Gleichzeitig* mit dem Strom von sensorischen Eindrücken erlebt nämlich das Kind einen Strom von Stimmungen, von Gefühlen oder von Affekten. Und nun entstehen bei einer ausgeglichenen, in etwa gleichbleibenden Umwelt langsam gewohnheitsmäßige Gleichzeitigkeitserlebnisse von Wahrnehmungen und Gefühlen. Beispielsweise wird der Wahrnehmung "süß" ein entspanntes, befriedigendes Gefühl mit einem lustbetonten auffordernden Charakter zugeordnet, wohingegen mit der Wahrnehmung "bitter" Unlust und eine Abwendung verbunden werden.

Der intentionale Antrieb bewirkt zunächst die aktive Zuwendung zur Umwelt. In dieser Zuwendung kann sich allmählich eine Zuordnung, d.h. auch eine Differenzierung von Gefühlen entwickeln. Stellt man sich einmal vor, alles nur durch eine milchige Glasscheibe wahrnehmen zu können, so wird verständlich, daß auf solche Weise keine scharfe Wahrnehmung von Strukturen, Formen oder auch Farben zustande kommen kann, und damit können sich keine deutlich differenzierten Gefühle entwickeln. In der Folge bliebe die Welt wahrnehmungsmäßig weiterhin blaß und wenig strukturiert, und der so herangewachsene Mensch könnte sich nicht in ausreichendem Maße mit Gefühlen anfüllen, anreichern; es käme im Extremfall zur gefühlshaften Leere.

Kann sich jedoch eine Wahrnehmungswelt mit zugehörigen Gefühlen aufbauen, so ist hierin ein basales Instrumentarium für eine sichere Orientierung in der Welt gegeben. Denn die bloße Sensorik, die Fähigkeit visuell, auditiv, taktil, geschmacklich etc. wahrnehmen zu können, würde alleine nicht ausreichen, um die Umwelt in ihrer Tiefe verstehend und ordnend aufzufassen. Rein sensorische Wahrnehmungen würden eine Fülle von gleichrangigen Eindrücken ohne Bedeutungsakzente liefern. Die Welt wäre ein Sammelsurium von Objekten, die weder aufeinander, noch zum Wahrnehmenden eine Beziehung hätten. Erst die die Sensorik begleitenden intentionalen Gefühlserlebnisse - Gefühlstöne, die auf das Objekt tendieren - lassen ein Objekt zum inneren Erlebnisbesitz werden und sorgen dafür, daß Affekte den Objekten gegenüber nicht schwanken oder inkohärent sind. Objekte gewinnen so eine Eindeutigkeit und eine bestimmte Beziehung zu anderen Objekten und vor allem zum Wahrnehmenden selbst. Schließlich wird die Welt immer subjektiv im Bezug zur eigenen Person er"lebt", also mit Leben angefüllt. So bekommt die Umwelt für das Kind einen lebendigen Aufforderungscharakter: Es fühlt sich - selber zum empfindenden und fühlenden Subjekt geworden - von den Objekten, die es gefühlshaft intendiert, angemutet und angezogen.

Macht ein Kind bei seinen frühen Eroberungszügen gleichbleibende und sich immer wiederholende Erfahrungen mit sich und seiner Umwelt, kann sich damit auch das Gefühl der Bekanntheit mit seiner Umwelt entwickeln. In der gefühlsgetragenen Beziehung zur Umgebung antwortet dann ein innerliches Bekanntheitsgefühl auf das Auftauchen von Objekten. Dieses intentionale Gefühl von Vertrautheit hat sich aus der Verschmelzung von sensorischem Eindruck und gefühlshafter Zuordnung entwickeln können.

In dieser Wechselwirkung kristallisiert sich noch eine weitere Facette heraus: Am Anfang seines Lebens reagiert ein Kind auf Reize noch ganzheitlich affektiv, amorph, und es steht noch ganz unter der Vorherrschaft seiner

Innenbefindlichkeit. Im Verlauf seiner Entfaltung des Intentionalen ermöglicht ihm sein Gerichtetsein nach Außen, daß es nach und nach auch Gegenständlichkeiten, Objekte neben seiner Innenbefindlichkeit einbezieht, woraus sich später Sachgefühle und Personengefühle entwickeln. So wird *durch die Intentionalität der Affekt allmählich strukturiert.* Denn erst eine immer mitschwingende Außenbezogenheit ermöglicht die Differenzierung vom Affekt weg hin zum Gefühl. Gegenüber einem anfänglichen Affektausbruch liegt am Ende der Entwicklung eine differenzierte Gefühlsreaktion, die Innen- wie Außenbefindlichkeiten gleichermaßen einbezieht. Darin drückt sich die sozial empfundene Position eines Individuums aus, das zugleich Anteil an seiner menschlichen und seiner dinglichen Umgebung hat.

Eine besondere Stellung nimmt die Erfahrung des eigenen **Körpers** ein. Der Körper ist das erste Objekt, die erste "Außen"-Erfahrung, die als zum späteren Ich zugehörig, bzw. identisch mit dem seelischen Leben integriert werden muß; denn ein *in*tegres Individuum erlebt sich nicht getrennt als körperlicher und als seelischer Teil, sondern als untrennbare Einheit. Sein Körperempfinden erfährt es nicht als gegenübergestellt oder fremdartig. Wie aber entwickelt sich ein *einheitliches Körpererleben*?

Die zunächst überwiegend visuellen Eindrücke und die dazugehörigen Gefühle beanspruchen in den ersten Lebensmonaten so viel Aufmerksamkeit, daß sich hier ein breiter Strom von Bekanntheit und anfänglicher Bewußtheit ausbildet, in dem die übrigen Eindrücke und Gefühle von der Außenwelt wie Schollen mitfließen: Mit den visuellen, auditiven, taktilen und sensorischen Eindrücken verbindet sich ein sich immer wiederholender, gleichartiger Strom von Stimmungen und Gefühlen, so daß das Kind allmählich ein sicherndes Bekanntheitsgefühl ausbilden kann. Sein sensorisch erlebter Körper wird ihm gleichmäßig erfahrbar und gefühlsvertraut: er ist schließlich "Ich" geworden. Das Subjekt kann nun das Objekt erleben.

Der Körper muß also genauso wie die weiter außenliegende belebte und unbelebte Umwelt in zwei Schritten "erobert" werden: Zuerst werden bloße sensorische Wahrnehmungen und Gefühlstöne registriert. Das ist die einfachste intentionale Zuwendung. Dann melden sich Gefühle von Bekanntheit und Vertrautheit. Das ist die vertrauende Zuwendung. Mit der Vertrautheit des eigenen Körpers ist das Fundament des alle Zeit und Raum überdauernden Ich-Empfindens - das Ich bleibt trotz aller verändernden oder störenden Einflüsse im Kern gleich und vertraut - gelegt, so daß mit zunehmendem Alter das Ich gegenüber der Außenwelt als sicher abgegrenzt erlebt werden kann. Dieses gefühlsgetragene Unterscheidungsvermögen zwischen Ich und Welt ist der Ausgangspunkt eines festen Existenzgefühls und liegt noch vor aller späteren Realitätserkenntnis, es trägt diese sogar.

Kann sich dagegen eine gefühlsgetragene Bezogenheit nicht entfalten, kommt es zu der von Schultz-Hencke benannten schizoiden Struktur. Getrennt, abgespalten vom Gefühlshaften - schizoid - haben die Patienten eine *sensorische*

Zuwendung zur Welt ***ohne*** *dichten korrespondierenden Gefühlshintergrund*, so daß ihre Beziehung zur Umwelt und zum eigenen Körper gelockert bleibt.

Entstehung einer intentionalen Störung

Beim intentionalen Antriebserleben sind nur die Fähigkeit und die Bereitschaft zur gefühlsgetragenen Welterfassung - das erregte, aktive Aufmerksamkeits- und Neugierverhalten - angeboren. *Im Gegensatz zu allem anderen Antriebserleben muß die Intentionalität durch die Gefühlsbegleitung einer Bezugsperson weiter entfaltet werden.* Dieses kann sich nicht allein durchsetzen wie die orale oder die motorische Lust.

In ganz besonderem Maße stellt die Mutter das erste interessante, bewegte Objekt dar, das mit Konstanz dazu auffordert, Gefühlsbrücken auszubilden. Sie darf das Kind nicht nur bei seinen Eroberungszügen nicht stören, sondern sie begleitet ihr Kind in seiner "bunten", bewegten Umgebung. Sie sorgt dafür, daß das Kind nicht "Opfer" seiner Wahrnehmungen ist, sondern sie stellt ihrem Kind begleitend ihre Gefühlshaftigkeit zur Verfügung: Ein Blatt wird dann vom Kind nicht nur als "grün" empfunden und als "grünes Blatt" wahrgenommen, sondern durch die mütterliche Gefühlsbegleitung wird das grüne Blatt als "*schön* grün" *erlebt*.

Vor allem muß die Mutter sich auch selber intensiv erforschen lassen. Hier kommt einem weiteren Erleben eine wichtige Bedeutung zu: dem Zärtlichkeitserleben. Das Zärtlichkeitserleben trägt in ganz spezieller Weise dazu bei, Intentionales entfalten zu helfen. Eine zärtliche Mutter löst durch ihr immer wiederkehrendes liebevolles Berühren und Streicheln der Haut ihres Kindes angenehme Gefühle beim Kind aus, so daß ein Kind durch diese Stetigkeit seine eigenen Körpergrenzen, seine eigene Oberfläche zur Umgebung und seinen Berührungskontakt mit der Außenwelt lustvoll kennenlernt. Dadurch erfährt es auch allmählich, daß es vom Außenraum und von einem anderen Menschen getrennt ist.

Es ist erstaunlich, mit wie wenig Berührungen innerlich abwesende Mütter ihre Kinder äußerlich adäquat versorgen können. Als Beispiel sei eine Mutter erwähnt, die während des Stillens ihres Kindes gewohnheitsmäßig in ihre Platon-Lektüre vertieft war. In dieser an sich so wohligen Situation fand ihr Kind keine Möglichkeit, die durch das Stillen erreichte Spannungsmilderung und die körperlich angenehmen Empfindungen mit dem liebevollen Berührtwerden und mit der sanften Hinwendung seiner Mutter verbunden zu erleben. Es konnte auch nicht ausreichend mütterlich liebevolle Blicke lustvoll-interessiert fixieren lernen, also körperlich-seelisch erfahren, und ebensowenig halfen gleichzeitige akustische Liebkosungen seine körperlich-seelische Existenz widerzuspiegeln und angenehm zu bestätigen.

Überhaupt wirkt sich ein spärlicher mütterlicher Kontakt sehr ungünstig auf das sich entwickelnde Gefühlsleben aus. Bleibt ein Kleinstkind sich selbst überlassen in einer anregungsarmen Umgebung - extrem im kahlen Raum - , kann es nicht durch häufige und immer gleichartige Wiederholungen die so wichtigen Zuordnungen des Gefühlshaften zum Wahrgenommenen erfahren und üben.

Auch widersprüchliche Verhaltensweisen der Mutter können die Entfaltung der Intentionalität ganz empfindlich stören. Ein Kind vermag keine Vertrautheit zu entwickeln, wenn die Bezugsperson sich immer wieder unterschiedlich verhält. Dies kommt bei häufig wechselnden Betreuungspersonen zustande und vor allem dann, wenn die (zwar einzig verfügbare) Mutter hektisch, innerlich abwesend und überhaupt diskontinuierlich ist und nicht gleichbleibend auf ihr Kind eingehen kann. Als typische Beispiele finden wir in den Anamnesen der Betroffenen eine "fusselige" oder auch eine sog. gefühlsdumme und oft auch eine innerlich abgeschaltete, beispielsweise sehr depressive Mutter, die ganz mit ihrem eigenen Kummer beschäftigt ist und sich ihrem Kind nur mechanisch oder sehr wechselnd zuwendet.

Eine Abdrosselung oder ein Abbruch des lustvollen intentionalen Eroberungszugs kann auch dann zustande kommen, wenn ein Kind immer wieder durch unerwartet störendes, beispielsweise plötzlich lautes und lärmendes Auftreten von Menschen erschreckt wird. Sein leicht erregendes, aktives Aufmerksamkeitsverhalten ist in Gefahr zu verkümmern, und das betreffende Kind ist kaum in der Lage, die intentionalen Gefühle der Bekanntheit, Vertrautheit zu entwickeln. Es erlebt dann nicht, daß in einer gefühlsvertrauten Umgebung die einzelnen belebten und unbelebten Objekte wie vor einem bekannten Hintergrund heller leuchten und so die weitere Neugier auf sich ziehen und speziellere Gefühle allmählich entstehen lassen.

Der intentional gestörte Patient

Intentional gestörte Patienten können die Fülle und die Buntheit des Möglichen nicht erleben. Der Ausfall von gleichmäßigen, vertrauten Gefühlsantworten bestimmt ihre spezifischen **Erlebens- und Verhaltensweisen**. Dies läßt sich an den Beziehungen des Patienten, an seinem Umgang mit sich, mit der Welt und mit uns in unterschiedlichem Ausmaß, je nach der Schwere der Erkrankung, deutlich erkennen. Dabei kann sich ein Patient in immer gleichmäßig gefühlshafter Distanz zu seiner belebten und unbelebten Umwelt befinden; oder es kommt zu Intensitätsschwankungen in der Zuwendung. Der Patient oszilliert dann zwischen Zurückgezogenheit und Annäherung. Beispielsweise richtet sich im therapeutischen Gespräch eine plötzlich einschießende übermäßige Neugier auf den Therapeuten: In einer vorübergehenden Annäherung an den Therapeuten stellt der Patient sehr intime Fragen, die distanzlos und taktlos wirken; oder eine Patientin beugt sich unvermittelt über den Tisch und faßt den Gürtel ihrer Therapeutin an mit den Worten "so einen habe ich noch nicht gesehen"; abrupt setzt sie wieder zurück und starrt aus dem Fenster.

Bei schizoiden Patienten, die in ihren Bezügen zu sich und zu anderen schwankend und unsicher bleiben, kommt ein eigentlicher, innerer Umgang mit der Welt nicht zustande. Ein Schizoider kann die sensorischen Eindrücke seiner lebendigen und seiner unbelebten Umwelt nicht mit seinen Gefühlsantworten abtastend begreifen. Wenn alle Teile der Umwelt eine gleichrangige - weil keine gefühlsgetragen differenzierende - Bedeutung haben, wirkt es für ihn völlig gleich, ob neben der Tür und neben dem Sofa ein Mensch steht oder eine Lampe; auch könnte ein besonders farbiges Sofakissen das hinwendende Anschauen des Patienten eher an sich ziehen und zugleich die Bedeutung eines danebensitzenden Menschen völlig überdecken. Darin macht sich wieder die Vagheit des intentional Gestörten bemerkbar: Er fühlt sich nirgends hingezogen, sein Blick "haftet" nicht. Daher "sieht" er oft wesentliche Dinge nicht; er ist z.B. nicht vorsichtig, wenn er in Gefahr ist; denn er kann ja ein reales Weltbild innerlich nicht abbilden.

Er kann sich in seiner Umwelt nicht geborgen fühlen. Da ihm die Anmutung fehlt, erlebt er kein Vertrauen und kein Zutrauen. Äußerlich mag ein Patient so wirken, als ob er der Welt gegenüber mißtrauisch oder ängstlich sei. Genau genommen kann er aber ein echtes Mißtrauen und leisere Angstgefühle gegenüber Menschen gerade nicht erleben; er empfindet weder zutiefst Mißtrauen, noch ein Vertrauen, sondern er ist noch in einer Distanz davor stehengeblieben. Er sammelt all seine sensorischen Eindrücke und sortiert und verarbeitet diese rein verstandesmäßig. Atmosphärisches kann er nicht erfassen. Daher beobachten wir bei unseren schizoiden Patienten, daß sie viel zu früh reagieren und zu einseitig und ohne einen inneren Bedeutungsgehalt wahrnehmen.

Werden bei ausgeprägtem Gefühlsdefizit die Innen- und die Außengeschehnisse gleichartig erlebt, weil die Umwelt ebenso wie das eigene Innenleben gleichrangig, nicht gefühlshaft betont und daher nicht akzentuierbar und durchstrukturiert erfaßt werden, und kommt noch hinzu, daß ein Patient keine sichere Abgrenzung seines Ichs, seiner Innenwelt, von der Außenwelt empfindet, dann ist die Gefahr gegeben, daß der Patient nicht sicher unterscheiden kann, ob sich gerade abspielende Gedanken oder Vorstellungen in seinem Innern befinden, also von ihm ausgehen, oder ob sie von außen kommen. Er ist sich dann nicht sicher, ob etwas in ihm oder bei anderen Menschen vorgeht. In diesen Momenten, in denen seine Ich-Grenzen verschwimmen, fehlt ihm die Kontinuität eines Icherleben s, das aus intentionalen Bekanntheitsgefühlen gebildet wird. Überwiegt das Innenerleben das Außenerleben, wäre eine Voraussetzung für das Zustandekommen von Halluzinationen gegeben. Halluzinationen gehören aber schon nicht mehr in den Bereich der intentionalen Störung.

Wir können Schizoide als **hyposensibel** - jedoch nie als vollständig gefühllos - verstehen. Ihre weniger strukturierten Gefühle, die sich aufgrund der mangelnden Objektverbundenheit nicht optimal differenzieren konnten, äußern sich unverbunden nebeneinander. Ihnen fehlt das gemeinsame, das verbindende Gefühlsbett, welches das Kontinuum im menschlichen Selbsterleben ebenso wie im Erleben der konstant-vertrauten Umwelt herstellt. Ohne ein Gefühl von

Vertrautheit lassen sich die einzelnen Wahrnehmungen und Erlebnisse in einen Gesamtzusammenhang nicht ordnen, gewichten und deutend herausheben. Dieses intentionale Defizit zeigt sich bei schwerer gestörten Patienten darin, daß sie im Gespräch unverbindbare oder völlig vage oder auch gänzlich gegensätzliche Äußerungen unverbunden nebeneinanderstellen. Einen innerlichen Widerspruch erleben sie dabei nicht. Ein bezugloses Nebeneinander von (wenig differenzierten) Gefühlen bildet den Boden einer ausgebreiteten Unverbindlichkeit: Alles kann so sein - oder auch ganz anders.

Detaillierter betrachtet umfaßt ein vollständiges Antriebserleben einen Vorstellungs-, Wahrnehmungs-, Gefühls-, Erregungs- und einen motorischen Anteil sowie geringgradige Furchtanteile, die den Handlungsimpuls gemäß den bereits erlebten, einschränkenden Realitäterfahrungen regulieren. Erst wenn all diese einzelnen Bestandteile zu einem Ganzen zusammenkommen, wird ein Impuls in seiner vollen Deutlichkeit erlebt. Das Gefühl verbindet die einzelnen Bestandteile untereinander. Beim Schizoiden ist aber der **Gefühlsanteil** so weit zurückgetreten, daß seine *Aufgabe, das volle Antriebserleben zu dynamisieren,* ausfällt. Beispielsweise erzählt uns ein schizoider Patient ausführlich von seinem Abendessen, wo er offenbar etwas erlebt hat, das er uns aber gar nicht deutlich machen kann. Er redet über alles, was er dort wahrgenommen hat, über die speziellen Speisen, über die gelbe Bluse einer netten Bekannten, über das Restaurant, die Kellner und über den Anfahrtweg. Da er die einzelnen Sachverhalte vom Gedanklichen her ordnen kann, nicht aber vom Bedeutungsinhalt, stehen nun seine berichteten Wahrnehmungen gleichrangig nebeneinander und wirken bezugslos. Wir können an seinen Schilderungen nicht gleich "erkennen", was eigentlich sein tatsächliches Interesse auf sich gezogen hatte. Das kann der Patient auch nicht. Weil er ein Objekt nicht intendiert, wird seine Wahrnehmung nicht gefühlsgetragen erlebt. Daher kann er uns auch nicht gefühlsbewegt mitteilen, daß er die Bekannte so nett fand. Da bei ihm alles Beobachtete bedeutungsgleich nebeneinander steht, wirkt ein einschießender Gefühlsanteil "falsch", zufällig oder als willkürlich zugeordnet. Der Patient erzählt uns beispielsweise etwas angerührt von der Suppe, "meint" aber die Bekannte. Er redet eben "daneben"; seine Erzählung wirkt dabei reichlich belanglos, unverständlich oder auch skurril.

Dort, wo gefühlshaftes Empfinden und ein Gefühlsausdruck - in der Mimik, im Unterton, in der Bewegung - eine mehrdeutige Situation eindeutig werden läßt, ist ein Schizoider überfordert. Er erlebt Unbestimmtheit. Oft versuchen die Patienten, die Vagheit mit noch intensiverem Einsatz von sinnhaftem oder intellektuellem Erfassen zu **kompensieren**. Häufig merken wir beispielsweise, daß Schizoide uns unverwandt anstarren. Starr wirkt ein Blick, weil der Starrer seinem Gegenüber keine Gefühlsregung mimisch mitteilt und dadurch den anderen nicht averbal über seine eigenen inneren Vorgänge auf dem Laufenden halten kann. Gerade darin bemerken andere das Defizit des Schizoiden: Er durchbricht die Kette des mutuellen Erlebens. Das Anstarren wird gelegentlich als Kontrollbedürfnis des Patienten interpretiert. Ein Schizoider aber hat gar kein längerfristiges Interesse an einer echten Kontrolle seines Gegenübers, er intendiert ihn nicht.

Auch wenn der Patient seine blanke Sinneswahrnehmung noch weiter verstärkt, um sich besser zurechtzufinden, kann er trotz aller Anstrengung "innerlich" nicht verstehen. Sein Versuch, die Welt mit grober Ratio zu bewältigen, kann nicht ganz gelingen, weil das Rationale eben nur ein Teil dieser Welt ist. Spürt ein Patient dumpf dieses "Nichtverstehen" seiner Umwelt, kann er eine Unsicherheit entwickeln. Er lebt in einer permanenten Bereitschaft, sich zurückzuziehen und der realen Welt auszuweichen.

Es kann eine Skala von Maßnahmen entstehen bis hin zum Symptom, durch das die Welt mit ihren unverständlichen Vorgängen abgeschoben wird. Ein typisches Beispiel ist ein schwer schizoider Patient, der äußert, daß er das Gefühl habe, als ob zwischen ihm und den anderen eine Wand sei und die Menschen um ihn herum eine Mauer bilden würden. Solange es um geschäftliche und dienstliche Belange geht, kann er sich gut unterhalten. Nimmt das Gespräch jedoch einen persönlichen Charakter an, dann überfällt ihn Unsicherheit, und die Angelegenheit wird ihm peinlich. Seine Kollegen sagen von ihm, daß er ein patenter Mensch sei, aber man könne sich mit ihm nicht unterhalten. Sie gingen mit ihm nur einmal aus, dann nicht wieder. Der Patient steht sozial völlig isoliert da. Orale Bedürfnisse und Genüsse spielen in seinem Leben überhaupt keine Rolle. Essen ist für ihn "Nebensache"; über die anderen lästert er: "die anderen fressen". Hierin wird die Blässe seiner oralen Wunschwelt deutlich: Der Patient fühlt sich von keinem leiblichen Genuß angelockt. Sein Leben baut er auf dem Schema auf, "ein höflicher und freundlicher Mensch mit stets weißer Weste, anständig, fleißig und arbeitsam" zu sein. Er fühlt sich dann sicher, wenn er das Gefühl hat, daß er mehr als derjenige kann, mit dem er gerade zusammen ist. Seinem verzweifelten Versuch, sein Selbstgefühl allein auf Leistung aufzubauen, entspringen auch die beiden anderen Charaktereigentümlichkeiten, nämlich einerseits sein Bedürfnis, alle Menschen zu depotenzieren, und andererseits seine Bemühung, in ihren Augen als mehr zu erscheinen, als er ist. Darin besteht seine Technik, sein Leben zu bewältigen. Allerdings führt seine intentionale Problematik im Beruf immer wieder zu - für ihn unerwarteten - Schwierigkeiten; er kann nämlich nie auf die ihm gestellten Fragen von Kollegen oder Kunden direkt antworten. Er redet ständig an ihnen vorbei; er meint, oft verstehe er die Fragen selber gar nicht. Noch stärkere Schwierigkeiten macht ihm das Telephonieren. Dabei wird ganz besonders deutlich, daß er sich nicht gefühlsgelenkt auf sein Gegenüber einzustellen vermag und durch das alleinige Hören durch das Telephon keine weiteren Sinneswahrnehmungen zum kompensatorischen Verstehen zur Verfügung hat. Im Grunde genommen versteht er gar nicht, was der andere überhaupt von ihm will. In dem Moment, in dem ein anderer Mensch mit einem bestimmten Anliegen an ihn herantritt, schaltet er seine ohnehin nicht ausgeprägte Aufmerksamkeitsreaktion im Rahmen seiner zentralen Lockerung der Beziehungstiefe ab. Solch ein Objektrückzug fällt umso leichter, je weniger sich der Betreffende von seiner Umgebung angemutet und aufgefordert fühlt.

Äußerlich kann das Verhalten des intentional Gestörten häufig egozentrisch wirken, weil er sich nur nach seinen eigenen Bedürfnissen richtet. Aufschießende

Gedanken oder rudimentäre Antriebserlebnisse werden mehr oder weniger rasch in die Tat umgesetzt, ohne von ausgeprägterer sozialer Rücksichtnahme modifiziert zu werden. Dennoch läßt sich genaugenommen der Begriff der Egozentrik hier nicht verwenden, weil Egozentrik im Verhältnis zu einem gemein- schaftlichen Erleben gemessen wird. Ein Gemeinschafts*erleben* aber hat der Schizoide nicht entwickeln können.

Ist der spontane Kontakt schwer gestört, kann sich -wie bereits geschildert- ein Patient sozial isolieren und dadurch in "sicherer" Distanz bleiben oder er kann den Kontakt mit seinen Mitmenschen vordergründig durch angelernte Verhaltensweisen, beispielsweise durch Gefügigkeit und übertriebene Gebefreudigkeit, aufrechterhalten. Solch eine *funktionale Anpassung*, die die fehlende emotionale Orientierung kompensiert, ist bei der schizoiden Störung offensichtlich möglich. Diese "mechanische" Umgangsweise mit der Welt läßt sich aus der bereits beschriebenen Abfolge der aktiven Auseinandersetzung mit der Welt verstehen: Zunächst werden bloße sensorische Wahrnehmungen und Gefühlstöne aufgenommen. Dies ist der Bereich der intentionalen Zuwendung. Diese Gefühlstönungen sind sehr ruhig und ergeben das, was man Anschauung nennt. Dann melden sich Gefühle von Vertrauen. Man verharrt vertrauenderweise. Das ist die vertrauende Zuwendung. Und schließlich kann man sich begehrlicherweise immer motorischer dem Wahrgenommenen gegenüber verhalten. Das ist die motorische Zuwendung zur Welt. Diese erlebt ein Kind ab etwa seinem zweiten Lebensjahr. Inzwischen ist die sensomotorische Auseinandersetzung mit der Welt erfolgt. Die Welt wird be-griffen, sie wird bewegt abgetastet. Wenn nun die intentionale Zuwendung sowie die vertrauensvolle Zuwendung bereits im ersten Lebensjahr gestört worden sind, so hat der Betreffende die Möglichkeit, die Welt auf motorische Weise kennenzulernen. Ist also die Welt auf motorische Weise vertraut geworden, so ist sie bekannt, ohne daß ihr vertraut werden könnte. Realitätsgewandtheit ist eben auch dann möglich, wenn intentionale Zuwendung und vertrauensvolle Zuwendung zur Welt nicht vorliegen, sondern die Welt nur auf motorische Weise kennengelernt worden ist.

Eine rationale Weltbewältigung wird durch eine unterdurchschnittliche Intelligenz erschwert, wodurch wiederum eine intellektuelle Unbeweglichkeit weiter verstärkt werden kann bis hin zum Eindruck der Schwachbegabung. Dagegen kann sich ein intelligent-mobiler Patient viel leichter technischintellektuell anpassen; es bildet sich ein Kontaktersatz über Intellektualisierung mit ausgeprägten gedanklichen Konstrukten heraus. Hier liegt der Nährboden für das häufig zu beobachtende exzessive Interesse von Schizoiden an technischen-physikalischen Vorgängen: Er findet Zugang zur Welt über mechanische Erklärungen. Ebenso kann auch über eine ausgeprägte Betonung von Ästhetik versucht werden, Kontakt herzustellen. In Wirklichkeit aber bleibt das Ästhetische auf dem schizoiden Boden als Pseudoempfinden blutleer. Der ästhetische Pseudo-Kontakt spiegelt dann doch nur die Verlorenheit an das Ästhetische in der Welt wider. Ein innerlich erfülltes, echtes geistiges Erleben ist dem unmöglich, der sich fremd in der

Welt fühlt. Denn in dem inneren Erleben von Ergriffenheit, die in den Momenten zwischen der Perzeption von Eindrücken und der eigenen Reaktion darauf entsteht, liegt die ganze Zuwendung zum eigenen Selbst und zur Welt vom staunenden Berührtsein bis zur emotionalen Erschütterung.

Eine fehlende Gefühlsorientierung in der Welt läßt sich auch durch ausgeprägte moralische Vorstellungen kompensieren. Anstatt sich von gefühlsgetragenen Wünschen und Erfahrungen leiten zu lassen, treten an diese Stelle erlernte moralische Regeln. Ein Patient verhält sich dann so, wie er meint, daß es erwartet werde. Im Gespräch fällt uns dabei auf, daß der Patient, wenn wir ihn auf seinen treibenden Hintergrund bei seinen Verhaltensweisen ansprechen, immer seine moralischen Vorstellungen wiederholt - und dahinter wird eine gefühlshafte Leere deutlich. Blutleere Idealvorstellungen prägen dann das Selbstwerterleben. Solche moralischen Vorstellungen fallen gelegentlich durch eine groteske Naivität auf, wenn beispielsweise eine fünfzigjährige Patientin an ihrem Ideal von mädchenhafter Unberührtheit festhält.

Auch ein einseitig ausgeprägtes Ehrgeizverhalten kann den Kontakt zur Umwelt ersetzen. Wenn keine deutlich empfundenen oralen oder aggressiven, geschweige denn genitalen Wünsche den Schizoiden auf die Welt hin treiben, dann kann eine gewisse Beziehung zur Welt dadurch entstehen, daß sich der Patient von anderen bewundern läßt. Aber auch eine intensive Beschäftigung mit dem Unendlichen oder dem Übersinnlichen, in dem Geborgenheit und Harmonie ohne echte Gefühlsnähe pseudo-erlebt wird, kann den handfesten Kontakt zum Mitmenschen ersetzen. Wenn diese Patienten dann im therapeutischen Prozeß von ihren natürlichen Alltagsdingen berichten und ein gefühlsgetragenes Interesse an ihrer nächsten Umwelt erleben können, zeigt sich als Therapiefortschritt ihre beginnende intentionale Bezogenheit.

Auch in einer ständig wechselnden, widersprüchlichen oder absonderlichen Selbstdarstellung bemerken wir, daß Schizoide oft kein einheitliches Bild von sich haben und in ihrem Ichgefühl unsicher sind, auch ihren Körper nicht lieben können. Überwertige Ideen setzen sich leicht fest und bestimmen ein verändertes Körperbild. Der Therapeut bemerkt manchmal diese Spitze des Eisberges beispielsweise erst dann, wenn sein Patient seine wohlgeformte Nase als Monster erlebt und sich operieren läßt.

Schizoide Patienten, die ihren Körper unvertraut und nicht als Teil ihres Ichs empfinden, reagieren leicht auf ihre körperlichen Empfindungen mit erheblicher Beunruhigung. Kann ein Patient seinen eigenen Körper nicht als liebevoll-vertraute Einheit mit seiner seelischen und geistigen Existenz erleben, dann ist davon auszugehen, daß ihm in seiner frühen Kindheit nicht nur die intentionale Zuwendung, sondern auch bestätigende **Zärtlichkeitserlebnisse** gefehlt haben.

Solche frühen Erfahrungen des körperlich-liebevollen Umganges, die ein Kind durch eine gefühlvoll-fürsorgliche Mutter erfährt, übernimmt es und kann später selber ebenso zärtlich, pflegend mit sich und auch mit den belebten wie unbelebten Objekten seiner Umwelt umgehen. In seinen weiteren Entwicklungsphasen wird das Zärtlichkeitserleben zwar noch weiter differenziert, aber seinen basalen Wert als existenzsicherndes Gefühlserleben behält es bei. Später wirkt dieses positive Gefühlserlebnis der Zärtlichkeit in Momenten von Bedrängnis, Trauer und Schmerz immer wieder mildernd und stabilisierend; denn in der **körperlichen** Zuwendung insbesondere beim Schmerzerlebnis hatte das Kind bei der Mutter lange Tröstung gesucht und erlebt. Ein zärtlicher Körperkontakt kann wesentlich Beunruhigungen und Schmerzempfinden - auch seelisches Schmerzerleben - mildern und ertragen helfen.

Das körperliche Empfinden von Vertrautheit und Einheit in sich bestimmt in ganz besonderer Weise den Umgang mit dem eigenen Körper. Die gleichbleibende Zugewandtheit der Mutter, ihr zärtlicher Hautkontakt, ihr Teilhaben lassen an sich und an der Welt konstituieren das volle intentionale Erleben und legen die Grundlage des Selbst-*wert*-gefühls, das als zentrale Achse die Innenbefindlichkeit und den Umgang mit sich und mit anderen bestimmt. Darin liegt insofern ein wichtiges prognostisches Kriterium verborgen, als daß ein Patient, der sich von seinen Bezugspersonen zärtlich bestätigt gefühlt hatte, im therapeutischen Prozeß konstruktiver mit sich umgeht und vom Therapeuten viel eher Positives erwartet als ein Patient, der solch einen zärtlich-bejahenden Zuspruch nicht kennengelernt hatte.

Fehlten aber Zärtlichkeitserlebnisse weitgehend, dann ist eher die Gefahr gegeben, daß innerlich aufschießende Schmerzen seelischer oder körperlicher Art oder auch plötzliche organische Sensationen exazerbieren und beunruhigen, weil keine mildernde liebevolle Vertrautheit vorhanden ist. Schizoide Patienten können leicht auf ausufernde Mißempfindungen oder Schmerzerlebnisse mit gesteigerter Beunruhigung reagieren und sich daraufhin Erklärungen ausdenken, um die Spannung durch Konkretisierung oder Benennung vermeintlicher Ursachen in Schranken zu halten.

Tritt beispielsweise im Bauch ein heftiges Pieken aufgrund einer flüchtigen Darmerweiterung durch ein passageres Anstauen von Darmgasen auf, würde üblicherweise dieser kleine Schmerz seinen Träger nicht beunruhigen. Ihm sind nämlich solche Darmerlebnisse bekannt und vertraut, und er hat die beruhigende Gewißheit, daß das Pieken gleich wieder aufhört, da alles in Ordnung ist. Denn er kann sich darauf besinnen, daß diese schon oft erlebten Schmerzchen zum Leben dazu gehören und bisher immer wieder vorübergegangen sind; dies ist ein Ausdruck seines kontinuierlichen, vertrauten Icherlebens. Eine Beunruhigung entsteht erst gar nicht, und daher werden etwaige weitere unangenehme Empfindungen als unwichtig und als bedeutungslos unterdrückt; dadurch läßt sich auch oft ein weiteres, intensiveres Schmerzerleben verhindern, weil sich eine etwaige Beunruhigung erst gar nicht zur Angst steigern und daher auch nicht den Schmerz triggern kann.

Ein Schizoider hingegen empfindet solche schmerzhaften Darmsensationen unvertraut und wie ausgestanzt. Er erlebt sie so, als ob sie nicht in seinen üblichen körperlichen Gesamtzusammenhang gehörten. Seine Erklärungsversuche können skurrile Dimensionen annehmen; beispielsweise meint er, daß die

Schmerzen von der Leber ausgelöst werden würden, die auf verschiedenen Stationen durch seinen Bauchraum wandere.

Einzelne Organe können in der schizoiden Vorstellungswelt durchaus ein gewisses Eigenleben annehmen und personifiziert wirken. Ein Organ wird um so eher personifiziert erlebt, je weniger der emotionale Bedeutungsgehalt ausgeprägt ist und damit zwischen Person und Organ kaum eine unterschiedliche Gewichtung erlebt wird. Oder anders ausgedrückt erleichtert ein nur rudimentärer gefühlshafter Bedeutungshof, daß ein Affekt gegenüber einer Person ganz leicht zu einem sich gerade bemerkbarmachenden Organ wechselt. Ein Affekt kann um so rascher von einer äußerlich vorhandenen Person auf das Innenerleben übergehen, je weniger der Affekt an einer Person haftet - wenn sie nämlich nicht intendiert wird; zusätzlich begünstigen noch fehlende stabile Ich-Grenzen diese Verlagerung von Außen nach Innen. Wir können gelegentlich beobachten, wie heftig sich schizoide Patienten mit einem personifizierten Organ innerlich auseinandersetzen. Beispielsweise äußert ein Patient seine Angst vor einem seiner Organe, das im affektiven Zusammenhang mit einer Konfliktperson steht. Er berichtet uns dann, daß sein Organ falsch arbeite oder daß er vermute, sein Organ könne entarten. Diese Sorge, geschädigt zu werden, könnte beispielsweise von der Angst vor der Rache eines Geschwisters herrühren. In solch einem Zusammenhang kann es durchaus auch zu einem Operationsbegehren kommen: Der Patient verlangt, daß das Organ chirurgisch unschädlich gemacht wird.

Bei einer ausgeprägten schizoiden Störung ist es auch möglich, daß an sich lustvolle körperliche Vorgänge nicht als solche erlebt werden. Denn wenn die leib-seelische Einheit nicht hergestellt werden konnte, werden lustvolle physische Vorgänge nicht selbstverständlich immer psychisch begleitet. Beispielsweise kann dann ein physisch ablaufender Orgasmus nicht als seelisch erfüllend und befriedigend empfunden werden.

Ein intentionales Defizit tritt zusammen mit einem Mangel an Zärtlichkeitserleben besonders deutlich hervor im **aggressiven** Verhalten schizoider Patienten sich selbst gegenüber - also im autoaggressiven Verhalten - und gegenüber anderen Menschen. Bei plötzlich auftretenden aggressiven Ausbrüchen verstärken sich das Zärtlichkeitsdefizit und das fehlende Vertrautheitsgefühl gegenseitig. Dabei muß den eruptiven aggressiven Ausbrüchen keineswegs eine größere Aggressivität als bei neurotischen Patienten zugrundeliegen; Aggressionen sind beim Schizoiden nicht notwendigerweise stärker, sondern sie treten nackter hervor.

Ein aggressiver Ausbruch beim Schizoiden kommt völlig unerwartet und ängstigt daher das Gegenüber viel stärker, weil ein Schizoider seine Aggressivität nicht bereits in leisen Tönen anwachsen fühlt und auch keine vorherigen mimischen oder anderen körperlichen Signale an sein Gegenüber geben könnte, die seinen Ärger oder seine Wut anzeigen. Durch die Körpersprache - hier eine drohende Aggressionsgebärde - würde sich das wechselseitige Erleben averbal regulieren, und das Gegenüber könnte rechtzeitig auf eine nützliche Distanz zum ärgerlich werdenden Menschen gehen und so einen aggressiven Ausbruch steuern, bzw. verhindern. Ein Schizoider kann sich aber gerade nicht averbal mitteilen. Hinzu kommt, daß die einschießende Aggressivität nicht eigentlich auf spezifische Objekte - also auf genau diesen Menschen - gerichtet ist, weil ein Schizoider nicht auf die Besonderheit des Objekts reagiert - er intendiert sie nicht. Sondern die Aggressivität kann auch an Kleinigkeiten oder Nebensächlichkeiten entladen werden. Beispielsweise trifft ein aggressiver Ausbruch plötzlich den Therapeuten, weil er eine ähnliche Strickjacke trägt wie der Stationspfleger, der dem Patienten zuvor gerade etwas verweigert hatte.

Sein aggressives Verhalten kann ein Schizoider kaum dämpfen, weil er sich einerseits aufgrund seiner Minimalentwicklung im Gefühlsleben in sein Gegenüber nicht ausreichend einfühlt und auch nicht durch anteilnehmende Zärtlichkeitsgefühle, zum Beispiel durch Mitleid mit seinem verängstigten Gegenüber, abgebremst wird. Und andererseits wird seine Aggressivität auch nicht von Schuldgefühlen gemildert.

Es gibt auch schizoide Patienten, die ihre gemachten Erfahrungen mit ihren aggressiven Ausbrüchen rechtzeitig erinnern und dann die entsprechenden Situationen vermeiden lernen. Diese Verhaltensstrategie wirkt äußerlich zwar wie ein phobisches Verhalten, aber es stellt eine realitätsgerechte Verarbeitung dar und spricht für die Ich-Stärke des Patienten, weil er sein Verhalten realistischerweise als störend oder gefährlich einschätzt und sich und die anderen davor zu schützen versucht. In diesem Falle dürfte natürlich das phobisch anmutende Verhalten keineswegs therapeutisch angegangen werden, weil der Therapeut den Patienten sonst direkt in die aggressiven Ausbruchssituationen hineinmanövrieren würde. Sondern es wird erst die gefühlshafte Entfaltung unter besonderer Berücksichtigung der aggressiven Affekte therapeutisch bearbeitet. Danach erst fühlt sich der Patient in der Lage, seine phobisch erscheinenden Schutzmaßnahmen fallen lassen zu können.

Die Sorge vor eigenen aggressiven Ausbrüchen kann sich sogar verselbständigen und eine wichtige Bedeutung für manche Patienten gewinnen, wenn solch eine Angst zur einzig bedeutsamen affektiven Bindung an die Realität und an die Mitmenschen wird. Im gleichen Sinne läßt sich auch die innerliche Vorstellung eines Patienten verstehen, daß die ganze Welt aggressiv aufgeladen sei und ihn aggressiv behandele. Ein Affekt von Wut oder von Angst erfüllt dann die sonstige gefühlshafte Leere. Dies beobachten wir auch bei Patienten, die von ihrem früheren Elternhaus voll heftigster aggressiver Auseinandersetzungen berichten. In einer zumeist zärtlichkeitsarmen Atmosphäre werden heftige Umgangsweisen wie ausgestanzt erlebt, die ihrerseits wiederum eine intentionale Störung chronifizieren, weil ein Kind in solch einschüchternder Atmosphäre seine Gefühlsbrücken nicht nach angenehmen Erlebnissen lustvoll suchend auszustrecken mag.

Die Neigung zur ausgestanzten Wahrnehmung beobachten wir auch bei der sog. schizoiden Hellsichtigkeit, die sich besonders deutlich im Gruppengeschehen zeigt. Hier spricht ein Schizoider glasklar seinen Mitmenschen auf dessen wie immer geartetes Defizit oder auf ein bestimmtes Charakteristikum an. Dieses überdeutliche Erfassen eines Details zeigt seine Intensitätsschwankung im intentionalen Bereich an. Während er sonst andere Menschen und deren Bedürfnisse als differenziertes Ganzes nicht wahrnehmen kann, teilt er seine (durchaus auch mal verletzende) Einzelbeobachtung ohne gefühlsgetragene Anteilnahme, Mitleid oder Schuldgefühle ungehemmt mit.

Der intentional Gestörte ist in stärkstem Maße unfähig, sich seiner Umwelt teilnehmend zu überlassen. Ihm fehlt die vertrauende, bejahende **Hingabe**tendenz an andere Menschen, an seine belebte und unbelebte Umwelt. Für den Schizoiden trifft im Gegensatz zu neurotischen Patienten als einziger Störung die Bezeichnung der eigentlichen (nicht sexuell gemeinten) Hingabestörung zu, die sich nicht in weitere Motive auflösen läßt.

Dagegen verbirgt sich hinter der phänomenologischen Beschreibung "Hingabeangst" oder "Näheangst" bei neurotischen Patienten ein unbewußtes Motiv, das sich aus der jeweils unterschiedlichen Verdrängung ergibt: Ein Depressiver, dessen orale Wünsche auf seine Mitmenschen projiziert werden, vermeidet die Nähe mit vermeintlich bedrohlich-raffgierigen Menschen. Ein Zwangsneurotischer läßt keine echte Nähe aufkommen, da sich immer wieder verdrängte Strebungen nach Dominanz und Herrschlust störend bemerkbar machen. Und beim ödipal Gestörten liegt der Grund für eine fehlende gefühlstiefe Partnerschaft in der Verdrängung seiner geschlechtsspezifischen Zuwendungswünsche.

Beim Schizoiden hingegen läßt sich der Begriff der Hingabestörung kausal verstehen: sie beschreibt bereits den Grund, sie *ist* der Grund für das Erleben und Verhalten des Patienten.

Symptomatik

Unvertrautheit mit anderen Menschen, mit der Umgebung und mit dem eigenen Innenerleben sowie dem eigenen Körper können in verschieden stark ausgeprägten ich-syntonen charakterlichen Zügen ihren Ausdruck finden. Kann sich ein Schizoider in gleichbleibender Distanz zur Umwelt halten, muß er nicht einmal Fremdheit verspüren, und er muß auch keine Symptomatik entwickeln. Wenn sich der Betreffende eine passende Umwelt zu gestalten versteht, bedeutet dies eine weitere Stabilisierung für ihn. Beispielsweise hält ihn ein genügsamer, einzelgängerischer Lebensstil von einem intensiveren mitmenschlichen Umgang fern.

Befindet sich ein schizoider Patient nicht in gleichbleibender Distanz zur Umwelt, sondern vollzieht sich bei ihm ein plötzlich einsetzender, massiver Rückzug, kann der Patient solch eine Schwankung, die sich als **akuter Objektverlust** beschreiben läßt, registrieren. Er "sieht" plötzlich sein Gegenüber nicht mehr, d.h., er kann sein Gegenüber zwar sensorisch, mit seinen Augen, wahrnehmen, aber er erlebt sein Gegenüber nicht, weil es in seinen eigenen Gefühlen nicht abgebildet wird.

Intensitätsschwankungen in der aufmerksamkeitsgetragenen Zuwendung können zu Symptomen führen, die ebenso wie die charakterlichen Strukturbestandteile um den Objektverlust herum gruppiert sind. Beispielsweise schildert eine intentional gestörte Mutter, daß sie mit ihren Kindern im Zimmer sitzt und ihre Kinder immer wilder werden im Spielen. Die Patientin fühlt sich dabei von der steigenden Lautstärke und von den zunehmenden - eigentlich natürlichen - Übergriffen ihrer Kinder, die auf sie 'draufhüpfen, sie anrufen, etwas von ihr haben wollen, immer mehr gestört. Während sie sich aus diesem emotionalen Handgemenge heraushält und sich ihren Kindern innerlich nicht so weit nähert, daß sie mitlacht, mitmacht oder alternativ sie deutlich zurechtweist, stellt sich plötzlich das Symptom der **Depersonalisation** ein: Sie fühle ihren Kopf "wie in Watte", "ich sehe zwar alles, was um mich herum vorgeht, aber so, als ob ich damit gar nichts zu tun habe, alle Fremde sind"; sie könne auch gar nichts tun, fühle sich völlig handlungsunfähig "wie hinter einer Wand". Auch sich selber fühle sie dabei nicht, nicht einmal eine innere Leere. Sie ist wie abgeschaltet. Die Depersonalisation stellt quasi eine Tarnkappe dar. Dieses "ich bin nicht da" ist die Antwort darauf, daß die Patientin innerlich eine Veränderung bei sich wahrnahm, nämlich stärker werdende Aggressionen in der Situation der tobenden und übergriffigen Kinder.

In diesem abrupten Objektrückzug sind auch die zur Außenwelt bisher bestehengebliebenen sensorischen Brücken beeinträchtigt: In diesen Momenten sind nicht einmal mehr das taktile Empfinden oder auch das deutliche Hören in ihrer ganzen sensorischen Qualität erhalten geblieben. Die Patientin lokalisiert ihren Körper (wie) hinter einer dicken Wand oder hinter Watte, die sie von der Umwelt trennt. Damit ist ihre ureigene Substanz, ihr Körpererleben, mitbetroffen worden. Die Person fühlt sich selber nicht mehr als sich selbst. Es ist ein doppelter Bruch eingetreten: die Bezogenheit zwischen dem Innenerleben und der Außenwelt und zwischen Körper und Ich ist zerrissen, und das Ich existiert nicht mehr. Wird dies abrupt, akut erlebt, kann es vom Betroffenen registriert werden im Gegensatz zum gleichbleibenden, chronisch fehlenden Ganzheitserleben.

In diesem Zusammenhang läßt sich auch der ursprüngliche Sinn des Wortes *Person* illustrieren: Person leitet sich ab von per-sonare, also dem Hindurch-klingen (durch eine Maske bei der antiken Schauspielertätigkeit) vom Inneren nach Außen; es beschreibt das Korrespondieren mit der Außenwelt - und dieses ist im Zustand der De-personalisation aufgehoben, während der eigene Körper nicht als zum Ich zugehörig, sondern als fremd erlebt wird.

Häufig berichten Patienten, daß ihre Depersonalisationserscheinungen besonders beim Einschlafen auftreten, währenddessen natürlicherweise die Korrektur realer Wahrnehmungen schwächer wird bzw. entfällt. Ein Patient beschreibt, daß er im Dunkeln das Gefühl habe, daß seine Zunge, Hände und seine Füße groß werden. Traum und Wirklichkeit könne er dann auch durch Berühren von Gegenständen nicht unterscheiden. Die Umwelt nehme er wie durch Wolken wahr. Die Depersonalisationserscheinungen besserten sich, wenn der Patient Licht mache. Auch sonst war sein Alltagserleben durchsetzt von seiner intentionalen Störung, wenn er z.B. das Gefühl hatte, nicht er selbst zu sein, sondern so verändert zu sein, daß die Leute ihm das ansehen. Er zweifelte überhaupt daran, das Kind seiner Eltern zu sein, und er lebte in der Befürchtung, schwachsinnig oder verrückt zu sein. Er bemerkte bei sich gelegentlich ein Verwirrtheitsgefühl und ein Leeregefühl im Kopf. Auch klagte er über Konzentrationsstörungen beim Lesen und Radiohören. Im Kontakt mit anderen Menschen meinte er, auf Fragen geantwortet zu haben, während er tatsächlich schon nach wenigen Worten schwieg.

In der schizoiden Abdunkelung seiner Außenwelt erlebt der Patient üblicherweise auftretende bzw. die affektbegleitenden Körpersensationen hypochondrisch. In diesem Zustand, in dem es nur noch ihn selbst ohne ein Außen gibt, verkleinert er seine Interaktion, die nun nicht mehr zwischen ihm, dem Patienten, und der Außenwelt, den Objekten, stattfindet, auf die Distanz Ich und Körper. Er zerfällt dabei in sein betrachtendes Ich und seinen beobachteten Körper, wobei er seine körperlichen Regungen wie bei einem Fremden feststellt. So wird auch verständlich, daß **Einschlafstörungen** bei Schizoiden besonders häufig von als beunruhigend erlebten Vorgängen beim Einschlafen ausgelöst werden. Denn beim Einschlafen kommt es üblicherweise für jeden Menschen zur Dissoziation von körperlichen und seelischen Vorgängen, d.h., daß die psychische Zugewandtheit zur Umwelt regelhaft früher einschläft / sich zurückzieht als die körperliche. Ein Schizoider erlebt es in diesem Zustand als sehr beunruhigend, daß seine eindämmernden Sinnesorgane seinen noch etwas wacheren Körper nicht mehr überwachen können, der sich dann zu verselbständigen scheint. In diesem Zustand kann der Patient ihn erreichende Eindrücke nicht mehr mit seinem einschlafenden Sensorium prüfend korrigieren; die Sinneswahrnehmungen vermitteln dann nicht sicher, ob ein Reiz von außen kommt (wie z.B. laut empfundene Geräusche) oder noch zum Patienten zugehörig ist wie einschießende Muskelzuckungen. (In diesem Zustand, in dem die Peripherie, die Muskulatur abgekoppelt ist vom Sensorium und überwiegt, träumen wir beispielsweise von großartigen oder heftigen motorischen Vorgängen wie Stolpern, wobei der Körper aber nur minimal zuckt.) Darüberhinaus können heftige Beunruhigungen auch dadurch ausgelöst werden, daß ein Patient meint, hilflos beim Einschlafen von expansiv-aggressiven Tendenzen überwältigt zu werden.

Auch während der Therapiesitzungen können Depersonalisationserlebnisse auftreten. So berichtet beispielsweise ein allerdings nicht sehr ausgeprägt schizoider Patient während der Stunde, daß ihm plötzlich sein Fuß ganz groß wirke oder seine Hand völlig taub erscheine. Hintergrund war ein Andrängen von latenten aggressiven Strebungen gegen den Therapeuten (ihn treten, ihn würgen); die mit der "Missetat" belegten Körperglieder wurden dann vom Gesamterleben abgekoppelt, was sich etwa in den Worten beschreiben ließe: "Diese böse Hand gehört nicht zu mir, ich bin's nicht, der würgt."

Reagiert ein Patient auf seine plötzlich auftretenden Entfremdungzustände mit Angst, stellt dies ein prognostisch günstiges Kriterium dar. Denn diese reaktive Angst - Realangst - zeigt an, daß der Patient seine Depersonalisationszustände als befremdlich empfindet. Er spürt, wie ihm seine Ich-Integrität zumindest vorübergehend verlorengeht - er kennt demnach den Zustand der Intaktheit. An diesem Punkt suchen Patienten oft unsere therapeutische Hilfe auf.

Wird die Angst, die von den Depersonalisationszuständen ausgelöst wird, unerträglich, versuchen manche Patienten, diese Angst durch intensive Körperberührungen zu bewältigen, indem sie sich z.B. über die Arme streichen, sich kneifen, die Finger zusammenpressen, um ihre körperliche Existenz in diesem Moment durch sensorische Überprüfung zu bestätigen ("ich muß spüren, daß ich noch da bin, daß ich nicht zerfließe"). Dadurch kann der beängstigend erlebte Zustand beendet werden, weil der Patient nun wieder die - sensorische - Sicherheit erfahren hat, daß er es ist, daß er Körpergrenzen hat und sich nicht auflöst oder vergeht.

Es gibt auch Patienten, die versuchen, diese Zustände mit **Selbstbeschädigung** zu beenden: Sie schlagen mit dem Kopf gegen die Wand, auf den Boden, sie verletzen sich und warten darauf, daß ihr Blut fließt. Erst wenn sie ihr warmes eigenes Blut taktil - nicht emotional! - spüren oder den Schmerz "erleben", bestätigt die ausgelöste sensorische Erfassung ihre Ich-Integrität. Dieses Beenden ihres quälenden Depersonalisationszustandes und die darüber erreichte Beruhigung ist ihnen wichtiger als das Schmerzerleben und überwiegt dieses sogar. Diese Selbstbeschädigung strebt keine Suche nach einem Lustgewinn an.

Diese Autoaggression kann dann allerdings im Zuge einer sekundären Verarbeitung dieser Problematik vom Patienten in den Dienst der zwischenmenschlichen - defizitären - Beziehung gestellt werden: Die Patienten erfahren, daß sie durch sich selbstbeschädigende Handlungen, die ursprünglich ihrer eigenen Beruhigung dienten, andere Menschen beunruhigen, was sie schließlich "manipulativ" einsetzen. Für das therapeutischen Auflösen dieser Problematik ist sehr wichtig, daß der Therapeut auf den primär zugrunde liegenden Konflikt, nämlich das existenzverunsichernde Erleben der Depersonalisation des Patienten eingeht. Es käme sonst zu unfruchtbaren und autoaggressionsverstärkenden therapeutischen Erörterungen, wenn der Therapeut sich nur mit der "Erpressung" und der vermeintlich intendierten Aggressivität gegen den Therapeuten durch die Selbstbeschädigung beschäftigte. Denn wenn auch die Autoaggression und die dadurch sekundär erzeugte Aggression quasi in die falsche Richtung weist und gefährlich ist, so deutet sie für den Patienten doch immerhin noch sein vorhandenes - wenn auch defizitäres und entgegengesetzt gemeintes - Kommunikationsmuster an: lieber ein ungünstiges und "falsches" Verhalten zeigen, als Leere zu finden. Gerade aufgrund seiner Gefühlsdefizite kann der Betreffende die "üblichen", die "leisen" Gefühlstöne der Zuwendung und Freundlichkeit seiner Mitmenschen nicht befriedigend erleben, da er sie gar nicht sucht - nicht intendiert - und dann auch nicht spüren oder empfangen kann. Sondern er bemerkt eher die heftigen (Gefühls-) Äußerungen seines Gegenübers und unterhält daher leichter die Ärgerreaktionen eines Therapeuten.

Während die einen Patienten zur Autoaggression neigen, schonen sich andere. Wie aus dem beobachtbaren Gesamtverhalten hervorgeht, hatten oft die Patienten, die zur Selbstschonung neigen, - wenn auch lange nicht optimale - Zärtlichkeitserfahrungen mit ihrer Bezugsperson sammeln können, so daß sie späterhin ihren Körper bejahen können. Fehlten dagegen in ausgeprägterem Ausmaß Zärtlichkeitsbestätigungen, kann ein Patient leichter auf den Gedanken verfallen, seinen Körper destruktiv zu behandeln, da er ihn nicht als wertvoll erleben kann.

Ebenso wie Depersonalisationszustände können auch **Derealisationszustände** zustandekommen. Dabei erlebt ein Patient seine Umwelt plötzlich fremd. Beispielsweise meint er, daß sich beim Lesen die gedruckten Sätze verändern, blasser erscheinen oder wegrutschen. Hier handelt es sich wieder um einen Objektverlust, bei dem die gleichbleibende Umwelt (in diesem Falle das Schriftstück) nicht mehr konstant wahrgenommen werden kann. Die intentionale Absperrung im Sehvermögen bewirkt das Derealisationserlebnis.

Einen totalen plötzlichen Objektrückzug in seiner Maximalausprägung stellt ein **Ohnmachtsanfall** dar. Wenn Ohnmachten bei depressiven, zwangsneurotischen oder hysterischen Patienten auftreten, liegt auch hier eine - wenn auch geringer ausgeprägte - intentionale Störung zugrunde. Beispielsweise reagierte eine Patientin auf sexuelle Versuchungssituationen mit Ohnmachten. Diese Patientin konnte sich nur unter der Voraussetzung, daß ihr eine intentionale Gestörtheit und eine physische Bereitschaft zu Synkopen zur Verfügung stehen, in den Schutz einer Ohnmacht begeben. So wurden in Versuchungssituationen verdrängte sexuelle Hingabewünsche mobilisiert und durch den "eisernen Vorhang Ohnmacht" abgefangen.

Wenn sich allerdings in den intentionalen Ansatz besondere, verdrängte Wutquantitäten mischen, dann kann sich die zusammengestauchte Motorik in einem psychogenen Krampfanfall entladen. In solch einem Anfall werden losbrechende "mörderische" Impulse abgefangen. Solche Anfälle traten beispielsweise bei einem Patienten auf, der zuvor beim Militär "versehentlich" einen Kameraden erschossen hatte. Der Patient hatte zunächst psychogene synkopale Anfälle, dann Absencen, die später auch noch entfielen. Unter der Therapie wandelte sich die Symptomatik soweit, daß er auf der Straße plötzlich von dem Gedanken überfallen wurde, daß er jemanden umbringen müsse. Er ging dann auf irgendeinen Passanten zu und rempelte ihn an.

Es kommt auch vor, daß sich ein schizoider Patient in einen plötzlichen Schlafzustand zurückzieht. Beispielsweise hatte ein Patient nach einem Schreckerlebnis drei Tage lang geschlafen. Oder eine andere Patientin nickte immer dann ein, wenn es im Gruppengeschehen besonders aggressiv zuging.

In ähnlichem Sinne ist auch das schizoide Symptom eines feinschlägigen **Kopftremors** zu verstehen. Denn während des feinstschlägigen Kopfzitterns kann die Welt nicht mehr genau wahrgenommen werden, weil die Augen ihr Objekt nicht klar und konstant fixieren können und sich so ein Zustand leichter Benommenheit einstellt. Das Zittern geht also mit "winzigen Objektverlüstchen" einher.

Die optischen Wahrnehmungsleistungen können auch andere Symptome prägen. Beispielsweise kann es zur **Mikropsie** oder **Makropsie** kommen. So klagte eine Patientin darüber, daß sie, wenn sie im Familienkreis sitze, alles so klein "wie in einer Puppenstube" sähe. Die Symptomatik entstand in Situationen, in denen aggressiv getönte Auseinandersetzungen die Zuwendung der Patientin auf sich zog. Als sie in dieser Situation ihre innere Veränderung wahrnahm, nämlich eigenes Aggressives, stellt sie sich so ein, daß sie sich "bewußt" für die Ferne interessiert, intentional aber auf die Nähe (die familiäre Situation) richtet. Sie akkommodiert also auf Nähe, weil diese ihrem eigentlichen Motiv entspricht, fixiert aber gleichzeitig die Ferne, die dann abnorm klein erscheint.

Für diesen Vorgang ist Voraussetzung, daß die Patientin offenbar einen frühen Mechanismus im Sehvermögen beibehalten und chronifizierend eingeübt hat: Und zwar können Kinder in den ersten Lebenswochen noch nicht länger beidäugig fixieren; sie müssen sich zusätzlich darin üben, ihren Blick auf Nähe und Ferne einzustellen (Akkommodation). Das geschieht typischerweise durch Anregungen von der Umwelt, indem z.B. reizvolle bunte Gegenstände in die Nähe ans Bettchen gehängt werden. Insbesondere durch die immer wieder erscheinende und dicht an das Kind heranrückende Mutter kann ein Kind lernen, sein Sehen von Nähe auf Ferne und umgekehrt einzustellen. Hierbei kommt es zur gefühlshaften Verbindung des Näheeindrucks mit der vertrauten Person: die erscheinende und streichelnde Hand der Mutter, ihr liebevolles nahes Gesicht oder ihre bewegten glänzenden Augen, sieht ein Kind dicht vor sich, so daß sich optische Nähe konstant mit angenehmen, wohligen Gefühlen verbindet.

Ein Kind kann durch gewolltes Fixieren mit seinen Augen seine Umwelt lustvoll erfassen, es sucht und erwartet also interessante Reize. Die Konstanz gefühlsbetonter Näheeindrücke fehlt aber, wenn ein Kind zu wenig Gelegenheit bekommt, diese lustvolle Akkommodation durch das Gefühlsangebot der auf sich zubewegenden Mutter zu üben; wenn es beispielsweise viel zu lange in einer anregungsdürftigen Umgebung oder "abgeschoben" im Garten ("ist doch so gesund") ohne persönliche, d.h. auffordernde Ansprache bleibt. Natürlich lernt ein Kind auch unter diesen Umständen zu akkommodieren, aber an relativ gleich-gültigen Objekten. Es wird zwar die Fähigkeit zur Akkommodation ausgebildet, aber sie wird eben seltener vom Gefühl, von der Sehnsucht nach dem Erleben desselben Menschen getragen. Dann richtet also nicht mehr das momentane Gefühlserleben den Blick des Betreffenden aus, sondern rationale Tendenzen bestimmen das optische Erfassen. Die Augen können dann auch nicht Träger von Emotionen sein, was wir in der Formulierung der "leeren Augen" wiederfinden.

Auch das häufig beobachtete leichte **Schielen** (Strabismus divergens) bei intentional Gestörten gehört in diesen Zusammenhang. Es kann entstehen, wenn ein kleines Kind die lustvolle Fixierung, also die Koordinierung beider Augen, aufgrund von fehlendem Anreiz nicht ausreichend üben kann. Der Betreffende fixiert dann abwechselnd mit einem der beiden Augen sein Objekt, und das andere "ungebundene" Auge schweift in die Umgebung ab. Daneben gibt es auch Patienten, die alternierend genau mit dem Auge schielen, das gerade vom Untersucher fixiert wird. Dieses "Vagieren" der Augen wird dadurch chronifiziert, daß sich der Schizoide nicht von Objekten angesprochen fühlt, ihm "springt" nichts mehr in die Augen; die Umwelt ist ihm blaß, kein Objekt fordert ihn zum interessiert festhaltenden Fixieren auf.

Es ist auch möglich, daß intentional Gestörte einen bereits vorhandenen Augenfehler - wie ein primär organisch bedingtes Schielen - aufgreifen und für ihren intentionalen Objektrückzug benutzen. Kinder entdecken dann beispielsweise: "Wenn ich schiele, sind die Dinge so gut wie weg". Kommen die Kinder in anderweitig nicht zu verarbeitende unangenehme Situationen, können sie sich mit diesem Schielen bewußt herausretten. Natürlich wird dadurch ein organisch vielleicht nicht so verfestigtes Schielen chronifiziert.

Manche schizoide Patienten klagen darüber, daß sie sich "farbenblind" fühlen oder "alles nur in Grau" sähen. Diese subjektiven Eindrücke unserer Patienten zeigen an, daß sie ihre Umwelt nicht farbig, nicht bunt auffordernd erleben. Beim verminderten Farbsehen kann zum Tragen kommen, daß ein Schizoider, der Gegenstände nur mangelhaft fixiert, vorwiegend mit der Netzhautperipherie sieht und wegen der peripheren Stäbchen- / Zapfenverteilung nur einen verminderten Farbeindruck erhalten kann.

Auch an anderen Sinnesorganen können Symptome entstehen. Beispielsweise klagen Patienten über sehr störende Ohrgeräusche, die ihnen ein integriertes Weiterleben in ihrer Umwelt unmöglichen machen würden. Hier ist davon auszugehen, daß tatsächlich vorhandene Ohrgeräusche aufgrund der fehlenden emotionalen Verarbeitung nicht adäquat unterdrückt werden können. Sondern der Patient wendet sich dieser - nicht gefühlshaft beeinflußten - Sinnesreizung ganz konzentriert zu und hebt sie damit aus ihrer ursprünglichen Bedeutung als - wenn auch störende - Nebensächlichkeit heraus. Indem daneben seine Umwelt und das eigene Innenleben verblassen - i.S. eines Objektrückzugs -, tritt die ursprüngliche Nebensächlichkeit ganz in den Vordergrund; der ursprüngliche Bedeutungszusammenhang verschwindet. Die Konzentration auf die Funktionsstörung verstärkt diese wiederum. Die Welt kann dann immer weniger akustisch adäquat wahrgenommen werden; die sensorischen Brücken zur Umwelt mit ihren vielfältigen akustischen Eindrücken sind gestört.

Darüberhinaus kann auch eine **Schwindel**symptomatik erlebt werden; da im Schwindelanfall ein deutlicher Realitätsverlust liegt, eignet er sich zum schizoiden Rückzug. (Schwindel bei hysterischer Neurosenstruktur würde eher einen verdrängten sexuellen Hingabewunsch ausdrücken oder auch das Schwindel<u>n</u> als Lügen meinen.)

In diesen Rahmen schizoid erlebter Dysfunktionen der Sinnesorgane gehört auch die Störung des **Geruch**sempfindens. Ein Patient berichtet beispielsweise über seine "besonders empfindliche Nase für schlechte Gerüche". Es ist dann interessant zu beobachten, wie der Patient im Verlauf der therapeutischen Heilung zunehmend in die Lage gesetzt wird, auch angenehme Gerüche mit Vorschweben von angenehmen Stimmungsbildern wahrzunehmen und dadurch die Welt als ganzes - bestehend aus Angenehmem und Unangenehmem - empfinden lernt und nicht im undifferenzierten Aversivempfinden der Welt gegenüber hängenbleibt.

Analoges gilt natürlich auch für den **Geschmack**ssinn. Die Störung kann sich beispielsweise in der Blässe vom Geschmackserleben äußern. Diese Patienten brauchen dann extrem viel Salz, Essig, Senf oder Zucker, weil sie nur durch eine eklatante Geschmacksverstärkung überhaupt die Speisen "spüren". Besonders in diesem Bereich der Sinnesempfindungen wird noch einmal ganz deutlich, wie sehr die frühe Verknüpfung von Sinneserfahrung und Gefühl die sich entwikkelnde Differenzierung der gesamten inneren Gefühlswelt trägt, und diese differenzierte Gefühlswelt wiederum ermöglicht es, die eigene Umwelt nuanciert zu erfassen.

Auch im sensorischen Bereich des Taktilen kann sich eine intentionale Störung zeigen. Beispielsweise baden manche Patienten auffallend heiß, oder sie sind besonders wenig kälteempfindlich. Sind Patienten von **Parästhesien** beunruhigt, suchen sie oft einen Arzt auf. Manche Patienten klagen z.B. über Taubheit oder darüber, daß die Haut sich anfühle, "als ob da Steinchen drin sind". Oder es lösen schizoid bedingte **Hypästhesien** Besorgnis oder auch weitere Symptomatik aus. So kann z.B. eine Ejaculatio retardata davon ausgehen, daß ein Patient, der in seiner unbekümmert lustvollen Zuwendung eingeschränkt ist, während des Geschlechtsverkehrs nur zu wenig erregende Hautreizung an seiner Glans penis erlebt. Dadurch ist die weiterführende erregende Steigerung bis zum Orgasmus erheblich erschwert. Hier zeigt sich die intentionale Hemmung in Bezug auf die eigenen körperlichen und insbesondere genitalen Strebungen.

Überhaupt können jegliche registrierbaren Organfunktionen schizoid verarbeitet werden. Denn schizoide Patienten gehen eben ihren eigenen Körper - wie auch ihre Umwelt - nicht intentional an. Beispielsweise bekommt ein schizoider Patient, der frühzeitig unter Verstopfung leidet, seine Darmfunktion intentional nicht richtig mit. Er erklärt dann, sein Darm sei wie tot. Alle übrigen Sensationen am Darm, die üblicherweise auftreten, wird er nicht registrieren. Aufgrund der Zuwendungsgestörtheit zum eigenen Körper erlebt er das Andrängen von Defäkationswünschen im ersten Auftreten genauso wenig wie etwa eine Patientin mit Frigidität sexuelle Wünsche erlebt.

Die intentionale Störung kann auch im Stoffwechsel zu Dysfunktionen führen und Symptomatik auslösen. So läßt sich z.B. ein chronischer Schreck-Basedow auf die schizoide Problematik eines Patienten zurückführen. Denn wenn ein Patient keine Befindlichkeit in der Welt, keine ursprüngliche Beziehung zu ihr erlebt und gar nicht in die Lage gekommen ist, eine gefühlsgetragene Position zu übernehmen, sondern sich nur technisch angepaßt hat, dann reagiert er auf plötzliche Beunruhigungen aus seiner Umwelt - insbesondere bei wenig mobiler verstandesmäßiger Erfassung - mit Erregung und Schwitzen, ohne daß er Angst entwickelt. Der Patient gerät quasi dauernd in Sackgassen und ist dauererregt. Hier handelt es sich um eine elementare und allgemeine Erregung (bei Hysterie würde Angst auftreten). Dabei wird eine konstitutionelle Anlage zur Schweißbildung verstärkt und automatisiert, wobei die Schweißbildung selbst nicht als Antriebsäquivalent anzusehen ist.

All diese erläuterten Symptome müssen natürlich keineswegs bei jedem einzelnen schizoiden Patienten auftreten. Manche Schizoide leiden unter schwerer Symptomatik, während andere ohne jegliche Symptome lediglich leichte Auffälligkeiten im Kontaktverhalten aufweisen. Schließlich reichen im allgemeinen die später erworbenen - qualitativ gröberen - oral, anal und sexuell geprägten Zuwendungsformen zur praktischen Weltbewältigung aus.

Die Bedeutung der intentionalen Störung für die weiteren Entwicklungsphasen

Auch wenn die intentionale Entfaltung schwer gestört wird, durchläuft ein Kind dennoch die orale, anale und die ödipale Entwicklungsphase - wenn auch bereits mit einer schweren Hypothek. Ein Entwicklungsstillstand jedoch ist nicht möglich, dafür sorgen schon allein die organischen Reize der sich entwickelnden Leitzonen wie die orale Sauglust und Beißlust, die anale Retentionslust, die aggressiv getönte muskuläre Lust und die genitalen Erregungen, die allesamt im Zusammenspiel mit der wachsenden und sich differenzierenden seelischen und geistigen Entwicklung die Auseinandersetzung mit den Bezugspersonen mit sich bringt.

Dennoch kann das Gelingen der intentionalen Welteroberung auch für die weiteren Entwicklungsphasen wichtig werden. Die ausrichtende Kraft des Intentionalen, die gefühlshafte Ausrichtung auf ein Objekt, fördert durch die entwickelten Vertrautheits- und Sicherheitsgefühle die lustvolle Eroberung des Selbst und der Umwelt.

Wenn der erste und fundamentale Zugang zur Welt gefühlshaft zustande gekommen ist, kann sich ein Kind seiner belebten und unbelebten Umwelt gegenüberstellen und erlebt sich dabei von ihr sicher unterschieden und doch intensiv durch die verbindenden Gefühle in ihr geborgen. In dieser optimalen Distanz bewegt es sich neugierig auf lockende Objekte zu und handelt lustvoll. Das feingewebte Icherleben und der emotionale Weltbezug fördern wie ein verinnerlichtes Fundament die weitere Entwicklung des Kindes. Denn die lebhaft gespürten auffordernden Objekte spornen ein Kind zur Auseinandersetzung mit ihnen an und lassen es die günstigsten Bewältigungsmöglichkeiten suchen und erlernen: In der oral-kaptativen Phase greift ein Kind gierig nach Dingen, von denen es sich gereizt fühlt. In der motorisch-aggressiven Phase dann stürmt es mit seinem ganzen Körper auf spannende Objekte los und übt sich in der tätigen und tätlichen Auseinandersetzung mit ihnen. Und in der ödipalen Phase fühlt sich ein Kind von seinen Eltern ganz besonders gefühlsbewegt angezogen und zur vernunfthaften Einordnung in seine geschlechtsspezifische Position aufgefordert.

Mußte aber ein Kind in seinen intentionalen Bezügen scheitern, dann bleibt sein Verhältnis zur Welt und zum eigenen Körper blasser. In den folgenden Entwicklungsphasen kann es zwar günstige Umgangsmöglichkeiten mit sich und den Menschen und Dingen erlernen - jedoch ohne den letztlich tragenden Gefühlshintergrund und ohne eine sichernde Vertrautheit.

Die intentionale Störung im Rahmen von Neurosen

In der Beobachtung unserer neurotischen Patienten fällt zunächst auf, daß grundsätzlich jeder Neurotiker - wie auch jeder Nicht-Neurotiker - auf eine plötzliche schwere Erschütterung mit intentionaler Abschaltung reagieren kann, und zwar bis hin zum Symptom der Depersonalisation. Ein plötzlicher Objektrückzug ist offensichtlich auch dann möglich, wenn gar keine akzentuierte intentionale Störung vorliegt.

Beim neurotischen Patienten eignet sich die intentionale Abschaltung dazu, vor einem drohenden Triebdurchbruch zu schützen, wenn die bereits in Gang gesetzte Abwehr nicht mehr ausreicht, um den verdrängten Impuls latent zu halten. Beispielsweise reagiert ein Angstkranker auf eine aggressive Versuchungssituation zunächst mit einer heftigen Panikattacke. Droht aber dennoch verdrängtes Aggressives bewußt zu werden, kann sich eine Depersonalisationserscheinung einstellen. Damit ist der Patient vor seinem andrängenden Impuls "sicher" abgeschirmt. Durch den gefühlsbezogenen Rückzug von Objekten fehlt der emotionale Schub, der das verdrängte Antriebserleben auf ein Ziel richten würde.

In einem anderen Beispiel steht ein depressiver Patient in der Versuchungssituation, einen leuchtend roten Apfel zu nehmen. Es kommt dann zur (für den Patienten) "üblichen" Depression. Droht der Impuls trotz des Niedergedrücktseins und des Einsetzens der Schuldgefühle ins Bewußtsein vorzudringen, kann sich ein plötzliches sensorisches Abschalten einstellen, indem der Patient den eigentlich begehrten Apfel plötzlich nicht mehr "sieht" oder nur noch als bedeutungslos bzw. gleich-bedeutend mit den umgebenden Gegenständen wie Schale, Messer, Teller und Tisch erlebt; oder er sieht den Apfel farblos. Seine Umgebung wird ihm blaß und uninteressant und bietet keinerlei Versuchung mehr für das andrängende Bedürfnis hinzulangen.

Insofern kann die intentionale Absperrung auch bei nicht-schizoiden Patienten dazu dienen, die neurotische Abwehr zu unterstützen. Bevorzugt finden wir den intentionalen Rückzug bei Patienten mit einer intentionalen und einer gleichzeitig vorhandenen neurotischen Störung. Die Patienten weisen meist - entsprechend ihrer Akzentuierung in einer der Neurosenstrukturen - mehrere Symptome auf. Beispielsweise zeigt ein hysterischer Patient, der mit Konversionssymptomen reagiert, Depersonalisationszustände in sexuellen Versuchungssituationen. Allerdings ist bei diesen neurotischen Patienten der schizoide Anteil oft nur mäßig ausgeprägt. Denn immerhin waren die betreffenden Patienten noch zu einer vollen Neurosenbildung, also zu Verdrängungen imstande, trotz einer weniger entwickelten emotionalen Bezogenheit.

Wäre die gefühlshafte Absperrung stärker ausgeprägt gewesen, hätte der Patient bereits als Kind mit eben diesem Gefühlsrückzug auf die unbewältigbaren und ängstigenden Konflikte in seiner ödipalen Phase reagiert und wäre daher erst gar nicht zur Verdrängung seiner störenden Impulse genötigt gewesen. Bei einer stark ausgeprägten schizoiden Störung kann sich vor allem erst gar keine personenbezogene, verdrängungswirksame Angst ausbilden. Wenn ein Kind seine Bezugsperson nicht liebend intendieren kann, kann es auch keine Angst vor ihrer strafenden Abwendung erleben. Eine starke intentionale Störung verhindert also eine Neurosenbildung.

In diesen Zusammenhang gehört eine weitere Beobachtung: Bei besonders schwerer Ausprägung einer bestimmten neurotischen Symptomatik, die auch therapeutisch schwerer zugänglich ist, finden wir häufig eine intentionale Gestörtheit als tiefste Grundlage. Das hat seinen Grund in der frühen dynamischen Wechselwirkung zwischen dem intentionalen Defizit und dem folgenden phasenspezifischen Umgang mit der Welt. So kann beispielsweise schweres **Zwang**sgrübeln letztlich in einer intentionalen Störung wurzeln. Denn durch eine defizitäre intentionale Entfaltung war zunächst der gefühlshafte Zugang zur Welt gestört; nachdem der Betreffende dann noch einmal in der analen Phase scheitern mußte, setzte er verstärkt seinen zwangsneurotischen Umgang mit der Welt ein, der vom Denken und nicht vom Gefühl oder gefühlsgesteuerten Handeln geprägt ist, um so die Welt wenigstens rational bewältigen zu können, zumal er seine Umwelt auch nicht mit Hilfe einer lebendigen Motorik hatte kennenlernen können. Es verstärken sich gegenseitig die schizoide und die anale Zurückgezogenheit von der Welt. Als kompensatorische Brücke wird das Grübeln, also die Gedanken <u>über</u> die Welt, ausgebildet. Das Grübeln kann einen wichtigen Realitätsbezug für den Patienten darstellen. Wird solch ein Grübeln zum Symptom (Zwangs-grübeln), ist es oft therapieresistent, weil es nicht nur vom Unbewußten, nämlich vom verdrängten Motorisch-Aggressiven, und auch vom schizoiden Defizit gehalten wird, sondern weil es auch von der bewußtseinsfähigen Seite her die Funktion des Ersatzkontakts mit der Umwelt erfüllt. Eine reduzierte gefühlshafte Verarbeitung von Innen- und Außenerlebnissen erleichtert es wiederum, daß die gedankliche Verarbeitung hypertrophiert.

Gerade in der analen Phase kann sich eine wichtige dynamische Wechselwirkung mit einer vorangegangenen intentionalen Störung entwickeln. Bei einer günstig verlaufenden motorischen Entfaltung hätte ein intentional gestörtes Kind durchaus die kompensatorische Möglichkeit, die Welt wenigstens räumlich-motorisch erfassen zu können und so eine oberflächlich gut funktionierende Realitätsangepaßtheit mit einer Freude am eigenen Handeln zu entwickeln. Auch bezüglich der schizoid unsicheren Ich-Du-Abgrenzung findet ein intentional gestörtes Kind in der analen Phase eine erneute Möglichkeit, sein körperliches Icherleben durch die gefühlshaft bejahende Zuwendung der Mutter zu festigen. War beispielsweise eine Mutter im ersten Lebensjahr ihres Kindes innerlich abwesend und so sehr mit ihrer Partnerschaftsproblematik beschäftigt, daß sie ihrem Kind bei seiner intentionalen Entfaltung nicht ausreichend zur Verfügung stand, dann könnte das Kind eine beglückende anale Phase durchlaufen und seine intentionale Störung etwas ausgleichen, wenn die inzwischen zufrieden gewordene Mutter in dieser Zeit ihr Kind in seinen Innenempfindungen bestätigend fördern kann.

Andererseits kann ein intentional gestörtes Kind in der analen Phase gerade aufgrund seiner schizoiden Erlebnis- und Verhaltensweisen in heftigere Schwierigkeiten geraten: Zum einen kann ein ungelenkeres motorisches Verhalten aufgrund mangelnder Vertrautheit mit dem eigenen Körper den Erwachsenen so belästigen, daß das Kind mit einem allzu ungeschickten motorischen Expansionsdrang in Dauerkonflikte gerät und dann sein lustvolles Bewegen allmählich unterläßt. Zum anderen kann ein Kind wegen seiner schizoid unsichereren Ich-Du-Abgrenzung mit dem neu entfalteten analen Ich-Erleben (z.B. der Lust am bei-sich-Behaltenwollen) so ungeschickt oder überstark und starr umgehen, daß sein - ohnehin weniger gefühlsgesteuertes und daher weniger flexibles - Verhalten als ein nicht tolerierbarer, zu starker Trotz bei den Erwachsenen ankommt und zu einer heftigen Konflikthaftigkeit führt. Damit können dann Grundlagen für die Zwangsneurosenbildung gelegt werden.

Auch bei ausgeprägteren Par- und Anästhesien zwangsneurotischer Patienten finden wir eine schizoide Empfindungsstörung, bei der sich der Patient zutiefst nicht als Subjekt empfinden kann.

Eine intentionale Gestörtheit als Basis einer ausgeprägten **Hysterie** läßt sich besonders deutlich an der Konversionssymptomatik aufzeigen. Denn die Umwandlung einer infantil eingefärbten Vorstellung oder einer unbewußten Phantasie in eine bestimmte Körpersymptomatik wird durch eine bereits vorliegende intentionale Lockerung zur Welt sehr erleichtert. Auch der hysterische Rollenwechsel oder das hysterische Agieren ist in seiner ausgeprägten Form nur auf intentionaler Grundlage verständlich. Denn das hysterische Verhalten kann erst dann ein ausgeprägtes Ausmaß und damit eine große Realitätsferne annehmen, wenn kein gefühlshafter Bezugspunkt mehr für den hysterischen Patienten vorhanden ist. Es kommt schließlich zu völlig automatisierten Gefühlsprozessen: Gefühle sind vorhanden, aber es wird kein Subjekt empfunden. Je ungewöhnlicher und wechselvoller sich ein hysterisch Erkrankter verhält, desto weniger verfügt er über einen intentional sichernden Gefühlskompaß, desto weniger nimmt er seine Mitmenschen und ihre Reaktionen auf ihn gefühlshaft wahr.

Auch schwere **depressive** Symptomatik und Verhaltensweisen sind mit intentionaler Abschaltung vergesellschaftet. Offensichtlich sind dann beide Erlebnisweisen betroffen, die sich parallel in der gleichen Entwicklungszeit ausgestalten. Dies dürfte einen einsichtigen Grund darin haben, daß die Bezugsperson, die sich auf die individuellen oralen Bedürfnisse ihres Kindes nicht einstellen kann, auch die gleichzeitig vorhandenen intentionalen Bedürfnisse nicht befriedigen kann. Eine solche kombinierte schizoide und depressive Problematik läßt sich beispielsweise in bestimmten Suizidwünschen Depressiver wiederfinden, die die Abschaltung der Welt als Lösungsweg leicht antizipieren und in ihrer Umgebung nicht gefühlshaft verankert sind. Aber auch in dem depressiven Symptom der gefühlshaften Leere findet sich Schizoides wieder.

Treten neurotische Symptome vergesellschaftet mit intentionaler Problematik auf, wird für unser therapeutisches Vorgehen die Gewichtung bedeutsam. Denn eine Therapie richtet sich bevorzugt nach der hauptsächlichen Neurosenstruktur. Daher muß therapeutischerseits abgewogen werden, ob neurotische Verdrängungen oder eine intentionale Störung im Vordergrund stehen. Überwiegt eine intentionale Störung, hilft der Therapeut seinem Patienten, ganz bevorzugt Intentionalität zu entfalten. Er fördert das gefühlsgesteuerte Hinsehen auf die Welt, indem die Restbestandteile an Aufmerksamkeit gestärkt und entfaltet werden. In der therapeutischen Arbeit mit dem schizoiden Patienten ist es wichtig, ihm sein Innenleben ebenso wie seine Außenbezüge gefühlshaft vertraut zu machen und die innere Realität in Bezug zur Außenwelt zu klären. Auf diesem therapeutischen Hintergrund kann dann die weitere, unbewußte Problematik aus dem Neurosenbereich aufdeckend bearbeitet werden.

Hingegen werden in der Behandlung der Neurose ganz vorrangig die dem Symptom zugrundeliegende Verdrängung rückgängig, also bewußt gemacht.

Die intentionale Störung ist noch keine Neurose

Bei der schizoiden Struktur handelt es sich nicht um eine Neurose. Denn eine Neurose oder eine neurotische Struktur ist um Verdrängungen herum aufgebaut. Zum Verdrängen wird ein Kind dann genötigt, wenn unerträgliche Angst und Schuldgefühle einsetzen, weil es seine Bezugspersonen mit seinen störenden Impulsen belästigt.

Die intentionale Störung entsteht noch, bevor personengebundene Angst und Schuldgefühle erlebt werden. Schwer intentional Gestörte haben diese Personenbindung nicht ausreichend entwickeln können. Insofern kann *keine neurosentypische Abwehr* ausgelöst oder unterhalten werden, die zu jener spezifischen Erlebnisstörung führt, die seit Freud als Neurose definiert wird.

Daher kann man bei schizoiden Patienten auch nicht von **Übertragung** sprechen, weil eine Übertragung nur dann zustande kommen kann, wenn eine Verdrängung von Lusterlebnissen entstanden ist. Die Übertragung als Bestandteil des unbewußt gewordenen Antriebserlebens beinhaltet wesentlich den aus dem verdrängten Gesamtimpuls bestehengebliebenen Gefühlsanteil. Gerade dieses Gefühl ist aber bei der intentionalen Störung sehr gering und vor allem gerade nicht objektbezogen - das Objekt intendierend. Insofern kann ein Schizoider kein unbewußtes(!) Drängen an den Therapeuten richten.

Aus demselben Grund gibt es auch keine Versuchungs- und Versagungssituationen für Schizoide, weil nichts Verdrängtes mobilisiert wird. Ein intentional Gestörter antwortet nicht wie ein neurotischer Patient in bestimmten auslösenden Situationen mit Intensivierung eines bestimmten verdrängten Impulses. Beim unbezogen lebenden Schizoiden dominiert Zufälligkeit. Es kommt bei ihm dann zu Intensitätsschwankungen seiner Zuwendung - und damit auch zur Symptomatik -, wenn er ungewohnte Innenveränderungen registriert.

Damit ist natürlich nicht gesagt, daß jeder Schizoide ohne verinnerlichte Richtlinien in delinquenter oder asozialer Weise leben würde. Denn wenn auch das Sozialverhalten beim Schizoiden nicht überwiegend von Gefühlen und begleitenden Angst- und Schuldgefühlstönungen gesteuert wird, so stehen doch - wie aufgezeigt - etliche kompensatorische Maßnahmen zur Verfügung: von der rationalen Weltbewältigung mit unauffälliger Realtätsanpassung bis hin zum mystisch erlebten Über-Ich-Ersatz.

Andererseits kann bei Fehlen der gefühlshaften Sicherung und bei einer fehlenden sozialen Rücksichtnahme ein gestörtes Sozialverhalten wie Delinquenz erleichtert werden. Auch ist es möglich, daß in einer partnerschaftlichen Atmosphäre, in der genitales Erleben gefühlshaft fremd bleibt, sexuelle Perversionen leichter Platz greifen können. Verstärkend kommt hinzu, daß wegen des begleitenden Zärtlichkeitsdefizits meist nicht zärtlich mit dem Genitale umgegangen wird; außerdem können Provokationen heftiger Sinneswahrnehmungen die gefühlshafte Distanz überbrücken helfen und so stabilisierend -evtl. bis hin zum Suchtcharakter- wirken. Die Entstehung von Perversionen auf dem Boden gestörter intentionaler Bezüge zeigt, wie erst eine ausreichend entwickelte Gefühlsmatrix die Entfernung und eine drohende Zufälligkeit von Trieb und Triebobjekt, die Freud 1905 beschrieb, überbrückt.

Dennoch sollten wir im Umgang mit Schizoiden nicht vergessen, daß sie sehr wohl über eine Gefühlswelt verfügen, auch wenn sie nicht konstant, sehr differenziert oder überhaupt sehr voluminös sein kann. Ebenso führt es zu einem therapeutisch verhängnisvollen Mißverständnis, aus der Anamnese von vornherein anzunehmen, daß Patienten mit frühkindlichen Klinik- oder Heimaufenthalten oder mit häufig abwesenden Eltern unbedingt eine intentionale Störung entwikkelt haben müssen. Wir haben durchaus Patienten vor uns, die solch ungünstigen Bedingungen ausgesetzt waren, aber doch nicht schizoid sind. Es finden sich dann nämlich regelmäßig sogenannte Ersatzpersonen, beispielsweise eine besonders liebevoll und konstant fürsorgliche Kinderschwester oder eine kontinuierlich zugewandte Großmutter etc.

Daher ist es sehr nützlich, ausschließlich aus der Beobachtung des Patienten im Gespräch, von seinem Interaktionsmuster (gefühlsgetragene Äußerungen, Kontaktabbruch; Schizoide reden z.B. häufig an den Fragen vorbei, fixieren also auch nicht die Fragen, intendieren damit auch nicht den fragenden Therapeuten etc.) und aus seinem aktuellen Lebensaufbau (wie er sich in der Partnerschaft und in der Arbeitssituation verhält, was er dort an Schwierigkeiten erlebt etc.) die Diagnose zu erstellen und <u>nicht</u> zuerst aus seiner Biographie. Die Biographie dient dann aber dazu, die aktuelle Situation zu verstehen und die frühkindlichen Bedingungen mit in die Therapieplanung einzubeziehen, damit wir uns im therapeutischen Prozeß alternativ zu den ungünstig wirkenden Beziehungspersonen, also im Sinne einer Genesenkorrektur, wohltuend verhalten können.

Dieser diagnostische und therapeutische Ausgangspunkt gilt natürlich auch für alle neurotischen Patienten.

Die depressive Neurose

Depressive Zustände treten häufig auf und gehören durchaus zum sogenannten gesunden Erleben. Beispielsweise kann jemand depressiv reagieren, wenn er spürt, daß er seine derzeitige Lebenslage überhaupt nicht nach seinem Willen und Wünschen gestalten kann. Er schätzt seine aktuelle Situation realistischerweise als sehr unbefriedigend ein und weiß gleichzeitig keinen Ausweg. In dieser Situation erlebt er eine vorübergehende Depression, während in seinem Erleben weder ein Vorwärtsgehen noch ein anderer Ausgleich stattfinden kann: Der Betroffene empfindet sich körperlich wie seelisch als **nieder-gedrückt**.

Es handelt sich um hier um eine Realeinschätzung des Betroffenen. Depressive Reaktionsweisen stehen jedem Menschen zur Verfügung; erworben wurde die Fähigkeit zum depressiven Erleben und Verhalten an wiederkehrenden oralen Frustrationen im ersten Lebensjahr. Insofern lassen sich depressive Reaktionsweisen als festgeschriebene Antwort auf (frühkindliche) Konflikte verstehen. Sie haben insofern ihren Platz und einen Sinn im menschlichen Verhaltensrepertoire, als daß die vorübergehende körperlich-seelische Abdrosselung eine passagere Entlastung in einer auswegslosen Situation voller gebremster und daher gestauter Eigenaktivität darstellt.

Eine "unneurotische" Depression kann auch als Reaktion auf neurotisches Erleben vorkommen. Beispielsweise spürt ein hysterischer Patient, daß er in seinem Liebesleben scheitert, ohne daß ihm ein anderer kompensatorischer Ausweg offen steht. Es stellt sich dann als Reaktion auf diese sehr unbefriedigende und ihn belastende Situation eine Depression ein. Auch diese depressive Reaktion gehört noch nicht in den spezifischen Bereich des neurotischen Erlebens. Die solchermaßen ausgelöste depressive Reaktion kann sogar als Zeichen von Ich-Stärke verstanden werden, da der Patient in der Lage ist, mit seinem gesunden Ichanteil sein neurotisches Defizit zu registrieren und auszuhalten, ohne diese Lücke gleich mit moralischen Grundsätzen oder mit einer Bescheidenheitsideologie ausfüllen zu müssen (seine neurotische Problematik also ich-synton gestalten zu müssen). Seine Frustrationstoleranz reicht immerhin dafür aus, diesen Spannungszustand - wenn auch im gedrosselten Gewand der Depression - zu ertragen. Prognostisch würde sich diese depressive Reaktion des hysterischen Patienten günstig auswirken, da der Patient sein neurotisches Defizit leidvoll erlebt und in der Therapie rasch auf diese bewußte bzw. bewußtseinsfähige Reaktion ansprechbar ist. Als sehr bremsend dagegen könnte es sich in der Therapie auswirken, wenn der Therapeut diese depressive Reaktion als ein neurotisches Symptom mißverstünde und es aufdeckend behandeln wollte. Dieses Mißverständnis schleicht sich umso eher ein, je intensiver solch ein Patient sein depressives Erleben in den Vordergrund stellt. Er stellt damit nämlich seine depressiven Zustände in den Dienst des Widerstandes, indem er bevorzugt über sein depressives Erleben spricht und sich nicht seinem noch viel schmerzhafteren oder unlustbetonteren eigentlichen Problem nähert, das sich hinter seiner hysterischen Struktur verbirgt. Diese reaktiven depressiven Zustände werden anders als eine neurotische Depression behandelt, bei der es um die Aufdeckung des Verdrängten gehen muß.

Bei der neurotischen Depression im Rahmen einer depressiven Neurose handelt es sich um ein Symptom. Das neurotische Symptom ist definiert als ein *Durchbruch von Verdrängtem.* Dieser Depression liegt offenbar - im Gegensatz zum unneurotischen depressiven Erleben - etwas Verdrängtes zugrunde, das in einer bestimmten Versuchungs- / Versagungssituation mobilisiert wird.

Wie wir an unseren depressiv neurotischen Patienten erkennen können, kommt es meist dann zur Symptomatik, wenn dem Betreffenden eine persönliche Akzeptanz verlorengegangen ist. Offenbar hatte der Patient ein bestimmtes Bedürfnis auf eine ganz bestimmte Person gerichtet und Befriedigung erwartet. Wird der Patient von diesem Bezugspartner fallengelassen, bricht die Depression als Symptom hervor. Es kann dabei um ganz verschiedene Inhalte gehen: der Patient verliert den persönlichen, den beruflichen Partner, Kollegen, Vorgesetzten, durch den er sich anerkannt gefühlt hatte; es kann um Zuwendungen, um Geld, Geltung, Karriere, um Liebesbeweise gehen - beispielsweise wird eine Frau depressiv, deren Partner sich für die Reize einer anderen Frau interessiert. Immer wird im Patienten das Gefühl des Habenwollens (den Partner, den Erfolg, Geld etc.) mobilisiert.

Depression kann insofern als typische Antwort auf Konfliktinhalte verstanden werden, mit der ein Patient, der in der oralen und ödipalen Phase ängstigende Einschüchterungen erlitten hatte, reagiert. Die orale Grundproblematik, die diese Neurose prägt, zeigt sich in typischen depressiven Erlebens- und Verhaltensweisen, in der Übertragung, im Lebensaufbau etc.

Im Depressiven sehen wir einen Menschen vor uns, der sich kraftlos, traurig oder lahm erlebt und in seinem Gesamtverhalten ausdrückt: "Ich weiß nicht, was ich will, was los ist, ob ich überhaupt etwas will". Einem Depressiven fehlt jegliche Zuversicht zur Welt, er scheint sich abwartend nur an die Brosamen heranzuwagen, die vom Tische der Reichen herunterfallen. Dies kennzeichnet zunächst die Oberfläche seiner Beziehungen zu anderen Menschen. Sein Leben ist pessimistisch begründet, er glaubt nicht an das Leben.

Offensichtlich ist ein depressiver Patient in seiner **Vitalschicht** getroffen *. Er kann nicht wünschen, er kann nicht offen begehren, er kann nicht einmal freudig erregt etwas haben wollen. Diese Fähigkeiten stehen ihm nicht in ausreichendem und für ihn günstigem Ausmaß zur Verfügung. Er wurde in der Entfaltung dieser Erlebnis- und Handlungsweisen, die üblicherweise besonders intensiv im **ersten Lebensjahr** erfahren und entwickelt werden, tiefgreifend gestört.

---

*Differentialdiagnostisch könnte eine angeborenerweise geringere Vitalität in Erwägung gezogen werden.

Die orale Phase

In dieser Entwicklungsphase macht ein Kind parallel zu seiner intentionalen Entfaltung erste intensive, vegetativ getönte Erfahrungen mit seiner Umwelt, die es besonders mit dem Mund und mit den Händen kennenlernend erobern will. In dieser Zeit stehen seine Erlebnisse mit dem **Bekommen**, dem **Nehmen**, dem **Begehren** und auch dem **Bestätigtwerden** und der **Geborgenheit** ganz im Vordergrund.

Diese sogenannte orale Phase läßt sich in eine aktive und eine passive Seite einteilen. Zur *Passiven* gehören die Erfahrungen, die ein Kind durch das wohlige Bestätigtwerden seiner eigenen Person sammelt, während es Zärtlichkeit, Geborgenheit und die ruhige Zuwendung durch seine Mutter lustvoll empfindet. Besonders das passive Genießen, das die Nahrungsaufnahme begleitet, und die Sehnsucht nach dem wohligen Kontakt mit der kuscheligen Mutter werden lustvoll erlebt und auch gesucht. Werden diese Wünsche erfüllt, dann erfährt das Kind eine lustvolle Befriedigung durch das Nachlassen seiner Sehnsuchtsspannung, und es kann das Gefühl des Verwahrtwerdens, des Geborgenseins genießen. Erlebt das Kind, daß seine sehnsuchtsvollen Erwartungen ganz zuverlässig erfüllt werden, entwickelt sich daraus allmählich ein oraler **Optimismus**, die zuversichtliche Einstellung "ich bekomme schon", "es wird schon" als Grundgestimmtheit.

Kann ein Kind aber in diesen Bedürfnissen keine Befriedigung erleben, dann bleibt diese unerfüllte Sehnsucht als ungestillte und unstillbare Suche im Heranwachsenden erhalten. Durch das weitere Leben zieht sich unreflektiert und averbal die kindlich getönte Einstellung zu anderen Menschen: "Du hast mir zwar zu essen gegeben, aber du hast mir noch etwas versprochen". Es gehört zur menschlichen Gegebenheit, Geborgenheit zu suchen und zu ersehnen. Diese Geborgenheit muß erlebt worden sein, um darauf im Erwachsenenleben verzichten zu können oder aber seine Geborgenheitssehnsucht realitätsgerecht modifiziert im eigenen Leben unterzubringen und sie dadurch befriedigbar zu gestalten. Eine erhaltengebliebene Sehnsuchtsspannung aber ist kaum zu befriedigen, wenn sie nicht sukzessive an die Möglichkeiten der Realität angepaßt wurde. Damit schließt sich der Kreis: Die Wünsche bleiben unbefriedigt, und das Gefühl der innerlichen Ungeborgenheit wird verfestigt.

Dieses schwer erträgliche Dilemma und die permanent unterschwellige Enttäuschung können durch die Erfahrung gemildert werden, daß Wünsche auch - "immerhin, es ist nicht aussichtslos!" - durch eigene Aktivität befriedigt werden können. Solch eine aktive Bewältigung erlebt ein Kind im ersten Lebensjahr besonders durch seine intensiv entfaltete lustvolle Tätigkeit des zielgerichteten Nehmens, des Greifens. Daraus kann sich allmählich eine kompensatorische Verhaltensweise entwickeln, die zumindest über diesen Weg Befriedigung bringt ("wenn ich schon nicht bekomme, dann nehme ich mir wenigstens").

Daher finden wir bei depressiven Patienten oft, daß sie bei Verlust der therapeutischen Geborgenheit, die sie durch das Ende einer Therapiestunde erleben können, mit verstärktem Festhalten am Therapeuten reagieren. Sie beginnen dann beispielsweise mit immer intensiver werdenden Gesprächen ihren Therapeuten festzuhalten. Dieses Drängen imponiert äußerlich als Ansprüchlichkeit oder als Unbescheidenheit und Gier. Uns aber zeigt es, daß dieses Festhalten die ungestillte Sehnsucht und Enttäuschung auszugleichen versucht; und es weist auch darauf hin, wie übergroß und realitätsfern sich diese Wünsche gestalten und oft unbefriedigt bleiben müssen: Der Patient kann die "normale" freundliche Zuwendung nicht als für ihn ausreichend befriedigend erleben; er bleibt an seine frühere Frustration fixiert. Er verhält sich so, als ob er nicht die ganze Stunde voll anteilnehmender Zuwendung seines Therapeuten genüßlich erleben kann, sondern nur die "übliche" Frustration sieht, nämlich die Zeit, die der Therapeut nicht mehr für ihn hat.

Prognostisch ist diese Kompensation durch die eigene Aktivität, hier das Festkrallen am Therapeuten durch Reden, viel günstiger einzuschätzen, als wenn ein Patient tatenlos in seiner ungestillten Geborgenheitssehnsucht verbleibt. Im Extremfall kann der Wunsch nach liebender Zuwendung, Wärme und Hilfsbereitschaft derartig hypertrophieren, daß die begleitende infantile Einstellung, dabei selbst zu nichts verpflichtet zu sein, erhalten bleibt und den Patienten schließlich handlungsunfähig macht. Letztendlich drückt das Verharren in passiver Erwartung, die Sehnsucht nach der Rückkehr in die maximale Geborgenheit, eine ausgeprägte Ängstlichkeit vor der Welt aus, hinter der die Ängstlichkeit vor und die resignative Aufgabe eigener lustvoller Expansion liegt.

Eine Variante dieser Verarbeitungsweise der depressiven Problematik stellt die Einstellung des Patienten, die er aber nicht bewußt erlebt, dar: "Ich möchte schon in Liebe eingebettet sein, aber das geht nur über Gefressenwerden". Dies spiegelt die frühe Auseinandersetzung mit der Welt wider, da diese nur als fressendes Wesen gesehen wird. So scheint es bei diesen Patienten kein anderes Mittel zu geben, Geborgenheit zu finden, als durch Gefressenwerden. Häufig spielt dann in den Patiententräumen das Fressen und Essen eine große Rolle, was als Ausdruck ihrer Angst erkennbar ist. Wenn Geborgenheitsgefühle fehlen, wird die Welt eher dämonisiert erlebt und dadurch die Leere nicht so stark empfunden.

Gelingt dagegen die Entfaltung des Genießenkönnens, entwickelt sich dieses fort zum späteren Genuß von Materiellem, aber auch von Ruhe und Zeit. Auch die bereits beschriebene Fähigkeit zum Optimismus geht von der Befriedigung dieser frühen Wünsche aus. Dagegen erleben depressive Patienten meist Hast, Ruhelosigkeit und ein Drängen. Der Unbefriedigte wird rasch ungeduldig, und in seiner subjektiven Einstellung "ich bekomme ja doch nicht" wird seine ganze zutiefst *pessimistische* Lebenseinstellung deutlich.

Diese grundlegenden Erfahrungen sammelt ein Kind in der Interaktion mit der Mutter, wobei das Kind selber in überwiegend passiver Position bleibt. Aktiv ist es natürlich insofern, als daß es seine Bedürfnisse mehr oder weniger lautstark anmeldet; die hier wichtigen Gefühlserfahrungen entstehen aber durch die überwiegende Aktivität der Mutter, nämlich durch ihr Stillen, Füttern, überhaupt jegliches körperliches Versorgen, Streicheln, Summen, Anschauen, ihr Mienenspiel,

Schaukeln, Säubern etc. Daneben und vor allem verstärkt mit zunehmendem Alter kommt in immer deutlicherer Weise die eigene motorisch betonte Aktivität des Kindes zum Ausdruck. Diese *aktive* Seite in der oralen Phase beinhaltet das lustvolle Zupacken mit dem Mund und dann vor allem mit der Hand (daher auch die Bezeichnung "kaptativ"): das **Habenwollen** wird erlebt. In der Auseinandersetzung mit seiner Umwelt bildet sich allmählich eine eigene **Technik des Aneignens** heraus.

Es ist ungünstig, in diesem Zusammenhang von "oraler Aggressivität" zu sprechen. Denn es handelt sich hier um eine Aktivität, die primär keinesfalls eine aggressive Absicht verfolgt. Dazu ist ein Kleinkind im ersten Lebensjahr noch nicht in der Lage, weil es die Personenauseinandersetzung noch nicht so weit differenziert wahrnehmen kann. Daß sich der Terminus orale "Aggressivität" eingebürgert hat, dürfte sich aus der Beobachtung des aggressiven Potentials unserer depressiven Patienten ableiten. Aber wenn auch die Aggressivität des Depressiven tatsächlich vorhanden ist, so ist sie reaktiv zu verstehen, nämlich als Enttäuschungs-Wut, und sie kann nicht rückinterpretiert werden als ein autochthoner Entwicklungsschritt des ersten Lebensjahres. Das etwa einjährige Kind will nur gerade etwas haben und ergreifen, wobei die sich später entwickelnden sozialen Reaktionen wie Rücksichtnahme oder das Antizipieren, daß sein Habenwollen eine Schädigung eines anderen bedeuten könnte, noch außerhalb seiner momentanen Erlebnisweise liegt.

Ein Kind braucht für diese spezielle Entfaltung seines lustvollen Grabschens, seines Habenwollens die bejahende Bestätigung seiner Bezugsperson. Gerät es aber mit dieser in Konflikte, weil sie sich von diesen speziellen Aktivitäten, den "Hand"-lungen ihres Kindes gestört fühlt, dann kann das Kind seinen Umgang mit dem eigenen Habenwollen nicht immer wieder freudig üben und langsam an die Gegebenheiten der Realität anpassen, bis es schließlich versteht, den für ihn günstigsten Weg zur eigenen Bedürfnisbefriedigung herauszufinden.

Wird ein Kind in dieser so vulnerablen Phase gestört, dann kommt es mit dem Auftauchen seiner motorischen Besitzwünsche zu sofortiger Abdrosselung seiner Motorik und des begleitenden Gefühls des Habenwollens. Es wird reaktiv sein Aneignenwollen unterlassen oder aber es in unpassender, weil nicht angstfrei ausgeübter Weise durchsetzen. Dann entwickelt sich eine ungeschickte Technik seines Aneignens: das Kind langt heftiger, zu voreilig, hastig oder auch unvorsichtig zu. Gerät dann das Kind in seiner ödipalen Entwicklungsphase in erneuten Konflikt mit seinen Bezugspersonen, muß eben genau dieser störende oral-aktive Impuls verdrängt werden: Sein heftiges Wünschen, sein Habenwollen ist ihm dann nicht mehr bewußt. Seine oral-expansiven Wünsche erlebt es nicht mehr.

Erlebens- und Verhaltensweisen depressiver Patienten

Ein Depressiver packt an den Stellen, wo er könnte, nicht zu. Er kann nicht lustvoll wünschen, nicht fordern, er kann seine Bedürfnisse nicht offen anbringen, und er kann nie unbefangen nehmen. Spürt ein Depressiver sein Unvermögen, wodurch er gegenüber seinen unbekümmert nehmenden Mitmenschen benachteiligt ist, erlebt er deutlichere Minderwertigkeitsgefühle und kann durchaus mit Hoffnungslosigkeit reagieren. Diese kann in ganz unterschiedlichem Ausmaß vorhanden und auch recht unauffällig in eine relativ glatte Realanpassung eingebettet sein. Nach außen hin wirkt der Betreffende "nur" nachgiebig und verzichtsbereit, bescheiden.

Es kann sich ferner eine Bescheidenheitsideologie, häufig eine Ideologie der Askese, oder eine Ideologie von moralisch einwandfreier Opferbereitschaft heranbilden. Durch den (pseudo-)moralischen Gewinn der opferbereiten Tugendhaftigkeit vermag sich ein Patient gegenüber seinen unbekümmert "grabschenden" Mitmenschen überlegen zu fühlen. Auf die Therapie wirkt die Entwicklung einer Ideologie eher ungünstig, weil sie das ursprünglich schmerzhafte Erleben des neurotisch bedingten Nicht-Könnens verschleiert und sogar "belohnt". Beispielsweise "braucht" sich ein Depressiver mit seiner auftauchenden Angst bei anstehenden Forderungen an seine Mitmenschen nicht auseinanderzusetzen, wenn er sich doch von seiner Umwelt für seine Bescheidenheit so anerkannt und gemocht fühlt. Auf solche liebgewordenen Gratifikationen müßte ein Patient im Therapieverlauf allmählich verzichten können und stattdessen in Kauf nehmen, daß er als durchsetzungsbereiter Mitmensch nicht immer "so nett" auf andere wirkt.

Während das lustbetonte Habenwollen nicht bewußt erlebt werden kann, weil jegliche Zielvorstellung aufgrund der gesetzten Verdrängung fehlt, der Patient also nicht "weiß", an *wen* er seine Forderungen richten kann, *was* er eigentlich haben will, setzt sich ständig, ziellos der zugehörige Gefühlsbestandteil im - unbewußten! - Verhalten eines depressiven Patienten mehr oder weniger ausgeprägt durch: Das Habenwollen bestimmt als begleitende Grundstimmung seine Beziehungen zu Menschen und zu seiner Umwelt, auch sein Lebensaufbau wird davon beherrscht. Beispielsweise ist er erfüllt von dem dumpfen Drang, sich Dinge und Menschen aneignen zu müssen und von der stillen, aber umso zäheren Erwartung, daß seine Umwelt ihm seine Wünsche zu erfüllen hätte, daß ihm sein Partner stets mütterlich-spendend begegnet - während er selber seine Bedürfnisse nicht offen anmeldet.

Oft läßt sich beobachten, daß sich Patienten auf "Nebenschauplätzen" Vorteile verschaffen und diese bedenkenlos ausnutzen. Wenn wir den Patienten darauf ansprechen, weist er jedes handlungsmotivierende Habenwollen weit von sich, solange es noch verdrängt ist. Auch Neid erlebt er nicht klar bewußt, sondern nur dunkel als unklar umrissenes Gefühl. Er ist sogar unfähig, sich einen geordneten Besitz auszuphantasieren. Nähert er sich diesem Thema, treten sofort unangenehme Gefühle auf, die er wegschiebt, weil das alles ja doch aussichtslos ist. Er mag kein Risiko und kein Wagnis auf sich nehmen. Er überlegt nicht zuerst, wie er dieses oder jenes durchführen könnte, sondern zuerst, wie er sich zurückziehen könnte, wenn die Sache schief geht. Im Extremfall kommt es zur allgemeinen Interesselosigkeit, die wiederum chronifizierend auf den neurotischen Konflikt wirkt.

Dieses Nebeneinander von deutlichem Unvermögen, bewußt etwas Bestimmtes haben zu wollen, und unbewußter Forderungshaltung ist uns besonders spürbar in der Übertragung eines Depressiven. Er verhält sich oberflächlich sehr bescheiden, dabei aber doch so, als ob er in seinem Therapeuten nur den fürsorglich, üppig Spendenden sieht, der ihm alle Deutungen servieren soll und ihn mit Aufmerksamkeit versorgt, während es verdrängt bleibt, sich aus der Therapie bewußt etwas für sich zu "holen". Der Patient zeigt ein gieriges Verhalten (das ihm nicht bewußt ist), indem er sich passiv mit Deutungen füllen läßt, rasche Heilung erwartet, den Therapeuten über die Stunde hinaus mit "Wichtigem" aufhält etc., aber es kommt kein aktives, zielgerichtetes Nehmen zustande. Entsprechend hören wir als häufige Klage unseres frustrierten Patienten: "Die Therapie "bringt"(!) nichts."

Bei stark ausgeprägter Übertragung - wenn sich also die Gefühlsbestandteile des durch die Verdrängung objektlos gewordenen Impulses intensivieren - wirken Depressive als passiv, saugend und maßlos. Oft bringen sie in der Therapie von sich aus kaum eigene Aktivitäten wie Einfälle bei der Traumarbeit. Nur scheinbar anders verhält es sich, wenn ein depressiver Patient viel erzählt. Diese vordergründige Aktivität verdeckt nur kurz die dahinter stehende Übertragung, nämlich die andrängenden unbewußten Wünsche, für das viele Reden noch viel, viel mehr Gutes vom Therapeuten zu bekommen, von ihm "endlich mal so richtig belohnt zu werden".

Auch im Weinen unseres Patienten und in einer mehr oder weniger leisen Vorwurfshaltung bis hin zum Jammern setzt sich der Gefühlsbestandteil des verdrängten Habenwollens durch. Denn im Weinen liegt der Appell, ohne Worte verstanden werden und etwas erreichen zu wollen, und gleichzeitig die Resignation "ihr versteht mich ja doch nicht". Im gleichen Sinne liegt der Vorwurfshaltung die Enttäuschung zugrunde "ich habe ja doch nicht bekommen". Der Betreffende erlebt die Enttäuschung, nicht aber den Wunsch, der zur Enttäuschung führte. Daher läßt sich diese Vorwurfshaltung in der Therapie fruchtbar verwerten, indem wir den Patienten über Widerstandsarbeit zu seinem eigentlichen, dem tieferliegenden Anspruch führen können und ihn über diese Brücke zum Erleben seines vollen Impulses geleiten.

Häufiger beobachten wir, daß depressive Patienten ihre Umwelt dämonisiert erleben. Sie sehen die anderen als fressende Wölfe und sich selber als wehrloses Opfer. Diese Projektion der eigenen verdrängten Wünsche wirkt entlastend, weil damit die vorher "leere" und daher ich-dystone Lücke aufgefüllt ist und dadurch nicht mehr wie ein kräftezehrender Fremdkörper wirkt. Außerdem werden beim Patienten, der sich ständig über die "Unverschämtheiten" von anderen und über deren (projizierte) Gier aufregt, winzige Erregungsmengen über die denkerischen Aktivitäten freigesetzt; die innerliche Gestautheit aufgrund fehlender zielgerichteter Aktivität läßt etwas nach. Der Preis für diese vordergründige Entlastung ist dennoch hoch. Denn durch ihre Projektion befinden sich die Patienten in einer ständigen Mißtrauenshaltung gegenüber ihrer Umwelt. Ängstlich erwarten sie ständig übergriffig-fordernde Aktivitäten der anderen.

Das **Sozialverhalten** eines depressiven Patienten kann schließlich dadurch schwer beeinträchtigt werden, daß er eine freundschaftlich zugewandte Gemeinsamkeit gar nicht erleben kann, weil sein Interesse am anderen Menschen immer wieder durch seine angespannte Hab'-Acht-Stellung vor den ihn angeblich ausraubenden Mitmenschen gestört wird. Schließlich verstärkt sich sein Rückzugsverhalten. Seine ursprüngliche orale Wunschwelt gerät dann zwar weniger in die Gefahr einer Versuchungssituation, aber der Patient erlebt doch dumpf empfundene Enttäuschungen, wenn im spärlicher werdenden Kontakt seine Mitmenschen gar nicht auf seine Übertragungswünsche eingehen.

Da er sich nie richtig in die Gemeinschaft der Menschen hineinwagt, hat ein Depressiver auch keine Vorstellung davon, was normalerweise unter Menschen üblich ist. Er gerät in enorme Defizite in seiner Menschenkenntnis, die von oralen Riesenerwartungen durchsetzt ist: Beispielsweise wertet ein Patient überhaupt nicht, daß er eine gute berufliche Anstellung hat, in der er nicht nur seinen Lebensunterhalt verdient, sondern auch noch ausführlich seine weitere Ausbildung betreiben kann. Auch wenn Kollegen ihm Schwierigkeiten aus dem Wege räumen, nimmt er alles als selbstverständlich hin, "denen geht es eben besser". Ohne weiteres unterstellt er, daß andere genauso wenig arbeiten wie er selbst und alles durch glückliche Zufälle erhalten.

Im Extremfall kann ein Depressiver höchst weltfremd werden. Weil er nicht unbefangen neugierig Fragen stellen kann, wie andere Menschen leben, kann er auch nicht in unbekümmerter Weise notwendige Lebenserfahrungen sammeln. Daß depressive Patienten häufig keine Ahnung vom Tageserleben anderer Leute haben, fällt uns auch in den therapeutischen Gesprächen auf. Sie berichten nur von ihrem eigenen Tagesgeschehen, da sie keine klaren Vorstellung von anderen haben. Schon in ihrem Tagesbeginn unterscheiden sie sich sehr von anderen: Üblicherweise fällt bereits beim Erwachen der eigene Tagesablauf sofort ein. Der nicht neurotisch Erkrankte nimmt sein kommendes Tätigsein vorweg und registriert dies auch subjektiv so. Er lebt in einer Welt von Motorik, was als Aktionsstrom feststellbar wäre; auch Denken wird von winzigen Muskelinnervationen begleitet (z.B. beim "angestrengten" Gesicht, auch im ganz leise Sprechen). Ein depressiver Patient aber weiß davon nichts. Er bemerkt nicht den Unterschied, daß er nur ein dumpfes Sinnieren anstelle des lebendigen Vorstellens hat. In seiner passiv gestalteten Phantasie stellt er sich nicht handelnd vor, sondern beispielsweise glänzend. Da Depressive ihre Wünsche nicht erleben können, sich also auch nicht morgens ihren Tagesplan als selbstgestaltet und gewollt vorstellen können, empfinden sie bereits vorm Aufstehen ihren Tageslauf als bedrückendes Programm, demgegenüber sie sich in einer belastenden Gefügigkeit befinden. In dieser Defensive krampfen sie innerlich und mikromuskulär. Daß diese Patienten keine Lust zum Aufstehen, keine Lust auf den Tag und auf andere Menschen haben, ist nur zu verständlich.

Zusammenfassend läßt sich sagen, daß das verdrängte orale Antriebserleben eine Lücke im bewußten Erleben hinterläßt, die in unterschiedlicher Weise ausgestaltet ist: Entweder bleibt sie als solche ohne weiteren Überbau bestehen. Diese depressiven Patienten spüren dann doch dumpf ihr Defizit. Prognostisch wirkt sich dieser Leidensdruck günstig in der Therapie aus, weil eine leidvoll gespürte Problematik leichter ansprechbar ist. Oder die Lücke wird mit Ideologien, wie oben beschrieben, aufgefüllt. Oder es werden von früh auf überkompensatorische, aber nicht echt befriedigende Aktivitäten ausgebildet, die das Leid, das Gefühl, zu kurz zu kommen, etwas mildern. Der Patient greift dann wie beschrieben an den "falschen" Stellen oder zu heftig, ungekonnt ("jetzt oder nie") zu, oder er reibt sich beispielsweise im Berufsleben für andere geradezu auf. Eine anhaltende tiefe Befriedigung kann nicht zustande kommen; sie könnte sich nur einstellen, wenn eine Handlung nach innerer Realitätsprüfung bewußt, durch ein beabsichtigtes Motiv, in Gang gesetzt und wie erwartet erfolgreich beendet werden konnte. Dazu aber ist ein Depressiver gerade nicht in der Lage. Seine *Aktivität bleibt aufgrund der gesetzten Verdrängung dranghaft*, und dadurch gerät er häufig in neue Schwierigkeiten.

Als weitere Möglichkeit finden wir, daß oft die eben geschilderten Riesenerwartungen ("alle müssen mir geben") die Erlebnislücken beim Patienten überdecken. Voraussetzung wäre, daß der Patient in seiner Kindheit eine ausgeprägtere Verwöhnung i.S. einer aktivitätsbehindernden Einengung erlebt hat. Wird beispielsweise ein Kind in seinem Habenwollen nicht bestätigt, unterläßt es allmählich seine weitere fordernde Aktivität; erlebt es dann, daß ihm seine passive "Bescheidenheit" das Wohlwollen seiner Bezugsperson einträgt und diese ihm sogar noch weitere Vergünstigungen zukommen läßt, wächst die Erwartung im Kind, daß die anderen aktiv werden und seine Wünsche erfüllen, bis hin zu unerfüllbaren Riesenerwartungen, die sich bis ins Erwachsenenleben hinein erhalten.

Solche Riesenerwartungen, die aus der doch bedrückenden Einstellung "wenn ich mir schon nicht selber holen darf, sollen die anderen doch für mich springen" erwachsen, wirken wie ein Trostpflaster. Solch ein Kind kann sich zu Recht zutiefst vernachlässigt fühlen, wenn es seine eigentlichen Ansprüche und vor allem seine Freude am Aktivsein aufgeben mußte. Gerade solch eine Verwöhnung mit der Grundstimmung "ich muß ja nicht" wirkt sich später auf den therapeutischen Prozeß, der viel Aktivität und Bewältigung von Unlust vom Patienten verlangt, besonders nachteilig aus. Daher sollte das Ausmaß einer Verwöhnung vor dem Therapiebeginn geklärt werden, zumal sich gerade depressive Patienten besonders leicht entmutigen lassen. Eine frühere Verwöhnung verstärkt die tiefliegende depressive Resignation und erhöht den Widerstand, sobald ein Patient seine unbewußten Wünsche in Mutterübertragung vom Therapeuten versagt findet. Aber auch wenn ein Patient noch so "verwöhnt", passiv und "faul" erscheint und vielleicht schon nicht mehr zu einer Mitarbeit in der Therapie in der Lage ist, liegt tief unter dieser äußeren Verhaltensweise doch immer sein erlebtes Leid.

Im Übertragungsgeschehen wie im partnerschaftlichen Leben Depressiver beobachten wir, daß sie dazu neigen, sich besonders intensiv an ihren Partner anzuklammern. Auf diesen konzentrieren sich die unbewußten Wünsche. Diese Verhaltensweise findet ihr erstes Vorbild in der frühkindlichen Situation des Patienten. Er wurde in einer Entwicklungsphase gestört, als er sich noch nicht sicher und bewußt von seiner Bezugsperson hat abgrenzen können. Diese noch unsichere Subjekt-Objekt-Trennung erleichterte es dem Kind, sich in einer Konfliktsituation mit seiner einschüchternden Bezugsperson völlig zu identifizieren und die ausgesprochenen Verbote überstark zu übernehmen. In der Folge kann das betreffende Kind, das nicht aktiv fordern darf, seine verbietende Konfliktperson dazu bringen, an seiner Stelle zu handeln und zu holen. Wenn das Kind in seiner weiteren Entwicklung keine günstigen Kompensationsmöglichkeiten oder andere förderliche Umgangsweisen zur Bewältigung seiner redundanten Konfliktsituationen finden kann, verfestigt sich die Einstellung, bevorzugt über andere Menschen zu leben und selber passiv zu bleiben.

Überdeterminierend hat ein enges Anklammern an den Partner auch den Nutzen, daß in einer erstickenden Umarmung ein Aufkeimen von Aggressivität, von Enttäuschungswut viel schwerer möglich ist. Dadurch scheint der Patient vor dem Aufkommen unbewältigbarer Impulse - sowohl der Enttäuschungswut gegenüber seinem Partner, als auch der oralen Impulse gegenüber anderen Personen - etwas abgesicherter und dadurch oberflächlich zunächst stabilisierter zu sein. Letztendlich aber sind die partnerschaftlichen Beziehungen von depressiven Patienten gerade durch die ständig lauernde Enttäuschung leicht störbar; permanent treten unbewußte orale Ansprüche hervor, die oft genug nicht erfüllt werden, eben weil die Patienten sie nicht offen äußern.

Die latenten oralen Wünsche und die resultierende Enttäuschungsbereitschaft können sich auch in der **Sexualität** bemerkbar machen. Es ist dann sowohl der sexuelle Genuß als auch überhaupt die Lust auf sexuelle Aktivität reduziert. Im Extremfall münden die sich immer weiter verringernden sexuellen Bedürfnisse in völliger Interesselosigkeit und führen zu Impotenz oder Frigidität. Auch Anorgasmie kann in der depressiven Problematik ihre Wurzeln haben. Depressive Patientinnen, deren Vorstellungen vom gezielten Habenwollens verdrängt sind, können während des Koitus nicht aktiv bejahend "zupacken" und sind nicht in der Lage, lustvoll zustimmend den Penis immer tiefer in sich, ins Genitale, hineinzunehmen, wodurch erst ein Orgasmus zustande kommen könnte.

Es ist auch möglich, daß beim Koitus die intensivierte Kraft latenter kaptativer Wünsche auf der körperlichen Ebene zum Vorschein kommt: Die Patientin "packt" (natürlich nicht bewußt!) quasi mit der Muskulatur ihres Genitale zu, sie "will" den Penis, den Mann verschlingen, noch ehe er einströmt. Die muskuläre Reaktion führt zum Abklemmen, es kommt es zum Vaginismus, der als "Captatio praecox" interpretiert werden kann.

Darüberhinaus läßt sich in der oralen Gestörtheit eine Verbindung zur psychisch bedingten weiblichen Sterilität finden. Denn eine depressive Frau erlebt die Schwangerschaft als "in-die-Fülle-kommen". (Manche Depressive fallen nach der Entbindung in eine tiefe Depression, weil sie plötzlich ihre Fülle verloren haben.) Insofern bedeutet eine Schwangerschaft eine Versuchungssituation, der durch Sterilität ausgewichen werden kann. Da das seelische Erleben des angstbesetzten (ein Kind-) Habenwollens von gleichzeitigen Organfunktionsstörungen begleitet werden kann, läßt sich folgende Arbeitshypothese entwickeln: Während der psychischen Abwehr ist die Normalfunktion der Tube, also ihr Eiauffangmechanismus, gestört. Die Fimbrien ziehen das Ei nicht zu sich heran und nehmen es nicht in die Tube auf. Hier dominiert dann die Abwehr der oralen Wünsche.

Dennoch ist es natürlich auch möglich, daß die sexuellen Beziehungen depressiver Patienten äußerlich völlig ungestört verlaufen. Erst detailliertes Betrachten läßt uns dann deutlich werden, daß es sich doch um eine sehr distanzierte Genitalität handelt, bei der das präödipale Antriebserleben einer ausgeprägten Verdrängung unterliegt und nicht in die später entwickelte Genitalität adäquat hineinwachsen konnte. Die Verdrängung oraler Wünsche ist so tief, daß die unbewußt gewordenen oralen Wünsche nicht mehr in die Sexualität störend einschießen. Ein heftiges, deutlich erlebbares Habenwollen kann dann aber nicht mit der sexuellen Eroberungslust verschmelzen. Daher fehlt dieser Sexualität ihre motorisch bewegte Lustbejahung und Leidenschaftlichkeit, und wir können bei der nonverbalen heterosexuellen Kommunikation beobachten, daß kein erotisierendes *Begehren* mitschwingt (die echte "Anmache" fehlt).

Dieses Unvermögen, sich mit Lust etwas bewußt anzueignen, etwas aufzunehmen, kann sich auch in **Arbeitsstörungen** depressiver Patienten bemerkbar machen. Sie können nicht spontan oder viel fragen, nicht ausführlich neugierig sein. Sie haben Probleme damit, viel Wissen reibungslos zu inkorporieren. Gerät ein Depressiver in den entsprechenden Versuchungssituationen unter Druck, wenn er z.B. ein Referat vorbereiten soll, beobachten wir in ausgeprägteren Fällen einen Initiativemangel: Der Patient fängt erst gar nicht mit seiner Arbeit an. Dabei erlebt er die Anforderungen seiner Umwelt als sehr drückend. Er genießt seine "Faulheit", sein Passivsein in keiner Weise, sondern bleibt völlig verkrampft vor dem aufzunehmenden Wissensstoff sitzen: gleichzeitig mit der andrängenden aufnehmenden Aktivität setzt der abwehrende Antagonismus ein. Langfristig sind diese Patienten in Gefahr, in erhebliche Defizite hineinzurutschen, weil sie zum einen keine adäquate Arbeitstechnik lernen, mit deren Hilfe sie die an sie gestellten Anforderungen bewältigen können, und weil sich zum andern ihre Erfahrungen durch ihr (unfreiwilliges) Ausweichverhalten immer weiter verringern. Chronifiziert wird ihr Defizit durch ihre resignative Einstellung.

Diese Problematik kommt sowohl in ihrer Arbeitstechnik als auch im mitmenschlichen Umgang zum Tragen, wodurch sich die Schwierigkeiten auf dem Arbeitsplatz oft verstärken. Denn da Depressive nicht realitätsgerecht fordern, können sie ihren Kollegen auch nicht mitteilen, daß sie etwas nicht ausführen könnten, was von ihnen verlangt wird. Sie fordern nicht nachdrücklich eine notwendige Rücksichtnahme ein. So finden wir häufig bei unseren depressiven Patienten, daß sie bis zur Erschöpfung ausgenutzt werden. Gelegentlich wird dieses Leid durch die Ideologie, der einzig gute, unersetzliche und unermüdliche Mitarbeiter zu sein, verdeckt.

Solch ein anstrengendes Arbeitsverhalten weisen Patienten auf, die mit einer überkompensatorischen Aktivität - statt Resignation und passivem Rückzug - auf ihre zugrundeliegende unbewußte orale Problematik reagieren. Solange der

Betreffende zumindest eine gewisse, zunächst noch für ihn ausreichende "Belohnung" in Form von Anerkennung oder Geld für sein aufopferndes Arbeiten erhält, kann er stabil bleiben und sogar diese (beruflichen) Aktivitäten so steigern, daß er schließlich wie getrieben wirkt. Wir beobachten dann, daß alle Kraft, hinter der die verdrängten Impulse des Erfolg-*Habenwollen*s stehen, auf dieses einzige Gebiet konzentriert werden. Seine unbewußte orale Problematik zeigt sich dann neben seiner neurotisch verzerrten Einschätzung der Situation mit übergroßen Erwartungen an die Kollegen und seiner leichten Kränkbarkeit in einem geringeren Spannungsbogen und in einer ausgesprochenen Ungeduldshaltung, die aber meist vom pseudo-geduldigen, nämlich gefügigen Verhalten verdeckt ist. Und gefügig, bescheiden "muß" er aufgrund seiner Übertragung sein, die ihn unbewußt nach der Zuwendung und Anerkennung eines anderen drängt. Wenn diese ausbleibt, dekompensiert er.

Ist hingegen die Verdrängung der oral getönten Aktivität ausgeprägter, können sich orale Riesenerwartungen, verbunden mit eher passivem Verhalten im Arbeitsalltag, störend auswirken. Wir finden dann die unausgesprochene Einstellung: "Wenn ich arbeite, muß schon ganz viel Erfolg, also eine große Belohnung, einzuheimsen sein." Der Patient verhält sich so, als ob sich ein mittlerer Arbeitsaufwand für ihn nicht lohne, wenn er nicht mit üppigem Erfolg oder einer besonderen Anerkennung durch eine wichtige Bezugsperson gekrönt wird; für einige kleine unscheinbare Erfolgshäppchen wird erst gar nicht angefangen zu arbeiten.

In Anamnesen dieser Patienten finden wir, daß sie solange stabil blieben, wie ein spezieller Vorgesetzter oder auch Lehrer sie besonders beachtete und förderte. Zur Labilisierung oder zur Symptomatik kam es, als er diese spezielle Fürsorge verlor. Beispielsweise berichtet ein Depressiver, daß er sich schon früh im Klassenverband unwohl gefühlt hätte. Dahinter stand, daß er sich inmitten der Gemeinschaft mit anderen "Unwissenden" fand, die gemeinsam von nur einem (wichtigen) Lehrer "genährt" wurden. Solange er vom Lehrer besonders fürsorglich und rücksichtsvoll behandelt wurde, verlief die Schullaufbahn äußerlich unauffällig; jedoch kam es zum plötzlichen "Schulversagen" beim Wechsel zu einem anderen, zuwendungsneutralen Lehrer, der die unbewußten und nicht ausgesprochenen Wünsche des Patienten versagte. Weil sich der Patient aber nicht aktiv Aufmerksamkeit - z.B. über Leistung - erobern konnte, mußte er sich enttäuscht zurückziehen. Dieser Rückzug aus Enttäuschung chronifizierte den zugrundeliegenden verdrängten Konflikt und die begleitenden realbegründbaren Minderwertigkeitsgefühle und vertiefte die neurotischen.

Die **Selbstwertproblematik** depressiver Patienten zeigt sich umfassender und weniger differenziert als bei den anderen neurotischen Patienten. Diese Beobachtung läßt sich mit dem Zeitpunkt, zu dem die Entfaltung des späteren Depressiven gestört wurde, erklären: Im ersten Lebensjahr befindet sich ein Kind erst in der beginnenden Differenzierung seiner Erlebnis- und Verstehensweisen. In dieser Zeit haben angenehme Erlebnisse, die sich um Wärme, um die Erfahrung der sättigenden Nahrungsaufnahme, auch mit einer reizvollen süßen Geschmacksqualität, konzentrieren, einen besonders hohen Wert für das Kind. Solche angenehmen Erlebnisse, die zum Behagen und zur Entspannung führen, entwickeln sich zur Erwartung an die Mutter "es ist gut, wenn das Schöne kommt". Damit wird auch eine Wertigkeit verinnerlicht. Wird diese Erwartung von der Mutter (häufig) nicht erfüllt, erlebt das Kind die Versagungen als eine völlige Ablehnung, als eine narzißtische Kränkung seiner Totalperson: es fühlt sich in seiner *ganzen* Person wertlos. Der oral gekränkte Narzißmus ließe sich mit den Worten beschreiben: "Ich bekomme nicht das, was ich erwarte. Also tauge ich nichts, bin ich nichts wert, weil mich die Mutter nicht liebt." Ein depressives Minderwertigkeitsgefühl bleibt als Bereitschaft bestehen und tritt in allen weiteren Versagungssituationen deutlich hervor.

Das unsichere Selbstwertgefühl kann entweder weitgehend unverändert bleiben, oder es zieht weitere Verarbeitungsweisen nach sich. Beispielsweise paßt sich ein Kind seiner Bezugsperson extrem an und versucht wie erwähnt, über Identifikation mit der Konfliktperson Wohlgefallen zu erreichen. Oder der Betreffende sucht sich Anerkennung über andere Aktivitäten zu verschaffen, indem er wie beschrieben z.B. über Leistungserbringung die narzißtische Kränkung wieder wettzumachen versucht. Voraussetzung dafür sind eine gute geistige Mobilität und eine relativ erhaltene Aktivität. Der Leistungsweg bietet sich umso eher als Kompensation an, je mehr die frühen Bezugspersonen den Leistungswillen anerkannten und förderten. Zutiefst aber wird es dem betreffenden Patienten nie um die Leistung selber gehen, sondern er sucht die Anerkennung seiner Person. Er möchte Liebe erfahren und nimmt den Umweg über die Leistungserbringung dafür in Kauf.

Aufgrund seiner neurotischen Realitätsverzerrung, die von Lücken und vom zäh drängenden Gefühl des objektlos gewordenen Habenwollens beeinträchtigt ist, kann er sich leichter "verrechnen" und sich immer tiefer in ein unrealistisches (Leistungs-) Verhalten verstricken - bis es in den entsprechenden Versuchungs- und Versagungssituationen zum Durchbruch von psychischen und/oder körperlichen Symptomen kommt.

Körperliche Symptomatik

Seelisches Geschehen korreliert mit Organischem, auch wenn es nicht bei jedem Menschen im gleichen Ausmaß deutlich spürbar wird. Gerade im oralen Bereich der Essenssituation läßt sich der korrelative Vorgang besonders leicht veranschaulichen: Wer sich auch nur in Gedanken einen köstlichen Hummer oder eine saure Zitrone vorstellt, dem läuft bereits "das Wasser im Munde zusammen".

Dieser Vorgang zeigt, daß sich der Körper physiologisch auf innere und äußere Ereignisse parallel zum seelisch-geistigen Erleben einstellt. Beispielsweise läßt sich bei Patienten feststellen, daß, während vermehrte Wünsche nach Zuwendung, Liebe und Aufmerksamkeit andrängen, die in früher Kindheit in Verbindung mit oraler Aufnahme und Befriedigung erlebt wurden, sich der Magen mit seinen physiologischen Vorgängen auf eben diese erwartete Aufnahme einstellt. Hier ist es von eminenter Bedeutung, daß Funktionsabläufe im Magen auch dann in Gang gesetzt werden, wenn die seelischen Vorgänge nicht bewußt ablaufen. Während also der Patient in einer Versuchungssituation "nichts" bewußt erlebt, vielleicht nur diffuse Unlustgefühle, laufen körperliche Vorgänge ab.

Das Ausmaß der körperlichen Vorgänge unterliegt individuellen Unterschieden. Bei jedem Menschen sind auch körperliche Funktionsstörungen unterschiedlich stark ausgeprägt. Ob es überhaupt zu deutlichen Funktionsstörungen kommt, läßt sich nicht vorhersagen. Beispielsweise leidet ein depressiver Patient unter ständigen Magenbeschwerden, während ein anderer niemals schmerzhafte Vorgänge im Magen registriert.

Wichtig sind *somatische Voraussetzungen*; z.B. kann eine genetisch bedingte Bereitschaft oder eine zuvor bereits erworbene organische Vorschädigung die mit dem seelischen Geschehen korrelativen physiologischen Funktionsabläufe verstärken und dann eher spürbar werden lassen. Außerdem finden wir oft, daß Patienten, die aus ihrem Elternhaus körperliche Erkrankungen gewöhnt waren, ihre eigene Aufmerksamkeit viel eher auf ihr eigenes Körpergeschehen lenken und durch ihre Eigenbeobachtung und Ängstlichkeit die bereits vorhandenen Funktionsabläufe bis zur unangenehmen Spürbarkeit verstärken.

Ob dann im weiteren die ausgelösten physiologischen Funktionen durch überwertige oder verlängerte Einstellung zu Funktionsstörungen mit einer folgenden bleibenden Organschädigung führen, beispielsweise zu einem Ulcus duodeni, ist psychodynamisch nicht erklärbar; dies unterliegt somatischer Gesetzmäßigkeit und hängt auch von organischen Gegebenheiten wie Resistenzminderung, Keimbesiedlung, immunologischem Muster etc. ab.

Auch wenn körperliche Vorgänge seelisches Erleben begleiten, so ist doch der Umkehrschluß nicht zulässig: Nicht jeder physiologische Vorgang ist seelisch begleitet. Lange nicht jede Funktionsstörung hat seelische Hintergründe. Daher muß für die therapeutische Indikationsstellung erst abgeklärt werden, ob das körperliche Symptom überhaupt einen neurotisch relevanten Hintergrund hat. Und selbst wenn ein Körpersymptom im Neurosenkontext steht, bleibt für die Therapieplanung wichtig, ob dieses nur noch somatisch oder therapeutisch-aufdeckend oder ev. kombiniert zu behandeln ist. Denn wenn körperliche Dysfunktionen bereits zu irreversiblen Organschädigungen geführt haben oder überhaupt schon sehr lange eingeschliffen sind, können sie bereits therapieresistent sein. Im Allgemeinen gelten aber für die körperlichen Funktionsstörungen, die zu Symptomen führen, die gleichen Prognosekriterien wie für seelische Symptome. Jahrelange Gastritiden beispielsweise sind ähnlich leicht oder schwer behandelbar wie jahrelang bestehende Depressionen.

Auch unter Beachtung dieser wichtigen Einschränkungen finden wir bei einem Großteil von **Magenpatienten** eine typische depressive Psychodynamik, die sich therapeutisch gut aufarbeiten läßt. Wir beobachten, daß bei ihnen bewußtes orales Empfangen, die bewußte Vorstellung, etwas Bestimmtes haben zu wollen, speziell tabuiert ist. Sie können sich als Tüchtige wohl genießen, sich aber Behagen im Kleinen nicht leisten. Oft treffen wir eine anerzogene Bescheidenheitsund Genügsamkeitshaltung an. Hinter ihrem Streben nach Achtung und Geltung steht das überängstlich verfolgte Ziel, eine gesicherte Position zu haben.

Unbewußtes macht sich darin bemerkbar, daß Magenkranke oft in Situationen "geraten", in denen sie sich in der Position des Empfangens gegenüber einer "sorgenden Mutter" befinden. Häufig phantasieren Patienten, von einem interessierten Partner angesprochen zu werden, ohne selbst die Aktivität ergreifen zu müssen; die Lust, einen Partner aktiv zu erobern, bleibt verdrängt. Als Außenstehende beobachten wir, wie sich Verdrängtes durchsetzt, wenn sich der Patient so verhält, daß er seinen Partner wie einen kostbaren Besitz vorführt. Schwierigkeiten können sich allerdings dann ergeben, wenn beispielsweise ein Patient seinen kostbaren "Besitz" gegen andere Rivalen, die er entsprechend seiner Projektion als habgierige Ungeheuer fürchtet, verteidigen muß. Vermag ein Patient dies nicht, beispielsweise aufgrund weiterer Verdrängungen im Bereich des Aggressiven oder des ödipalen Rivalisierens, beobachten wir häufiger, daß er von seinen unbewußten oralen Wünschen in andere, bestehende Liebesbeziehungen getrieben wird, wo er als dritter mitprofitieren kann.

Als biographischen Hintergrund finden wir oft ein eher gefühlskarges Elternhaus mit betonter Ehrgeiz- oder auch Sparsamkeits- und Bescheidenheitsideologie. Häufig wird eine sparsam korrekte und auf Ordnung bedachte Mutter geschildert, die nicht zu Zärtlichkeiten neigte und sich gegenüber ihren Kindern nur schwer aufschließen konnte. Frühzeitig mußten die späteren Patienten ihre Bedürfnisse nach unbekümmertem Habenwollen - auch in der ursprünglichen Form üppig-spendenden Gefüttertwerdens - zusammen mit Zärtlichkeitswünschen gegenüber ihrer eher geizigen und überfordernden Mutter verdrängen. Protesthaltungen können allerdings in Form von Mäkeligkeit (konzentriert auf das Essen) erhalten bleiben. (Im gleichen Sinne ließe sich übrigens ein rezidivierender, nicht organisch bedingter Kardiospasmus als oraler Protest auffassen.)

Im Alltagsverhalten von Patienten mit Magensymptomatik läßt sich häufig eine Überempfindlichkeit gepaart mit Ungeduld beobachten. Diese werden ausgelöst in Situationen, in denen Gefühle von Entbehrung und Beeinträchtigung auftauchen. Beispielsweise erlebt ein Patient das lange Anstehen nach einer Fahrkarte als eine solche Versagungssituation. Zutiefst - unter der Schicht der Entbehrungs- und Beeinträchtigungsgefühle - werden dabei erhebliche Ärgergefühle mobilisiert, die der Patient aber als solche aufgrund seiner Verdrängung nicht deutlich erleben kann. Oft berichtet ein Patient nur von undeutlichen Verstimmungsgefühlen, oder er reagiert ausschließlich mit Magensymptomatik. Biographisch finden wir meist, daß sich diese Patienten früher besonders gegenüber ihren Geschwistern (oder auch gegenüber einem "schonungsbedürftigen", selber magenkranken Vater, der alles Gute bekam) häufig zu kurz gekommen gefühlt hatten; ihnen gegenüber hatten sie nicht unbekümmert ihren Teil einfordern dürfen. Insofern stellt eine Situation wie das Warten auf eine Fahrkarte eine Versuchungssituation für die verdrängten Impulse des Habenwollens dar und ebenso eine Versagungssituation, weil die frühkindlichen Verbote wirksam sind und daher das kränkende Zukurzkommen antizipiert wird, wodurch wiederum latent Aggressives mobilisiert wird.

Eine besonders augenfällige Ausprägung der unbewußten oralen Problematik kann sich in einer verminderten emotionalen Ausdrucksfähigkeit zeigen: Beispielsweise berichten Patienten, daß sie bei einer Unterhaltung das Gefühl hätten, ihnen sei der Hals zugeschnürt. Das kann so weit gehen, daß ein Patient z.B. auf der Straße Bekannte nicht grüßte, um sich nicht mit ihnen unterhalten zu müssen. Er hatte das Ideal ausgebildet, sich Gefühlsregungen nicht anmerken zu lassen; in Unterhaltungen sollte nach seiner Meinung nur das gesagt werden, was Hand und Fuß hätte. Einige Patienten überlegen lange nach solchen Formulierungen, die ihnen aber meistens erst einfallen, wenn sie sich von ihrem Gesprächspartner verabschiedet haben. Erst in der Therapie wird solch einem Patienten langsam deutlich, wie sehr er sich ständig selbst überfordert. Getrieben von seinen verdrängten oralen Wünschen nimmt er nämlich per Projektion an, daß (auch) die anderen Menschen sehr viel und Wertvolles haben wollten, also nur Großartiges und Wichtiges von ihm erwarteten. Reaktiv bildet sich eine retentive Haltung heraus, weil Patienten, die nicht unbefangen nehmen, sich quasi nicht wieder auffüllen können, "fürchten müssen", sich zu verausgaben. Diese manifesten retentiven Haltungen sind es, die als Schutz vor Substanzverlust hinter der vordergründigen Ausdrucksunfähigkeit der betreffenden Patienten stehen.

Auffälligkeiten lassen sich auch im direkten Umgang mit Geld finden. Oft sind Patienten, die nicht in der Lage sind, offen nach Geld zu streben, durch die Ideologie, daß Geld nicht wichtig sei, abgesichert. Oder wir beobachten, daß Patienten, die Geld besitzen, sich nichts für einen vergänglichen Genuß kaufen; eher bringt sie eine retentive Reaktion dazu, für etwas Bleibendes und Dauerhaftes sparen zu müssen.

Oft lassen verdrängte orale Zielvorstellungen den Patienten Situationen konstellieren, in denen er sich intensiv für ein - nicht bewußt orales - "anderes" Ziel, etwa für einen Erfolg für die Firma oder für Kollegen (z.B. über den Personalrat) engagiert, ohne daß er sich für seinen eigenen materiellen oder immateriellen Gewinn bewußt(!) einsetzt: die gezielte Aktivität (etwa in der Weise "ich will dies von dem für mich haben") kommt nicht adäquat zustande.

Besonders auf Versagungssituationen im beruflichen Bereich reagieren depressive Magenkranke oft mit Symptomatik. Sie fühlen sich von Kollegen und Vorgesetzten oder in Examina von ihren Prüfern nicht ausreichend anerkannt und meinen, daß ein anderer, z.B. ein Kollege oder Mitprüfling - oft in Geschwisterübertragung - mehr Aufmerksamkeit und Gratifikationen oder bessere Zensuren erhält. Während sich der betreffende Patient sehr gekränkt und zu kurz gekommen fühlt und die restierenden Gefühle des verdrängten Habenwollens und auch die Enttäuschungswut auf die versagenden Personen intensiviert werden, führen begleitende gastrale Funktionsabläufe über eine Veränderung der Mikrozirkulation, der Säureverhältnisse und der glatten Muskulatur schließlich zu Dysfunktionen bis hin zum deutlichen Symptom.

Viele Patienten wissen, daß sie "schon seit Kindheitstagen mit dem Magen reagieren". Bei Problemen - falls sie sich heute noch daran erinnern können - im Kindergarten oder in der Schule hätten sie "es mit dem Magen". Erst sekundär erleben die Patienten, daß sie Zuwendung über ihr Kranksein erhalten. Das Kranksein kann dann den ursprünglichen Verdrängungskonflikt stabilisieren. Als schonungsbedürftiger Kranker wird der Patient eher beachtet und versorgt. Außerdem lassen sich unbemerkt Racheimpulse im Kranksein befriedigen, indem beispielsweise eine lange Krankschreibung den kränkenden Vorgesetzten oder die Mitarbeiter beeinträchtigt. Haben diese chronifizierenden Momente bereits großes Gewicht erlangt, ist die Prognose für eine konfliktaufdeckende Therapie natürlich weniger günstig.

Es muß ganz deutlich darauf hingewiesen werden, daß die Magensymptomatik von diesem unbewußten Konfliktbereich nur häufig, aber nicht ausschließlich ihren Ausgang nimmt. Insofern liegt eine **Organspezifität nicht** vor. Wir beobachten, daß Magensymptomatik auch bei anderen, nicht-oralen, unbewußten Konflikten auftritt. Dies läßt sich so verstehen, daß es eine Art Hierarchie unter den Organen gibt; sind die davor liegenden, mit dem seelischen Konflikt eigentlich mitschwingenden Organfunktionen ausreichend stabil, führt die in der Versuchungssituation intensivierte Affektenergie an der am wenigsten resistenten organischen Stelle (z.B. bei entsprechender organischer Disposition) -hier am Magen- zur deutlichen Funktionsstörung. Und andererseits kann sich die Wucht des intensivierten, unbewußten oralen Impulses an einem gänzlich anderen Organ manifestieren.

Es ist auch möglich, daß sich die ursprünglich in oralen Konflikten ausgelöste Magensymptomatik im weiteren Verlauf stärker automatisiert und dann in psychodynamisch völlig unterschiedlichen Situationen ausgelöst wird. Schließlich können Magensymptome bei jedem Anflug von Angst auftreten.

Nicht nur am Magen, auch an anderen Körperbereichen, die mit oralem Erleben physiologischerweise korrelieren, beobachten wir öfter typische - aber keine spezifischen! - Symptome im Zusammenhang mit intensivierten verdrängten oralen Wünschen (die sich wie beschrieben auch an anderen Organen manifestieren können). So kann es über eine Durchblutungsveränderung im Rachenbereich zu häufigen **Anginen** kommen. Grundlage wäre dann ein verändertes Gleichgewicht in der Mikrozirkulation, das ein rascheres Angehen von virulenten Keimen erleichtert. Eine immunologische Resistenzminderung würde sich zusätzlich begünstigend auswirken.

Bei männlichen Patienten kann dieses Anginasymptom gelegentlich noch sekundär von einer weiteren Seite aus gehalten werden: Bestehen zusätzlich unbewußte homosexuelle Strebungen, so wird die Angina in den Dienst dieser Strebungen gestellt, indem der Patient mit seiner Angina andere darauf aufmerksam macht, daß er ein Rezeptabulum hat.

Eine oral determinierte Psychodynamik zeigt sich auch beim psychogen ausgelösten **Asthma bronchiale** (das mehrfach determiniert ist) darin, daß die orale Aufnahme von etwas sehr Wichtigem - in diesem Falle der Luft - offenbar höchst angstbesetzt ist und der Abwehr unterliegt: korrelativ kommt es zur Konstriktion der Bronchialmuskulatur.

Eine gänzlich andere Form von Symptomatik kann entstehen, wenn die orale Lust motorisch betont erlebt wird. Sie wird dann als Lust am Sprechen deutlich. Sprechen hat in besonders ausdrücklicher Weise mit Beißen, Zupacken und Festhalten zu tun. Wird diese lustvolle Tätigkeit verdrängt, kann es zur Beeinträchtigung des Sprechflusses bis hin zur **Sprechhemmung** kommen.

Auch beim **Diabetes** lassen sich psychogen mitbedingende Momente in der bereits ausführlich beschriebenen oralen Problematik finden. Wenn auch vorrangig Vererbung oder primär organische Schäden vorliegen, kann der Zeitpunkt der Diabetesauslösung oder eine Exacerbation durch eine seelisch schwer zu verarbeitende Situation mitbestimmt sein. In diesen Situationen finden wir häufig eine orale Gestautheit beim Patienten, die von einer schweren Funktionsstörung der die Nahrung verarbeitenden Organe begleitet wird. Da Affekte und überhaupt psychische Erregungen hormonalen Steuerungsvorgängen parallel laufen und diese auch beeinflussen, kann es zur Regulationsstörung und zur Entgleisung des Zuckerhaushaltes kommen. Zum Beispiel reagierten vermögende Patienten auf einen Börsenkrach mit Diabetes. Vom neurosenpsychologischen Standpunkt aus ist die Beobachtung interessant, daß sich Diabetiker in Besitzfragen oft auffällig verhalten; häufig sind es gute Geschäftsleute, die zwischendurch durch unsinnige Aktionen Geld verlieren. Meist lassen sich bei ihnen ungeäußerte und daher unbefriedigte orale Ansprüche beobachten.

Handelt es sich aber um Patienten mit stärkeren hysterischen Neurosenzügen, stellt sich die interessante Frage, ob es sich beim Diabetes auch um ein Konversionssymptom handeln kann. Dabei käme die bildhafte Verquickung von "Süße" und "Liebe" zum Tragen. Die innere Vorstellung der "Süße" bildet also die Voraussetzung für die Konversion ins Symptom im Rahmen einer hysterischen Struktur.

Bei dieser körperlichen Erkrankung (ebenso wie bei den bereits genannten) sollte nicht von vornherein - ohne psychische Diagnostik beim Patienten - ein unbewußter psychischer Konflikt gesucht werden, weil nicht jeder körperlicher Vorgang eine seelische Relevanz haben muß. Sondern die Diabetesproblematik ist nur dann für Therapeuten relevant, wenn es sich um einen neurotischen Patienten mit einem Therapieanliegen handelt, dessen Verdrängung wir in seiner neurotischen Struktur, in seiner Übertragung, in seinem Lebensaufbau - und in seinen körperlichen Vorgängen - erkennen können.

Auch **Eßstörungen** wie Magersucht nehmen ihren Ausgang von Störungen in der oralen Phase. Wir finden oft, daß Patientinnen in ihren eigentlichen Bedürfnissen nach anerkennender Bejahung ihrer oral getönten Aktivitätswünsche frustriert wurden, während sie von der Mutter oder oft einer Großmutter sekundär mit Essen verwöhnt wurden. Durch die Verwöhnung bildeten sich eine erhebliche Gefügigkeitshaltung, aber auch bleibende Verwöhnungsansprüche heraus. Später, in der ödipalen Phase, richteten die Patientinnen intensiv ihre persistierenden Wünsche nach zuwendungsbereiter Anerkennung zumeist an den Vater, der oft zunächst äußerlich weich und zärtlich wirkte, im Endeffekt aber schwer enttäuschte, so daß die Betreffenden in der ödipalen Phase erneut scheiterten und Verdrängungen im oralen und im hingebungsvollen sexuellen Bereich bildeten, wobei gelegentliche Idealisierungen der Vaterfigur ihre tiefen Enttäuschungen verdecken. Solch eine häufig anzutreffende Genese können wir an Patientinnen beobachten, die sich gegenüber Männern verhalten, als ob sie die innere Einstellung hätten: "Männer schlachten die Frauen nur aus, sobald sie deren Hingabe erreicht haben." Hier zeigt sich eine Projektion verdrängter oraler Aktivität im sexuellen Gewand.

Wenn die Patientinnen nicht überhaupt aufgrund ihrer übermächtigen Sexualangst eine Partnerschaft vermeiden, fällt bei ihrer Partnerwahl das starke depressive Moment auf: Zutiefst trauen sie sich den eigentlich gewünschten Mann gar nicht zu ("ich kriege ihn ja doch nicht") und neigen daher zur völlig übereilten Partner"wahl" ("lieber den Spatzen in der Hand als die Taube auf dem Dach"). Unbewußte orale Ansprüche engen die Patientinnen oft auf Partner ein, die vordergründig Repräsentanten der äußeren Ordnung und der oralen existentiellen Sicherheit darstellen. Immer wieder setzt sich die verdrängte Oralität in ihrer Haltung durch, die ausdrückt, daß alle Menschen, und im Persönlichen vor allem der Partner ihre Leiden anzuerkennen und wiedergutzumachen hätten - wie es auch nicht genüge, daß die Mutter oral spendet, sondern sich total verströmen soll. Solch eine ausgeprägte Übertragung, in der alles dranghafte Habenwollen auf den Therapeuten konzentriert wird und die Patientin keine nehmende Aktivität zeigt (etwa durch eigenständige Mitarbeit in der Therapie), erschwert durch den gesetzten Druck und die signalisierte heftige Enttäuschungsbereitschaft oft die therapeutische Zugänglichkeit.

Daneben äußern Patientinnen oft ihre Ängstlichkeit, von den auspowernden Bedürfnissen ihrer Partner und der Gesellschaft total vernichtet zu werden. Als Reaktion auf diese Angst hat sich meist eine ausgeprägte retentive Haltung als Schutzmaßnahme entwickelt, die auch die Abgabe von Körpersubstanzen (Obstipation, Amenorrhoe) betrifft (statt Verströmen kontrollierte und willentlich gesteuerte Abgabe per Mittel wie Laxanzien und Antikonzeptiva).

Bei schwererer Ausprägung tauchen völlig unausgereifte, kleinkindhaft orale Impulse in Durchbruchshandlungen auf wie Betteln, Stehlen, exzessive Kreditaufnahme. Im Verlauf der Therapie kann erst nach der Bewußtwerdung der oralen Wünsche eine real durchsetzbare Oralität entwickelt werden. Es sollte eine bewußte, abwägende Fähigkeit zum Verzicht auf Quantität zugunsten von Qualität und Zärtlichkeit erreicht werden.

Gerade das häufig erlebte Defizit an Zärtlichkeit spiegelt sich in ihrem lieblosen Umgang mit ihrem Körper wider, der nur kontrolliert, aber nicht geliebt (z.B. liebevoll, ausgesucht gefüttert!) und nicht wohlwollend betrachtet (noch vertieft durch die Verdrängungen im sexuellen Bereich) oder gepflegt werden kann. In schwererer Ausprägung kommt es zur exzessiven Selbstbeschädigung. Auch dem absichtlichen Hungern liegt eine Selbstschädigungstendenz zugrunde. Im Hungern überwiegt der Abwehrcharakter mit Straftendenz, der sich ganz bevorzugt gegen vermeintliches "Dicksein", gegen die körperlich-weiblichen Formen richtet; psychodynamisch wirksam ist die Sexualabwehr (dick = schwanger).

Eßanfälle, die auftauchende Depressionen kurzfristig mildern, können einen süchtigen Charakter annehmen. Wo immer das **süchtige** Moment auftaucht, ist es in einer einsamen, isolierten Situation zu finden. In dieser Süchtigkeit liegt ein, wenn auch nur vorübergehender, Befriedigungscharakter. Kinder, die nicht befriedigt sind, haben auch das Gefühl "da muß noch etwas hinein". Solange noch etwas Eßbares da ist, werden sie immer wieder danach greifen und immer wieder, um das innere Leeregefühl zu beseitigen. Das Materielle, das Essen, häufig Süßigkeiten, steht als Ersatz für das Immaterielle, für die eigentlich gewünschte Zuneigung. Vordergründige Oralität tritt an die Stelle von Innigkeit in den Gefühlsbeziehungen. Die Qualität wird durch Quantität ersetzt.

Im süchtigen Moment finden wir - verglichen mit einem völlig passivresigniert Depressiven -, daß ein Stück Hoffnung erhalten ist. Der Betreffende muß gelegentlich - wenn auch viel zu wenig und inadäquat - die Erfahrung von Trostvollem gemacht haben. Er gestattet es sich später punktuell im momentanen Suchtverhalten, vertrauend auf einen Hoffnungsschimmer, die sichernde Wachsamkeit dem Leben gegenüber aufzugeben. Drastisch formuliert: Ein ausgeprägt Depressiver sieht die Welt als fressendes Ungeheuer, das ihn verschlingt. Der optimistischere Typ dagegen erlebt auch das Gefühl: "Wenn ich gefressen werde, komme ich hinten wenigstens wieder lebendig heraus". Solch ein Zug des passager erlebbaren Euphorischen ist auch bei den sogenannten Wegläufern zu finden. Sie laufen dann weg, wenn sie eine Versagungssituation vor sich haben und diese in euphorischer Weise verkennen. Fortläufer, die türmen, begründen das oft mit dem Spruch "Morgenluft wittern". Manche Fortläufer verlieren ihre gedrückte Stimmung, wenn sie durch die Straßen laufen und den Duft der Blumen in den Gärten schnuppern. Dieser Zug des Euphorischen scheint dadurch gegeben zu sein, daß, eingesprengt in eine harte Erziehungsumgebung, Nachlässigkeiten - aber keine liebevollen! - vorhanden waren; wenn sich beispielsweise ein Kind in einem Schrebergarten selbst überlassen bleibt. Im Schrebergarten alleingelassen zu sein bedeutet für einen Depressiven, total existentiell im Gefängnis der Welt überhaupt alleingelassen zu sein. Bei der Gelegenheit loszutoben überwindet er die Depression im Loslaufen. Vom frühkindlichen Milieu her muß also etwas geboten worden sein, das ein Stück Paradies darstellt, so daß der Trost zustande kommt "ganz so schlimm ist es doch nicht". In ähnlicher Weise klammern sich manche Depressive in ihrer Verstimmung an das Rückerinnern von etwas, was einmal sehr schön war, und sie vertiefen sich so darin, daß sie sich dadurch passager helfen können. Immer sind im Ozean von Unglück ein paar schöne Inseln vorhanden. Die eigene Verzweiflungslage in der Welt wird temporär gerade noch erträglich und die Sehnsuchtsstimmung für einen Augenblick gedämpft.

In wieweit ein Suchtverhalten, das reaktiv auf den neurotischen Konflikt entsteht (Differentialdiagnose: Süchte außerhalb des Neurosengeschehens) und der Coupierung von depressiven Zuständen dient, schließlich den ursprünglichen Verdrängungskonflikt überwuchert, sollte vor Therapiebeginn abgeklärt werden. Denn eine aufdeckende Therapie bringt Unlust für den Patienten mit sich; durch die immer auch belastende Konfliktaufdeckung könnte ein Patient verstärkt in sein bereitliegendes Suchtverhalten hineingetrieben werden.

Die analytische Arbeit bei Patienten mit einer depressiven Neurose umfaßt die Aufdeckung, Bewußtmachung und Integrierung des bisher Verdrängten in das vorhandene Persönlichkeitsniveau. Dabei hat es sich als günstig erwiesen, symptomorientiert vorzugehen. Denn ein neurotisches Symptom weist darauf hin, daß sich die bisher relativ stabile Neurosenstruktur, das relativ stabile Abwehrverhalten in Bewegung befinden: Sie haben eine Bruchstelle bekommen. Diese erlebt der Patient ich-dyston.

Auslösung der neurotischen Depression

Bisher wurde deutlich, in welcher Weise das innere Erleben und das alltägliche Verhalten durch das Verdrängte geprägt sind. Zu Depressionen muß es gar nicht mal kommen. Denn der Betreffende kann sich über die charakterliche Verarbeitung der unbewußten Problematik und über seine von ihm mitkonstellierte Umwelt stabil halten, und er muß nicht zwangsläufig in unbewältigbare Situationen kommen.

Symptomatik entsteht erst dann, wenn der Betreffende in Situationen hineingerät, in denen er aus inneren Gründen keinerlei Expansivität mehr entfalten kann. Beispielsweise steht bei einem Patienten die Verteilung eines familiären Erbes an, bei dem er aber aus Verdrängungsgründen - sehr zu seinem Nachteil - passiv bleibt. Während er jegliche gezielten (bewußten!) nehmenden Aktivitäten meidet, entwickelt er noch kompensatorisch Anstrengung im beruflichen Bereich, wo seine berufliche Geltungsseite zum Tragen kommt; oder er sucht eine vermehrte Bestätigung im sexuellen Bereich. Besonders häufig finden depressiv Strukturierte Befriedigung im passiv-Oralen. Indem sie vom Partner oder immer noch von den alten Eltern umsorgt werden, werden verdrängte Wünsche eines anderweitig gezielten Habenwollens weniger intensiviert. Erst wenn alle expansiven Wege versperrt sind - wenn beispielsweise eine dauernde Fürsorge nicht mehr möglich ist oder versagt wird durch Trennung oder Tod des Bezugspartners -, dann kommt es zum Symptomdurchbruch.

Es stellt sich die Frage, warum gerade eine Depression entsteht und nicht ein anderes Symptom, z.B. ein Zwangssymptom. Was geschieht bei der neurotischen Depression auf mikropsychologischer Ebene?

Das depressive Symptom

Wenn wir uns einen depressiven Patienten vergegenwärtigen, fällt uns auf, daß eine kraftvoll bewegte Lebendigkeit, eine körperlich-seelische Spannkraft fehlt, bzw. verringert ist. Es geht um expansive Vitalität. Das Vitale drückt sich u.a. im heftigen Begehrenkönnen aus. Dieses Begehren wiederum setzt sich zusammen aus einem deutlich erlebbaren Gefühl und einer in Bewegung geratenden Motorik, die auf das Begehrte propulsiv zustrebt. In der Depression sind diese beiden Bereiche des Gefühlshaften und der Motorik in besonderer Weise betroffen.

Dabei hat ein Depressiver im Gegensatz zum intentional Gestörten eine gefühlsgetragene Einbettung in seine Umwelt mit Vertrautheitsgefühlen ausgebildet, auch kann er eindeutig und gleichbleibend Kontakt zu seiner Umwelt aufnehmen und aufrechterhalten und ist gerade durch seine Übertragung, durch die er wie getrieben wirkt, sich "blind" (weil das bewußte Objekt verdrängt bleibt) zu holen, zu erwerben, habenzuwollen, auf seine Umwelt einseitig verstärkt bezogen. Während die intentionale Gefühlsreaktion auf die Umwelt sehr fein gewebt ist, fallen beim Depressiven eher gröbere Lücken auf: Bewußt erlebt er keine Begehrlichkeit, sondern höchstens drückende Trauer. Er "antwortet" auf Objekte, die seine Begehrlichkeit locken können, mit Depression.

Bei genauester Untersuchung wird deutlich, daß sich der Depressive in einer subtilen muskulären Anspannung befindet, in der die muskuläre Aktion gleichzeitig mit antagonistischer Aktion einsetzt. Der Patient wirkt nach außen lahm, weil keine motorische Handlung zustande kommen kann, solange sich Agonist und Antagonist in der Schwebe halten. Diese körperliche Situation erzeugt auch das vom Patienten oft als quälend beschriebene Gefühl von Niedergedrücktheit, von De-pression.

Wie kann es dazu kommen? Offensichtlich wird hier einer angestrebten muskulären Aktion, einer Handlung, schon sehr früh entgegengesteuert und die Aktion dadurch unterbrochen. Daß sie überhaupt so früh, also schon im ersten Ansatz, beim ersten Auftreten, gestört werden konnte und der Betreffende gar keine andere Möglichkeit ausbilden konnte, diese eigentlich gewünschte Handlung doch noch auszuführen oder sich irgendwie anders zur Wehr zu setzen, weist darauf hin, daß der Betroffene offensichtlich zu einer Zeit, in einer Entwicklungsphase, schwer eingeschränkt worden ist, als ihm noch keine andere Bewältigungsmöglichkeit zur Verfügung stand. Die feinst ausgeprägte muskuläre Erstarrung, die sich unsere depressiven Patienten erhalten haben, drückt die Antwort aus, die ihnen in ihrem ersten Lebensjahr als Reaktion auf bedrohliche Einschränkungen durch ihre Bezugsperson nur möglich war.

In dieser Zeit, besonders gegen das Ende des ersten Lebensjahrs, steht eine verstandesmäßige Auseinandersetzung noch nicht im Vordergrund. Zunächst sieht das lustvolle Antriebserleben beispielsweise folgendermaßen aus: Das Kind begehrt heftig einen knallroten Apfel. Mit dem intensivierten begehrlichen Gefühl, das per Vorstellung und Wahrnehmung sein konkretes Ziel (den Apfel) sucht bzw. findet, tritt die Erregung des gesamten Körpers, der sich zur Aktion bereitmacht, auf. Auch die muskuläre Aktion, die beim Erobern des Apfels vonnöten ist, fließt mit ein. Da ein Kind aber von seinem ersten Lebenstag an innerhalb von Objektbeziehungen lebt und andauernd Erfahrungen mit der Reaktion seiner Mitmenschen auf seine kindlichen Impulse gesammelt hat, setzen gleichzeitig mit dem Auftauchen seines Impulses, den roten Apfel haben zu wollen und dabei aktiv zu werden, seine Erfahrungen mit der Umgebung ein: Seine erinnerten Furchterlebnisse modifizieren ganz fein sein Erleben und Verhalten.

Erlebt aber ein Kind über die "üblichen" einschränkenden Furchterlebnisse hinaus, daß seine nehmende Aktivität übermäßig einschüchternd verboten wird, dann wird die motorische Aktion übermäßig von Furcht gebremst. Wiederholt sich diese erschreckende Einschränkung immer und immer wieder in einer harten, versagenden häuslichen Atmosphäre, dann setzen schließlich mit jeder Muskelaktion, die den heftigen Wunsch begleitet, gleichzeitig die furchtgesteuerten Antagonisten mit ein: muskuläre oral motivierte aktive Propulsion und furcht-, bzw. schuldgefühlshafte Retropulsion halten sich in der Schwebe; der Wunsch kann sich nicht durchsetzen.

Analoges spielt sich im Gefühlshaften ab: Während ein Kind erlebt, daß sein intensiver Wunsch des Habenwollens durch die Verbote seiner Bezugsperson bedroht ist, verbinden sich die gerade einsetzenden Gefühlsanteile mit gleichzeitig einsetzenden Furchtanteilen. Sein Gefühl des heftigen Begehrens ist damit lahmgelegt und erstarrt.

Als Reaktion auf die verbotene Expansion stellt sich ein Trauergefühl ein. Je intensiver der Traueraffekt ist, desto mehr wird wiederum die Abdrosselung der Gefühle und der Bewegung verstärkt, bis hin zur bewegungslosen Apathie.

Bei genauester Betrachtung ist die motorische und gefühlshafte Erlahmung eine Mikro-Erstarrung. Damit ist eine "überlebenswichtige" Reaktionsweise auf die Bedrohung der kindlichen Lusterlebnisse entstanden. Fortan setzt die depressive gefühlshafte und motorische Abdrosselung bei erneuter Bedrohung der Lusterlebnisse ein, und Trauer als Reaktion auf diese Expansionsverhinderung unterhält und verstärkt den Prozeß.

Bei der Depression als neurotisches Symptom wird offenbar, daß erst etwas Bestimmtes verdrängt sein mußte, das dann in Form des Symptoms wiederkehrt. In der oralen Phase aber war ein Kind noch gar nicht in der Lage zu verdrängen, zumal in dieser Entwicklungsphase noch kein klar abgegrenztes Ich-Bewußtsein existierte. Erst zur Zeit der ödipalen Phase kann ein Kind aufgrund seiner mentalen und psychomotorischen Weiterentwicklung im Rahmen seiner differenzierteren intrapsychischen Strukturen verdrängen.

Daran wird deutlich, daß einer depressiven Neurose *zwei Ansätze* - einer in der oralen Phase und einer in der ödipalen Phase - zugrundeliegen. Oder anders ausgedrückt: Was in der oralen Phase bereits gestört worden ist, wird in der ödipalen Phase noch verdrängt. Wie beschrieben kommt es in der oralen Phase durch das ängstigende Verhalten der Mutter zu einer übermäßigen Trauerreaktion und einer abdrosselnden Übersteuerung der Impulse (des Habenwollens). Die Impulse sind dann zwar nicht mehr reflektiert, wären aber noch bewußtseinsfähig.

Wie alle anderen Wünsche trägt das Kind in der ödipalen Phase auch seine oralen Wünsche an seine Eltern heran. Diese Wünsche haben dann nicht mehr den dranghaften Charakter wie in der oralen Phase; sondern das Kind prüft jetzt, wie es in seinem geschlechtsspezifischen Rahmen mit diesen Wünschen ankommt: ob es als forderndes Mädchen, bzw. fordernder Junge bejaht wird. Wenn es spürt, daß seine oral-fordernde Verhaltensweise die Beziehung zur libidinös besetzten Bezugsperson stört und gefährdet (indem es beispielsweise zu ungeschickt, störend seine vielleicht überhöht gestalteten Forderungen durchsetzen will oder heftig Fürsorge und Rücksichtnahme einfordert, wie sie sein nachgeborenes Geschwisterchen bekommt), dann beginnt es, die objektbezogene Vorstellung seiner oral-expansiven Wünsche zu verdrängen. Der Wunsch des Habenwollens kann sich damit nicht mehr bewußt und zielgerichtet an Objekte richten, sondern bleibt als Gefühlsrest quasi frei flottierend erhalten. Beim solchermaßen in seiner lustvollen Expansion eingeschüchterten Kind setzen zusätzlich die konfliktbedingten mikropsychologischen Vorgänge aus der oralen Phase ein: *Das oral verdrängende Kind wird starr.* Das depressive Erleben läßt sich auch als Gegenbesetzung verstehen, das den Konflikt verdrängt zu halten hilft. Durch die Verdrängung der Zielvorstellung und durch das seiner propulsiven Schubkraft beraubte, wenig intensive Gefühl wird auch die innere **Vorstellungswelt farblos** und wenig lebendig erlebt, affektiv getragene Handlungsentwürfe kommen nicht zustande, der Betreffende verhält sich **passiv und planlos**, und er ist sehr **phantasiearm**.

Wird in Versuchungssituationen das bestehengebliebene Gefühl intensiviert, ohne daß es eine bewußte Befriedigung (die Objektvorstellung bleibt verdrängt) finden kann, und kann sich auch keine anderweitige Expansion entfalten, dann kommt nicht der Gesamtimpuls zum Vorschein - das verhindert die bei Neurotischen überstarke Gebots- und Verbotsatmosphäre, die Summe der verdrängten Angst- und Schuldreaktionen, auch als Über-Ich bezeichnet. Sondern die durch die Versuchungssituation verstärkte Kraft des Affekts bewirkt plötzlich und massig auf der antagonistischen Seite die motorische und gefühlshafte Niedergedrücktheit, die von intensiv einsetzendem Traueraffekt verstärkt wird: die De-pression als Symptom bricht an der Bewußtseinsoberfläche und körperlich durch. Und/oder die plötzlich zur deutlichen Intensität gesteigerte Wucht des restierenden Gefühls führt zu bereits beschriebenen körperlichen Funktionsstörungen.

Daß dieser zur Heftigkeit verstärkte Gefühlsrest des ursprünglich vollständigen Antriebserlebens in Form des Symptoms ich-dyston empfunden wird, liegt in seinem plötzlichen Auftreten und in seiner Intensität. Denn ein depressiver Patient ohne aktuelle oder gesteigerte Depressionssymptomatik empfindet seine gefühlshafte und muskuläre Abdrosselung, seine geringe Aktivität (z.B. keine Einfälle haben!) nicht ich-fremd, weil sie gleichbleibend, aber doch immer nur in viel geringerem Ausmaß vorhanden ist als bei akutem Symptomeinbruch.

Wenn es um Verdrängung der oralen Wunschwelt geht, ist die *aktive Seite* betroffen. Denn es sind die aktiv geäußerten Impulse des Forderns und Durchsetzens, die in einer Beziehung störend wirken und daher verdrängt werden müssen. Daran reiht sich auch die Beobachtung bei unseren depressiven Patienten, daß Depressive eine erhebliche **Enttäuschungswut** haben. Dieser die Aggression begleitende Affekt setzt ein, wenn die geliebte Bezugsperson dem Kind seine lustvolle Betätigung des Habenwollens versagt. Und auch diese gegen die Mutter gerichtete Enttäuschungsaggression muß verdrängt werden, weil sie ganz besonders die nehmende Beziehung gefährden würde, auf die ein kleines Kind noch angewiesen ist.

Dieser Verdrängungskomplex steht auch hinter den Klagen unserer Patienten, die vordergründig Trennungs- oder Verlustängste beschreiben. Dabei geht es nur ganz vordergründig um einen vermeintlichen Geborgenheitsverlust. Bei genauer Beobachtung zeigt es sich, daß diese passive Position ein (reaktives) Bequemlichkeitsverhalten darstellt: Der Patient hatte einen Partner oder eine Umgebung, in der er nicht zu fordern brauchte, weil ihm diese Aktivität durch Versorgung abgenommen wurde. Sobald aber diese neurosenstabilisierende, also verdrängungsfestigende Position verlorengeht, drängen die angstbesetzten oralen Impulse verstärkt an. Diese Unterscheidung hat weitreichende therapeutische Konsequenzen. Denn wenn wir mit dem Patienten seine vermeintliche Geborgenheitsproblematik bearbeiten, würden wir diese neurotische Eincngung chronifizieren. Wichtig bleibt, die dahinterstehenden Verdrängungen dem Patienten aufzudecken und ihn erleben zu lassen.

Auch wenn die depressive Neurose und das depressive Symptom durch die Störungen erst in der oralen und dann noch einmal in der ödipalen - der verdrängungsfähigen - Phase entstehen können, hat ein "rein" depressiver Patient noch nichts mit einer hysterischen Struktur zu tun. Auch wenn die depressive Neurose ihr typisches Gepräge durch die mikropsychologische Verarbeitungsweise der oralen Phase erhält und an der Konfliktverarbeitung der oralen Problematik erworben wurde, sind nicht nur orale Inhalte im engen Sinn, sondern überhaupt lustvolles Expansivsein an sich betroffen; der Depressive ist in seiner oralen, analen, sexuellen Expansion eingeschränkt.

Für die Entstehung von zwangsneurotischen oder hysterischen Zügen sind wieder ganz andere Verarbeitungsprozesse bedeutsam. Wo Mischstrukturen auftreten, sind Verdrängungen in *beiden, bzw. mehreren* Bereichen und die daraus entwickelten Neurosenzüge deutlich erkennbar. Wichtig wird dann die dynamische Wechselwirkung zwischen den beiden Verdrängungsbereichen, die natürlich nicht parallel oder unberührt nebeneinander stehen, sondern sich gegenseitig beeinflussen.

Kurzbeispiel einer depressiv-hysterischen Mischstruktur

Ein 35jähriger Patient bekommt eine neurotische Depression, nachdem sich seine Partnerin von ihm getrennt hat. Im Verhalten des Patienten und in seinem Lebensaufbau wird deutlich, daß er Verdrängungen sowohl im oralen als auch im genitalen Erleben hat. Neben seiner oral determinierten Unbezogenheit zum Besitz fällt auf, daß er unter Männern nicht adäquat phallisch rivalisieren kann, ebensowenig wie er sich Frauen gefühlsgetragen phallisch-progressiv nähern kann. Da er sich auch beruflich nicht darzustellen vermag, vermeidet er unter vielfältigen Rationalisierungen den Berufseintritt ebenso wie die feste Beziehung zu einer Frau.

Aufgrund seiner oralen Latenz versucht er, sich von seinen Partnerinnen versorgen zu lassen, ohne aber seine Wünsche offen an eine Frau richten und auch ohne sie mit zärtlicher Sexualität befriedigen zu können. Die Frauen laufen ihm weg, sobald sie seine uneinfühlsame Sexualität und seine kindlich ausgeformten oralen Versorgungsansprüche bemerken. Als schließlich diese passive Lustmöglichkeit durch das aktuelle Weggehen der Frau versagt wird, kommt es zur Depression, da er sich nun auch nicht mehr wie bisher über Ausbildungsgänge stabilisieren kann.

Von der Gewichtung her gesehen handelt es sich bei der depressiv-hysterischen Mischstruktur häufig um eine stärkere hysterische Akzentuierung (was besonders an der Übertragung und der Lebensführung ablesbar ist). Der Patient hat den Symptomdurchbruch an der dünnsten(!) Stelle, d. h., verdrängte orale Impulse befanden sich näher an der Oberfläche und intensivierten sich eher als die stärker verdrängten phallischen, die der oral determinierten Symptomatik noch eine zusätzliche Intensität verliehen. Genetisch weist es darauf hin, daß die phallischen Impulse sehr viel stärker eingeschüchtert wurden als die oralen. Daß das orale Problem die phallische Problematik teilweise verdeckt, läßt sich im Theapieverlauf dadurch bestätigen, daß solch ein Patient gern und williger bei der Aufdeckung der oralen Latenz mitarbeitet als bei der weitaus ängstigenderen phallischen Problematik.

Auch die einhergehenden Minderwertigkeitsgefühle und ihre reaktiv gebildete narzißtische Kompensierung entstammten beiden Konfliktbereichen. Zu der depressiv erlebten Minderwertigkeit der Ganzperson kommt das geschlechtsspezifische Minderwertigkeitserleben hinzu, so daß dieses erheblich vertieft und dann wieder stärker mit besonders auffälliger Anstrengung narzißtisch überdeckt wird; der Patient inszenierte sich permanent als der "tollste Hecht".

Vom therapeutischen Standpunkt aus ist es ein Unterschied, ob sich der Therapeut bevorzugt mit dem narzißtischen Erleben beschäftigt oder ob er auf die darunterliegenden Ängste eingeht und diese bewußt und damit dem Patienten und seiner Bearbeitung zugänglich machen kann. Bei diesem Patienten wurde die unbewußte Rivalitätsproblematik fokussiert und das narzißtische Verhalten als Widerstand behandelt, indem dem Patienten erlebbar gemacht wurde, daß er aus Angst und Kränkungsschmerz in eine Selbstbezogenheit auswich.

Auch bei diesem Patienten mußte geklärt werden, ob es sich um eine neurotische Depression mit Symptomwert handelt oder um eine nicht-neurotische depressive Reaktion. Hier lag ein neurotischer Konflikt zugrunde, der sich auch in der Übertragung und beim therapeutischen Gegenübertragungsgeschehen abbildete, ebenso wie deutlich wurde, daß der Patient in seinem Lebensaufbau seine orale Wunschwelt nicht bewußt hat integrieren können. Daran zeigt sich, daß ein Symptom immer auf der gleichartigen Struktur (oder auf dem gleichartigen strukturellen Zug bei Mischstrukturen) fußt.

Bei zunehmender neurotischer Einengung kann es vorkommen, daß sich ein depressiver Patient in seinen Lebensumständen oder genauer gesagt von seinen Bezugspersonen so unglücklich beeinflußt findet, daß er in ein Gefühl von umfassender Auswegslosigkeit gerät und dann Suizidgedanken entwickelt. Die Suizidalität als Extrempol verstanden läßt einen sehr wichtigen Aspekt bei der Auslösung der depressiven Symptomatik auch ohne Suizidalität deutlich werden.

Auslösung von Depression und Suizidalität

Sicher ist nicht jede Suizidalität neurotisch bedingt. Uns kann hier nur die Beobachtung interessieren, daß neurotische Patienten häufig Suizidgedanken äußern oder suizidal handeln. Sicherlich läßt sich auch nicht festlegen, daß nur depressive Patienten zur Suizidalität neigen. Aber es läßt sich doch die Beobachtung untersuchen, daß neurotisch Depressive häufiger als andere Neurosenpatienten an Selbsttötung denken. Aus diesem Blickwinkel läßt sich auch das Verständnis von der Auslösung des depressiven Symptoms vertiefen.

Um die Zusammenhänge zwischen Depressivität und Suizidalität näher zu beleuchten, müssen wir nochmal auf einen typischen, bereits beschriebenen Auslöser für die depressive Symptomatik zurückkommen: Am Zustandekommen der neurotischen Depression sind zunächst verdrängte Impulse des Habenwollens beteiligt, die in einer Versuchungssituation mobilisiert werden. Auch wenn sie jetzt weiterhin als Totalimpulse verdrängt bleiben, macht sich dem Patienten doch, wenn auch nur undeutlich, ein Gefühl des Zukurzkommens oder Benachteiligtseins bemerkbar. Ein Gefühl tiefster Wertlosigkeit setzt ein, die narzißtische Kränkung wird deutlich. Im depressiven Minderwertigkeitsgefühl wiederholt sich die infantile Ursprungssituation (etwa in der Weise "ich bekomme nicht das Erwartete, also bin ich wertlos"). Die resignative Feststellung ist verbunden mit heftiger reaktiver Wut auf den versagenden, enttäuschenden Mitmenschen. Darin zeigt sich die Mutterübertragung, etwa in dem Sinne "Du gibst mir nichts von dir aus, du übersiehst mich." Damit diese Wut nicht losbricht, kommt es zur plötzlich einsetzenden, massiven Abdrosselung der Motorik und der Affekte, zur sichtbaren und spürbaren Depression. Depressive Zustände setzen also nach Situationen ein, in denen orale Wünsche und reaktive aggressive Impulse mobilisiert, aber nicht geäußert wurden.

Die neurotische Depression hat einen *prospektiven Charakter.* Überspitzt und aktivisch ausgedrückt (es läuft in dem Patienten ab, der davon nichts weiß): Wenn ein depressiv strukturierter Patient in einer bestimmten Versuchungssituation zum Mörder werden könnte, so kann er vor der Gefahr, von derartigen Impulsen überschwemmt zu werden, nur dadurch geschützt werden, daß alle in ihm ruhenden Aggressionen ein für allemal in die Latenz geschickt werden: das bedeutet per definitionem Depression.

Die Beteiligung der Aggression an der depressiven Problematik können wir in der Therapie in unterschiedlichstem Ausmaß miterleben. Als Beispiel sei hier kurz das unter der Therapie bewußtwerdende Aggressionserleben einer vierzigjährigen depressiven Patientin beschrieben: Die Patientin, der bereits an ihrer schlaffen Körperhaltung ihre tiefe Resignation anzusehen war, konnte sich weder ihrem Mann, noch Fremden gegenüber behaupten bzw. Forderungen stellen. Im Lokal konnte sie keine Bestellungen aufgeben, schon gar nichts zurückweisen oder reklamieren. Bei ihrem Mann, Alleinverdiener, äußerte sie keinerlei Ansprüche auf festes Wirtschaftsgeld. Sie war schließlich dahin gekommen, keine schöne CD, keine Kleidung, keine Blumen, kein Buch für sich aussuchen zu können. Versagungen durch ihren Mannes nahm sie gefügig hin. Immer wieder reagierte sie mit Depressionen; sie suchte einen Ausweg in der Isolierung, fern von der Familie. Entsprechendes konstellierte sich natürlich auch in der Therapie. Sie neigte dazu, sich völlig fallen zu lassen, brachte sehr wenige Einfälle, beklagte ein Leeregefühl oder ein Drehen im Kopf. In der Übertragung wurde ihr ganzes Mißtrauen deutlich. Nachdem sie zunächst lange Zeit in Passivität verharrt hatte bis hin zu Phantasien, in ein Kloster zu gehen, begann sie mit dem allmählichen Bewußtwerden ihrer Problematik die ersten Auseinandersetzungen mit ferner stehenden Personen, bis sie sich ihren Mann (und den Therapeuten) offen zu kritisieren traute. Verharrte sie anfangs in stiller Vorwurfshaltung (auch gegenüber dem Therapeuten), so zeigte sich der Beginn ihrer Aggressionsäußerungen zunächst in gedrängten scharfen Antworten. Dann folgten kribbelnde Ungeduld und Schlageimpulse. Schließlich machte sie ihrer lang aufgestauten Wut in dauerndem Toben und Zanken gegenüber dem, nun in ängstliche Verstimmung gedrängten, Ehemann Luft. In den letzten Behandlungsstunden begann sie, von ihrem Rachestandpunkt abzurücken und stattdessen bei ruhigen Auseinandersetzungen mehr eine Zukunft mit ihrem Mann ins Auge zu fassen, bei der sie sich selber aktiv sehen konnte.

Die zusammengestauchte Aggressivität des Depressiven bekommt eine ganz besonders schwerwiegende Bedeutung durch eine **Suizid**neigung. Die Lebensschwierigkeiten im beruflichen und im Beziehungsbereich, die sich aus der Struktur ergeben, können so weit gehen, daß der Betreffende im Alltagsleben weder ausreichende Wirkungsmöglichkeiten findet, noch sich genügend geliebt und bestätigt fühlt, so daß ein tiefes Gefühl von Unbehagen und Ungeborgenheit in der Welt entsteht, das eine Wurzel der Selbstmordneigung darstellt (Wunsch nach einem glücklich "paradiesischen Sein" außerhalb dieser Welt). Kommt es in zunehmend empfundenen Einengungen zu weiteren kränkenden Versagungen, löst schließlich die sich intensivierende Enttäuschungswut einen aggressiven Handlungsimpuls aus, der aber nicht gegenüber dem kränkenden Objekt ausgeführt wird; an dessen Stelle tritt die eigene Person - der Betreffende wendet die aggressive Aktivität gegen sich selbst. Eine andere propulsive Konfliktlösung ist ihm in dieser Gestautheit nicht möglich, zumal der Patient mit einer schwerer ausgeprägten depressiven Struktur ohnehin von sich aus kaum zu einer weiterführenden motorisch aktiven Konfliktlösung neigt. Als therapeutische Konsequenz ist ableitbar, daß einem selbstmordgefährdeten Patienten seine Aggressionen auf gar keinen Fall zu früh gedeutet werden dürfen, da dies deutlichere Aggressivität mobilisieren würde, mit denen er gerade nicht fertig werden kann. Dennoch ist aber deutlich, daß eine gewisse motorische Bereitschaft, wenn auch auf einem geringeren Aktivitätsniveau, vorhanden sein muß, denn sonst würde der Depressive seinem emotionalen Aufruhr, der von Angst und Aggression beherrscht ist, kein aktives Ende setzen können.

Hinzu kommen weitere Aspekte aus dem depressiven Bereich, die eine Neigung zur **Selbstbeschädigung** erleichtern. Patienten, die in der Lage sind, sich selbst umzubringen, müssen eine tiefe Wertlosigkeit ihrer eigenen Persönlichkeit und ihres eigenen Körpers erlebt haben. Gerade depressive Patienten haben sehr früh Vernachlässigungen und Einschüchterungen als narzißtische Kränkung und Ablehnung ihrer gesamten Persönlichkeit empfunden. Die zurückbleibende Selbstunsicherheit und die lauernden Selbst-*Wert*-Zweifel bleiben ihr ganzes Leben über in mehr oder minder deutlichem Ausmaß bestehen. Derartig betroffen - eventuell noch verstärkt durch eine der oralen Phase folgenden anal bedingten Wertlosigkeit - kann die eigene Person und das eigene Leben viel "selbstverständlicher" als wertlos empfunden werden; es liegt näher, es auszulöschen. Dies umso eher, wenn der Betreffende keine Zärtlichkeit sich selbst gegenüber empfinden kann.

Gerade im ersten Lebensjahr erfährt ein Kind durch den ganzkörperlichen zärtlichen Hautkontakt wärmend-liebende Geborgenheit und kann aus diesen Erfahrungen heraus sein Zärtlichkeitserleben dahin weiterentwickeln, daß es mit sich und seinem Körper pfleglich umgeht. Insofern liegt in der gelungenen Zärtlichkeitsentfaltung und damit in der Bejahung der eigenen Körperlichkeit und der eigenen Person der wichtigste Schutz vor späterer Suizidneigung und autoaggressiven Tendenzen. Denn auch in eine destruktive Haltung würden sich immer noch mitfühlende, zärtlich-liebevolle Gefühle voll primärer Hingabe und Zuwendung einmischen, die ein Kind in seiner frühen zärtlichen Verbundenheit mit seiner Mutter erlebt hat. Jede auch noch so heftig einschießende Aggression würde von einfließendem Zärtlichkeitsempfinden gebremst werden. Besteht aber beim Depressiven eine umfangreichere Störung des Zärtlichkeitsbereiches, erleichtert auch sie noch zusätzlich jegliche Autoaggression.

Schließlich läßt sich bei einigen suizidalen Patienten noch ein Zufluß aus dem intentionalen - also ebenfalls aus dem ersten Lebensjahr stammenden - Entfaltungsbereich finden. Beispielsweise erlebten Patienten ein intentionales Abschalten in dem Moment, in dem sie Hand an sich legten. Zu diesem Zeitpunkt fanden sie sich von ihrer eigenen Körperlichkeit völlig distanziert.

Aufmerksam auf eine Suizidneigung werden wir, wenn wir ein plötzliches Anschwellen von ungehemmten Aggressionen, die besonders in Träumen verdeckt auftauchen können, bemerken. Der Therapeut erlebt die Schere zwischen diesen anschwellenden Aggressionen und der Unfähigkeit des Patienten, überhaupt mit Aggressivität in seinem realen Leben fertig zu werden. Auch plötzliche Stimmungsumschwünge können den Therapeuten auf eine beginnende Suizidalität aufmerksam machen, wenn z.B. eine depressive Stimmung plötzlich wie ausgestanzt wegfällt.

Eigentlich müßte die klassische Erinnerung eines Depressiven lauten: "Ich bin allein und traurig". Auffällig wird es, wenn der Patient zwar vom Allein-gelassen-sein berichtet, dabei aber kein Gefühl äußert. Beispielsweise erinnert eine schwer depressive Patientin, wie sie etwa dreijährig in einem rosa Kleidchen ganz fidel durch die Pfützen patschte, beglückt, ein anales Tabu durchbrechen zu dürfen. Sie sei "immer der Sonnenschein für alle" gewesen, immer andere aufmunternd; Nachfragen zeigen, daß sie dabei selber oft traurig gewesen ist. In der Erinnerung des "Pfützenpanschens", das durchaus ein erfreuliches Ventil im Regressivseindürfen beinhaltet, lag aber auch das eigentliche Gefühl des nicht-genügend-verwahrt-Seins verborgen, die Bitternis, innerhalb ihrer neunköpfigen Geschwisterschar nicht genügend Zuwendung oder Anleitung, wenn auch in Form von Verboten, bekommen zu haben. Dazu paßte eine völlig nebenbei gemachte Bemerkung der Patientin während der Anamnese, nämlich ihre Befürchtung, "es reicht nicht für alle". Dies war mit verborgenen aggressiven Tendenzen verknüpft. Daß die depressive Patientin diese "fröhliche" erste Erinnerung statt einer traurigen erinnerte, ein überwiegend "fröhliches" Dasein in der Familie statt eines unglücklichen, weist bereits darauf hin, daß die Patientin zu einem plötzlichen Umschlagen von einer scheinbar heiteren Stimmungslage in eine schwer depressive in der Lage ist; in einer geringfügigen Versuchungs- / Versagungssituation können solche Patienten mit schwerer Symptomatik reagieren und "überraschenderweise" Selbstmord begehen.

Suizidalität kann innerhalb einer depressiven Neurosenstruktur eine extreme Antwort auf heftigst andrängende, reaktive Aggressionen darstellen, die der Patient nicht anders bewältigen kann. Eine andere Möglichkeit von Aggressionsbewältigung beobachten wir bei Patienten, die sich mit Schuldgefühlen grüblerisch quälen. Die andrängende Aggressivität wird ebenfalls nicht gegen den Enttäuscher gerichtet; sie bleibt unbewußt. Im Gegensatz zum handelnden oder zumindest Handlungen phantasierenden Suizidalen bleibt der Schuldgefühlsgequälte im innerlich grüblerischen, handlungsfreien Raum. Der Patient bleibt motorisch verarmt ganz in sich.

Neurotische Schuldgefühle treten häufig bei unseren depressiven Patienten auf und können das klinische Bild prägen.

Schuldgefühle von Symptomcharakter

Natürlich sind nicht alle Schuldgefühle neurotisch. Schuldgefühle erleben zu können, zeigt an, daß sich der Betreffende in seinem sozialen Kontext mit der Spannung zwischen Eigeninteressen und den Interessen seiner Mitmenschen auseinandersetzt. Schuldgefühle regulieren die soziale Rücksichtnahme, den handelnden und planenden Umgang mit der Welt.

Neurotische Schuldgefühle dagegen werden nicht von einer tatsächlichen "unsozialen" Handlung ausgelöst. Sondern wir finden sie bei Patienten, die in einer ständigen Anspannung von Skrupelhaftigkeit leben und auf winzige oder zumeist keine äußerlich erkennbaren Anlässe hin von ausgeprägten, erdrückenden Schuldgefühlsgrübeleien gequält werden. Dieses übermäßige Schuldgefühlsempfinden kann schließlich Symptomcharakter annehmen.

Es ist die Frage zu klären, warum sich gerade Schuldgefühle auf der Oberfläche des Bewußtseins i. S. eines Symptoms zeigen und was überhaupt verdrängt worden ist, das sich nun in diesem Schuldgefühlsgewand wieder zeigt. Und wann treten Schuldgefühle mehr in den Vordergrund als bei "einfacher" Depression?

In der schuldgefühlshaften Auseinandersetzung kommt eine andere bzw. zusätzliche Verarbeitungsform von Konflikhaftem zum Tragen, zu der ein Kind erst am Ende bzw. im Anschluß an die orale Phase - während der die depressionstypische Verarbeitungsweise akquiriert wird - fähig ist. Schon während des ersten Lebensjahres lernt ein Kind die Verbote seiner Bezugsperson aufzunehmen und zu befolgen. Das Kind fürchtet, die Verbote der Mutter zu übertreten, weil das unerträgliche Abwendung oder Strafe der Mutter bedeutet. Aus diesem Grund gibt es seine eigentlich intendierte lustvolle Tätigkeit auf.

Eine Erweiterung tritt dann im zweiten Lebensjahr ein: Das Kind ist nun aufgrund seiner psychischen und mentalen Weiterentwicklung in der Lage, sein Ich vom Gegenüber klar abgegrenzt zu erleben. Diese neue Fähigkeit ist auch durch seine weiterentfaltete Grobmotorik gefördert worden, weil das Kind durch das Krabbeln und Laufen seine eigenständige Ich-Position räumlich spürbar erfährt. Mit der Fähigkeit zur Ich-Du-Abgrenzung hat das Kind nun auch die Fähigkeit zur inneren Auseinandersetzung dazugewonnen. Es kann ein Verständnis für die Gegenposition seiner Bezugsperson aufbringen, die sich dem Kind, seinen Wünschen, entgegenstellt.

Stört in dieser Zeit das Kind mit seinen lustvollen Wünschen den Erwachsenen - was das Kind nicht angestrebt hat - und erlebt es dann dessen Verbote, wird es sich aufgrund seines weiterentwickelten motorischen Radius und seiner energischeren Handlungsbereitschaft *dennoch* gegen den Verbieter durchzusetzen versuchen. Es wehrt sich entschlossener und dramatischer als noch im ersten Lebensjahr. Dies hat wiederum zur Folge, daß der Erwachsene die Wünsche des Kindes viel schärfer zurückdrängt. In dieser Notlage muß das Kind, das nichts so sehr wie die Abwendung seiner geliebten Bezugsperson fürchtet, nicht nur seine eigenen Wünsche beiseiteschieben, sondern es muß nun auch noch *zusätzlich* die starke reaktive Wut gegenüber seinem geliebten Verbieter verarbeiten.

Diese Wut wird zu diesem Zeitpunkt mit Hilfe der Schuldgefühle verarbeitet. Das Kind hat, wie betont, aufgrund seiner Fähigkeit zur Ich-Du-Auseinandersetzung auch ein Verständnis für eine andere Position - auch für die des Verbieters - gewonnen und hat damit auch ein erstes Verständnis für Schuld entwickelt. *Schuld wird - erst jetzt! - personengebunden* erlebt. Daher empfindet sich das Kind, wenn es doch seine Wünsche durchsetzen würde, als schuldig gegenüber seinem geliebten Verbieter. Hier entstehen erste heftigste Schuldgefühlsreaktionen. Wenn diese in einer ständig erschreckenden Verbotsatmosphäre hypertrophieren, halten sie fortan die motorisch impulsiver gewordenen Wünsche in Verbotssituationen nieder; ein einfaches Abdrosseln wie in der Zeit des ersten Lebensjahres würde nun alleine nicht mehr ausreichen.

Nebenbei bemerkt gibt es eine Voraussetzung für die Entstehung dieser später symptomatisch werdenden Schuldgefühle, die Schizoide oder Verwahrloste nicht entwickeln. Schuldgefühle können nur innerhalb einer engen Objektbeziehung entstehen, in der das Kind eine (wenn auch nicht ausreichende) liebevolle Behandlung, Zärtlichkeitsbefriedigung von seiner Bezugsperson erlebt hat. Erst aus diesem Gefühl heraus "möchte" ein Kind sein Gegenüber nicht schädigen und ist für die Entwicklung dieser Schuldgefühle überhaupt empfänglich. Fehlte aber eine enge, *libidinöse Bindung* an eine Bezugsperson wie beim ausgeprägt Schizoiden oder beim Verwahrlosten - der "nicht verwahrt" wurde - können sich keine bezogenen Schuldgefühle ausbilden. Sie konnten oder brauchten nicht aus Liebe zum Verbieter ihre eigenen Wünsche und die reaktive Wut abzuschieben und später zu verdrängen.

Beim späteren Neurotischen dagegen werden heftige Aggressionen gegen den geliebten Verbieter durch Schuldgefühle gebunden. Diese Verbindung des verpönten Impulses mit der reaktiven Wut und der personengebundenen Furcht vor dem Verbieter verfestigt sich in einer rigiden, ablehnenden häuslichen Verbotsatmophäre. Das Kind neigt dann dazu, auf das Auftauchen unerwünschter Impulse bevorzugt mit Schuldgefühlen zu reagieren. Das mündet darin, daß der Betreffende seinen eigentlichen Wunsch schließlich nicht mehr erlebt, sondern statt dessen nur noch das Einsetzen von Schuldgefühlen, die den verpönten Impuls decken.

Im Vergleich zur Depression wird das Schuldgefühl anders empfunden. Die Depression läßt eine Nieder*gedrücktheit* erleben, weil beide Aktionen - motorischer Agonist und der furchtbedingte Antagonist - gleichzeitig einsetzen. Auch Schuldgefühle werden drückend erlebt, aber hierbei wirkt der Antagonist stärker als bei der einfachen Depression, da die inzwischen etwas weiter entwickelte Motorik, die insbesondere durch Wut zusätzlich aufgeladen wurde, mit unterdrückt werden muß. So werden Schuldgefühle als er*drückend* - Depressionen "nur" als niederdrückend - erlebt. Während sich bei der Depression der Wunsch mit der Furcht in der Schwebe halten, überwiegt beim Schuldgefühl die Furcht bei weitem den Wunsch. Schuldgefühle können auch als schwache Angst oder "lahme Angst" bezeichnet werden, denn beim Angsterleben schwingen bereits deutliche sensorische und motorische Komponenten mit, die auch schon bei den

Schuldgefühlen - im Gegensatz zur Depression - in Ansätzen spürbar sind, da die Disposition zu einer Zeit erworben wurde, in der die Motorik bereits stärker beteiligt war.

Schuldgefühle werden auch wie ein innerseelisches Fluchterlebnis, wie eine Flucht vor Gefühlen geschildert, wobei die Erwartung eines plötzlich auftauchenden Verfolgers mitschwingt. Darin hat sich offensichtlich das frühkindliche Erleben erhalten: Im zweiten Lebensjahr verfügt ein Kind nämlich noch nicht über eine so ausreichend durchgeübte Motorik, die es erlauben könnte, im Konflikt mit Erwachsenen einfach wegzulaufen. Da diese motorisch propulsive Flucht nach vorn noch nicht als Konfliktlösung gelingen kann, bleibt das Fluchterleben im innerseelischen Bereich stecken. Je früher und intensiver die Schuldgefühle im Verlauf des zweiten Lebensjahres gesetzt werden, um so zäher und feiner erscheinen sie beim erwachsenen Patienten.

Nehmen die Schuldgefühle bei unseren Patienten Symptomcharakter an, zeigen sie das Andrängen von heftigen Aggressionen gegen eine versagende, aktuelle Beziehungsperson an. Wie beschrieben intensivieren sich die verpönten Impulse (meist aus dem oralen oder analen Bereich, weil diese Bedürfnisse zum Zeitpunkt der Schuldgefühlsentwicklung am intensivsten sind und bei Konflikthaftigkeit in dieser speziellen Weise verarbeitet werden) im Unbewußten und mit ihnen die gleichzeitig einsetzenden Schuldgefühle, die als gegenregulatorisches Prinzip Aggressionen überwiegen. Die Schuldgefühle treten als *bewußtseinsfähiger Anteil* an der Bewußtseinsoberfläche deutlich hervor. Sie erscheinen wie ein Schwimmkorken, der nach oben zieht und an dem unten unsichtbar schwere Aggressionen 'dranhängen.

Da die Schuldgefühle wie jedes neurotische Symptom ihren Träger nicht auf das Verdrängte hinweisen "dürfen", oder anders ausgedrückt: da die ursprünglich zugehörigen Vorstellungen im Rahmen der verdrängungsauslösenden Schreckerlebnisse verdrängt bleiben, sind Schuldgefühle zunächst diffus, frei flottierend. Das macht sie besonders quälend. Daher sucht der Betreffende rationale Gründe für seine Schuldgefühle. Er macht sie sich also selbst plausibel und kann sie sich dadurch erträglicher und ich-synton gestalten. Wie beim Zwangsgedanken hängt sich eine ich-gerechte, also bewußtseinsfähige Vorstellung an das Schuld*gefühl*. Dann kann das Erregende des Schuldgefühls durch ständige denkerische Wiederholung etwas abreagiert werden. Für den Beobachter sieht das dann so aus, als ob der Patient in Schuldgefühlen "badet".

Depressive und schuldgefühlsbeladene Patienten erscheinen auf den ersten Blick sehr anpassungsbereit. Aufgrund der früh gesetzten Einschüchterung fühlen sie sich gleich minderwertig und schuldig, unwert, wenn es darum geht, ihre expansiven Bedürfnisse durchzusetzen.

Auch bei unseren zwangsneurotischen Patienten spielt das Schuldgefühlserleben, das sich im zweiten Lebensjahr, in der analen Entwicklungsphase formiert, eine wichtige Rolle.

Die Zwangsneurose

Zwangsneurotische Patienten verhalten sich uns gegenüber aufmerksam-angespannt. Sie wirken mit ihrer gebundenen Motorik, einem eher steifen Verhalten und überhaupt im ganzen affektiven Kontakt sehr zurückhaltend. Im Gegensatz zum Schizoiden aber ist ein zwangsneurotischer Patient auf sein Gegenüber bezogen, das er offenbar als übermächtig oder auch bedrohlich erlebt. Mißtrauisch beobachtet er sein Gegenüber genau und verfolgt die vermeintlichen Erwartungen des anderen sehr aufmerksam. Dabei scheint er ständig in winzigen Rationen mit den vermeintlichen Anforderungen seines Gegenübers zu kämpfen oder sich im Protest zurückzuziehen; aber auch in diesem Neinsagen bleibt er - wenn auch verspannt - auf den anderen bezogen. Er nimmt nicht alles einfach hin wie ein Depressiver, der von vornherein kampflos aufzugeben scheint, was sich auch in dessen eher schlaff wirkender Körperhaltung widerspiegelt.

Besonders fällt uns an Zwangsneurotischen auf, daß sie mit Denken anstatt mit Fühlen und mit bewegtem Handeln die Welt zu bewältigen versuchen. Sie begeben sich nicht ins Handgreifliche, sondern bleiben quasi abwartend und beobachtend vor der Welt sitzen. Immer beobachten sie - sich und andere - sie denken, werten, grübeln, können aber auch im Denkerischen nicht in freiheitlicher Weise mit sich und ihrer Umwelt umgehen. Sie haben keine unbefangene Umgangsweise mit ihrem Gefühlsleben, mit ihrer Körperlichkeit und mit ihren Bedürfnissen vom Hergeben und Behalten und ebenso nicht mit ihrem aggressiven Erleben entwickeln können.

Da sich diese Erlebnisbereiche regelhaft im zweiten und beginnenden dritten Lebensjahr entfalten, ist davon auszugehen, daß der spätere zwangsneurotische Patient in genau dieser Entwicklungsphase schwere Beeinträchtigungen erlebt hatte. Um diese seine inneren Einstellungen und die charakterliche Verarbeitung seiner offenbar früh erlebten Enttäuschungen und Ängstigungen verstehen zu können, ist es am günstigsten, wenn wir uns die innere Situation eines Kindes in dieser Entwicklungsphase vergegenwärtigen und zwischen dem aktuellen Erleben unserer Patienten und der zugrundeliegenden frühen Störung seiner analen Erlebniswelt oszillieren.

Die Analität, die Beschäftigung mit dem Darmerleben, nimmt in dieser Entwicklungsphase einen besonderen Stellenwert ein. Sie steht als Repräsentant für spezielle Erlebnisweisen, die aber natürlich auch außerhalb dieses organbezogenen Erlebens im kindlichen Alltagsgeschehen erfahren werden.

Die anale Entwicklungsphase

In seinem Kontakt ist ein ausgeprägt zwangsneurotischer Patient sehr *zurück*haltend. Er behält Gefühle für sich und kann sie gar nicht unbefangen nach außen dringen lassen. Dabei scheint er -abgesehen von Konfliktthemen- nicht unter einem großen inneren Druck zu stehen, so als ob seine Gefühle im Inneren angestaut wären und er nur zu viel Angst hätte, als daß er sie herauslassen könnte. Vielmehr lebt er offensichtlich permanent in einer wenig gefühlsbetonten oder gefühlsbunten Weise.

Daß er so gefühlszurückgezogen und mißtrauisch zu seiner Umwelt steht, weist darauf hin, daß er offenbar die frühkindliche Lust, sich unbefangen mit seinem Inneren an seine Umwelt zu verströmen, nicht angstfrei entfalten konnte.

Die Lust am Verströmen

Im zweiten Lebensjahr entdeckt ein Kind eine gänzlich neue Erlebnisqualität, der es sich aufgeregt und intensiv zuwendet: es beschäftigt sich mit seinen **Innenempfindungen**. In dieser Zeit wendet es sich interessiert seinem Innenraum zu, indem es sein körperliches Innenerleben bewußt registriert. Besonders wird seine Aufmerksamkeit angezogen von seinen nun erstmalig intensiv lustvoll empfundenen Darmsensationen, die es vor allem als einen angenehmen Reiz bei der Exkretion - also beim Herauslassen seines Kots - und bei der Retention - also beim Zurückhalten des Kots - erlebt. Überhaupt ziehen in dieser sog. analen Phase nicht nur die körperlichen Vorgänge, sondern auch seine körperlichen Absonderungen alle gefühlshafte Aufmerksamkeit auf sich. In dieser Zeit empfindet ein Kind noch alles, was aus ihm herauskommt wie Kot oder Blähungen, ebenso wie alles, was auch nur äußerlich an ihm haftet wie der Schmutz vom Spielen, als zu sich selbst gehörig.

Weil sich gerade in dieser Entwicklungsphase das Kind erstmalig in aller Deutlichkeit bewußt in seiner Position als Einzelperson seiner Bezugsperson gegenüber gestellt erlebt, interessiert es sich nun auch dafür, wie seine Bezugsperson auf seine ausströmenden Körpersubstanzen reagiert. Durch die freundliche Reaktion seiner Mutter fühlt es sich in seinem Verströmen von Kot, von seinen allgemeinen lauten Lebensäußerungen, von seinem Gefühlsschwall, eben von seinem dranghaft entladenen So-Sein bejaht und geliebt. Ist die lustvolle innere Entladung der Mutter willkommen, fühlt sich das Kind mit seinem Inneren angenommen. Das Kind erlebt, daß es seine Körpersubstanzen und Gefühlsäußerungen lustvoll fahrenlassen kann. Es kann *voller Hingabe sein Inneres ganz unbefangen herauslassen* - es kann angstfrei **intim** sein.

Im frühkindlichen Erleben kommt noch das Überströmen aus Freude zustande. Ein Kleinkind strömt ganz vertrauensselig in der Hingabe an den anderen über, zunächst auch noch mit seinem Kot und Urin. Wir können die Beobachtung machen, daß kleine Kinder, die ganz wohlig im Arm liegen oder auf Mutters

Schoß sitzen, unter sich lassen, eben alles loslassen. (Nebenbei bemerkt begründet dieser Zusammenhang, daß im Traum häufig Kot für ein Geschenk steht.) Erst im Verlaufe der weiteren Entwicklung tritt die zugehörige Organfunktion immer mehr zurück, und das Überströmen wird immer mehr ein rein Gestisches, Emotionales.

Wenn aber ein Kind immer wieder voller Entsetzen erlebt, daß die Welt, daß seine liebste Bezugsperson auf diese Unbefangenheit nicht bestätigend und liebend reagiert, sondern im Gegenteil verständnislos, gleichgültig, grob oder zurückstoßend, muß es diese Reaktion etwa in folgender Weise verstehen: "Ströme ich vor Liebe über, dann werde ich nicht beachtet, zurückgestoßen, verachtet". Beim nächsten Zusammentreffen mit der Welt, die die Versuchung zu liebender Hingabe enthält, schnurrt es gewissermaßen in sich zusammen. Es rollt sich ein und reagiert nicht mehr mit überströmendem Gefühl auf die Welt. Es hat eine *Ängstlichkeit erworben, es unterläßt sein Überströmen.*

Ein Kind kann durch die mütterliche Ablehnung sein Verströmen auch mit einer Angst vor einem möglichen Substanzverlust erleben. Solch eine persistierende Angst färbt später als eine Sonderform der Sorge das ganze Erleben des Betreffenden. Er verhält sich, als ob er sich ständig innerlich die Frage stellte: "Kann ich mich eigentlich verströmen oder gefährdet mich jeder schenkende Überschwang im Kern? Kann ich mich hingebend an die Welt und an die Menschen verschenken, ohne damit ein für allemal verloren zu sein? Wie kann ich mich entfalten in dieser Welt, ohne zu sehr Substanz zu verlieren oder zu unterliegen?" Um dieser Angst, sich zu viel zu verströmen, zu viel von sich zu geben und darin nicht willkommen zu sein, zu begegnen, wird das Nichts-nach-Außenlassen zum Hauptanliegen erhoben.

Das solchermaßen entmutigte Kind bleibt in einem "Nein!" der Welt gegenüber stecken. Sein Wunsch, nun alles besser bei sich zu behalten, hypertrophiert: es wird **retentiv.** Es verstärkt seine zur gleichen Zeit erlebte neue Lustquelle des Retentivseins, des Behaltens. Damit kann es aber dieses Behaltenwollen nicht mehr freiheitlich, je nach spezieller Bedürfnislage an die Umwelt, anpassen. Sein Behaltenwollen wird zum Behaltenmüssen.

Die Lust am Behalten

Im zweiten Lebensjahr beginnt ein Kind in besonderem Ausmaß, seine sozialen Bezüge und soziale Regeln kennenzulernen. Seine neue und dabei ganz *stille* Lustquelle des Behaltenwollens, das es besonders an seinen Darmfunktionen erlebt, bringt es leicht in ausdrückliche Konflikte mit seiner Bezugsperson. Insofern stellt die Analität einen Repräsentanten für die menschliche Auseinandersetzung im gefühlsbetonten Bereich dar. Hieran erlebt das Kind besonders intensiv die direkte Forderung seiner Umwelt, indem es etwas von sich hergeben soll, was seiner Lust am Behaltenwollen, am Retentivsein, ganz zuwider läuft.

Diese Problematik inszeniert sich besonders deutlich an der alltäglichen Sauberkeitserziehung, die zu dieser Zeit noch viel Zeit und Aufmerksamkeit beansprucht. Wie bereits beschrieben befindet sich ein Kind hier noch in einem Stadium, in dem es die eigene Körpersubstanz wie den Kot, aber auch beispielsweise den Schmutz an den Händen vom Spielen zum eigenen Ich gehörig erlebt. Alles, was am Kind dran ist oder aus ihm 'rauskommt, scheint Teil seiner selbst zu sein wie sein Bein oder seine Haut. Daher ist es für ein Kind noch gar nicht verständlich, warum die Erwachsenen darauf bestehen, diese seine eigenen Körperteilchen zu beseitigen. Hinzu kommt, daß ein Kind in dieser Zeit noch keine Wertung und auch keinen Ekel empfindet. Dreck ist ihm genauso interessant und gleichwertig wie saubere Haut. Diese qualitativen Unterschiede beginnt es ja gerade erst in dieser Phase durch die Beschäftigung mit der Substanz zu erlernen. Im Gegenteil Dreck ist ihm sogar interessanter, weil sich viel mehr damit anfangen läßt. Auch aus diesem Grunde ist für das Kind völlig unverständlich, warum diese interessanten Teile von ihm weg müssen oder nicht gemocht werden. Daher muß ein Kind behutsam daran geführt werden, seine körperlichen Substanzen zu ihm völlig willkürlich erscheinenden Zeiten und Anlässen herzugeben, *ab*zugeben.

Hier setzt die milde Vermittlung von sozialen Regeln ein - das Gegenteil wäre Verwahrlosung: das Kind wird nicht als Teil in der Gemeinschaft verwahrt. Solch einer Vernachlässigung entspringt übrigens gelegentlich neurotisch anmutende Symptomatik. Beispielsweise finden wir eine persistierende Enuresis, Enkopresis oder auch Sprechfehler bis in die ersten Schuljahre hinein nur aufgrund einer fehlenden früheren Anleitung!

Soziale Regeln dürfen ein Kind in seiner Lust am Behaltenwollen keinesfalls einschüchtern. Die Freude am zunächst noch körperlich erlebten Zurückhalten und am "Vollsein" (des Darmes) entwickelt sich erst allmählich zum immateriellen: Der Mensch muß nicht dranghaft vorwärtstreben, sondern er verfügt auch über die Fähigkeit, beschaulich in sich und ganz bei sich bleiben zu können. In einer Haltung der inneren Sammlung kann er in sich hineinlauschen und seine Körperempfindungen, Stimmungen und Gefühle wahrnehmen: er kann "innern".

Daher bleibt wichtig, diese ursprünglich dranghafte körperliche Lust zu bestätigen und zu helfen, sie sozial zu integrieren. Voraussetzung ist natürlich die äußerliche, physiologische und die innerliche Bereitschaft eines Kindes. Beispielsweise kann ein Kind in einer angstfreien Atmosphäre durch liebevolle, konsequente Anleitung seine Lust am Behaltenwollen eintauschen gegen die Lust, der Mutter etwas Körperliches von sich, also sich selbst zu schenken. Das Kind fühlt sich in seinen Körperprodukten und in seiner neu entwickelten Fähigkeit zur Steuerung - der Resultante des Hergebens und des Behaltenwollens - bestätigt und kann sich zusammen mit der Mutter freuen.

Dieser Stolz auf sein eigenes Produkt entwickelt sich später weiter zum Leistungsstolz. Damit ist die lustvolle Aktivität des Kindes, das aus eigener Lust und auch aus Freude und Vertrauen überströmt, aber auch eine gewisse Zeit in sich behalten möchte, nicht eingeschüchtert. Gelingt diese schwierige Balance zwischen der Lust, bei sich selber zu verweilen, und der Lust herzugeben, kann sich auf diesem Boden von gefühlsgetragener Sicherheit der eigene Wille gestalten.

Anders verläuft die Entwicklung, wenn ein Kind zur Sauberkeit, zur Hergabe seiner Körperteilchen in erschreckender Weise gezwungen wird. Oder wenn es rigide und unnachgiebig zum Aufräumen seiner Sachen gebracht wird, wenn also nicht die vom Kind geschaffene Welt der persönlichen Verteilung seiner Sachen, die nur die Erwachsenen als Unordnung erleben, toleriert wird, sondern unnachgiebig alles im Schrank verschwinden muß. Oder auch wenn eine Mutter ihr Kind, das gerade seinen Keks genießt, bedrängt, daß es die Hälfte vom Keks einem anderen Kind abgibt, wenn die Hergabe an die Geschwister z.B. erzwungen wird: "Sei doch lieb und teile." Es wirkt auch schon einschüchternd, wenn ein Kind seiner Mutter übermäßig zur Verfügung stehen muß: Beispielsweise muß es sich immer dann der Mutter zuwenden, wenn sie gerade mal Zeit hat. Das Kind verarbeitet diese Situation so, daß es von der Mutter mit Spielen oder Kuscheln bedrängt wird und sich deswegen nicht seinem eigentlichen Impuls zuwenden darf.

In all diesen Situationen wird das Kind zur Hergabe seines Kots, seines Keks, seiner Zeit und seiner Zuwendung, d.h. zur Aufgabe seines lustvollen Eigeninteresses gezwungen. Dadurch muß es sein eigenes Bedürfnis des Behaltenwollens oder des Neinsagens als böse erleben. Insbesondere lernt ein Kind dadurch, seinen eigenen körperlichen Empfindungen zu mißtrauen bzw. sie zu unterdrücken und dann nicht mehr wahrzunehmen.

Im weiteren Verlauf erfährt ein Kind an den ungeduldiger und wütender werdenden Reaktionen seiner Mutter, daß offenbar mit seinem Nicht-Hergeben Aggressionen verbunden sind und daß es damit durchaus ein Machtmittel gegen die Erziehungspersonen in der Hand hat. Daß sich Analität mit Aggressivität verbindet, spiegelt sich wider in den Ausdrücken "jemanden anscheißen", "scheißfreundlich". Diese Verhaltensweise, mit vordergründiger Freundlichkeit jemanden zu täuschen, kann beim später retentiv Gestörten hypertrophieren und sein Sozialverhalten erheblich prägen.

Beim retentiven Erleben handelt es sich nicht um einen dramatischen Impuls. Daher kann sich ein Kind aus der Konflikthaftigkeit herausretten, indem es vordergründig gehorcht: Es gibt bereitwillig alles her, räumt auf, ist übergefügig. Hinter dieser Gehorsamkeitsfassade aber erhält es sich in dieser so bedrängenden und erschreckenden, in dieser aussaugenden Welt seine Retentivität und verstärkt sie noch. Es zieht sich zur Sicherung seiner selbst in sich zurück und verschließt sich. Äußerlich angepaßt, sauber und ordentlich, finden wir den Protest dagegen in einem ausgeprägten Eigensinn.

Diese anale Problematik wird noch verstärkt durch Einschüchterungen im Bereich des lustvollen Habenwollens aus der Zeit der oralen Phase. Dann hat der Betreffende das dumpfe Gefühl, daß er nicht nur nicht behalten darf, sondern sich auch nichts nehmen kann. Das steigert seine Verlustängstlichkeit, da er seine gefürchteten Verluste niemals aktiv auffüllen könnte. Denn für das **Besitzerleben** sind beide Bereiche, der orale wie der retentive, gleichermaßen wichtig: Die Impulse des Habenwollens sorgen für die Eroberung des Besitzes, und die retentiven Impulse sorgen dafür, daß der Besitz auch gehalten und verteidigt werden kann.

Entsprechend unterscheiden sich auch die oralen von den analen Sammlern: Den oralen Sammler bringt die Eroberungslust - die sonst im Alltagsleben an der rechten Stelle nicht befriedigt werden kann - zu immer neuem Ansammeln von Gegenständen. Er erfreut sich an hundert Hemden im Schrank, die er nie zu beschauen, nie anzuziehen braucht, da ja seine Lust am erobernden Einkaufen bereits befriedigt worden ist. Der anale Sammler dagegen freut sich am Horten selber: Er beschaut und beschäftigt sich lustvoll mit seiner Fülle.

Analoges können wir bei manchen Adipösen beobachten, bei denen schwere Enttäuschungen aus der oralen und der analen Phase zusammenkommen und ihr Eßverhalten mit(!)bedingen: Aus ihrem Gefühl heraus, ihrer Umwelt übergefügig zur Verfügung stehen zu müssen, fühlen sie sich ausgesaugt und essen in verstärktem Maße, um wenigstens so in die Fülle zu kommen. Hinter dieser Form von Adipositas steht in erster Linie eine starke Verlustängstlichkeit. Die Frage, ob es sich um einen analen oder oralen Schwerpunkt handelt, entscheidet über das therapeutische Procedere; denn es ist ein Unterschied, ob die orale oder die retentive Problematik zuerst aufgearbeitet werden muß. Differentialdiagnostischer Wegweiser ist auch hier wieder das Übertragungsgeschehen.

Wechselwirkung mit dem Gefühlsbereich

Bei Patienten mit starken retentiven Zügen finden wir, daß sie in ihrer *Gefühlswelt weniger differenziert* sind. Wie läßt sich das erklären? Natürlich können wir nachvollziehen, daß sich Menschen in ihrer Gefühlshaftigkeit viel weniger differenzieren können, wenn sie zurückgezogen leben und den Gefühlskontakt mit ihren Mitmenschen vermeiden; wenn sie sich gar nicht erst von ihrer Umwelt im Innersten erregen lassen; wenn sie gar nie erfahren, was und wie andere fühlen. Aber letztlich sind diese Verhaltensweisen "nur" chronifizierende Umstände, die lediglich das bereits vorhandene Defizit an Gefühlsdifferenzierung weiter verfestigen. Die Wurzeln liegen noch viel früher, nämlich in der Interaktion mit der Mutter während der analen Phase: Wie schon beschrieben erlebt ein Kind das Herauslassen seiner Körpersubstanzen zunächst als wohlige Lust. Dann kommt die Lust am Zurückhalten hinzu. Mit seinen körperlichen Funktionen, mit seinen inneren Organempfindungen und seinen Körpersubtanzen steht das Kind im Kontakt mit der Mutter: Es erlebt, was angenehm ist für sich und für seine Mutter und auch, was unangenehm ist und abgelehnt wird. Indem es sein Innerstes, seine Gerüche, seinen Kot, als Teil seiner selbst herausbringt, erlebt es ein Willkommen oder Abgelehntwerden. Damit werden seine Darm*emp-*

findungen des *lustvollen* Behaltens und Hergebens in einen sozialen Kontext gesetzt: Je nach dem, wie sich die Mutter zu diesem Innenleben ihres Kindes äußert, welche Gefühle sie ihm entgegenbringt, lernt ein Kind, seinen Körperempfindungen, seinen Darmsensationen angenehme oder unangenehme Gefühle zuzuordnen und ihnen Aufmerksamkeit zu schenken oder nicht. Begleitet die Mutter das Verströmen ihres Kindes bejahend, kann das Kind seine primär angenehmen Empfindungen im Inneren bestätigt erleben. Es kann seine organischen Innenempfindungen und auch Mißempfindungen durch den sozialen Kontext, durch die gefühlsgetragenen Benennungen der Mutter "richtig" einordnen. Ist beispielsweise die Mutter begeistert vom lustvoll empfundenen Defäzieren, dann kann das Kind seine eigene Körperempfindung auch tatsächlich als lustvoll bestätigt und sein Produkt als "schön, angenehm" erleben. Spiegelt dagegen die Mutter permanent keinerlei Gefühlsregungen wider oder reißt sie dem Kind ungeduldig das Töpfchen immer weg oder kommt der Haufen für die Mutter zum "falschen" Zeitpunkt, wird das Kind mit seinen an sich lustvollen, angenehmen Empfindungen völlig verunsichert und "weiß" nun nicht, ob es seinen Haufen und seine Tätigkeit, sein Körpererleben schön oder schlimm, lustvoll oder unlustbetont finden soll.

Das hat weitere Folgen. Aus der vertrauensvollen Hergabe und der mütterlichen Bestätigung nämlich entwickeln sich basale Gefühle wie Vertrauen und Selbstsicherheit, unterstützt durch die gerade erlernte Fähigkeit, den eigenen Strom von Gefühlen oder von Körpersubstanzen nach außen steuern zu können. Die Reaktion seiner Bezugsperson auf die beiden Lustquellen verhilft dem Kind zur Bereicherung und Differenzierung seiner Gefühlswelt. Je angenehmer und auffordernd-förderlicher die Bezugspersonen auf das körperliche Kontaktangebot des Kindes reagiert, um so mehr Erfahrungen darüber kann das Kind sammeln, wie es mit seinem Inneren ankommt. Indem die Mutter die lustvoll erlebten Innenempfindungen bestätigend verwörtert ("aaah, was für ein prächtiger Haufen!"), lernt ein Kind sein Innenerleben verbal verdeutlicht kennen und ist angespornt, intensiv und gerne in sich hineinzufühlen und seine Innenbefindlichkeit im Zusammenhang mit der menschlichen Außenwelt (Mutters Reaktion) zu erleben und <u>deutlich</u> zu benennen. Das ist der Grundstein für die weitere Differenzierung.

Eine gleichgültige, eine fahrige oder sauberkeitsgetriebene Mutter aber begrüßt das anale Innere ihres Kindes nicht freudig. Hier muß ein Kind erleben: "Meine Dränge werden mir von der Welt abgelehnt." Seine ursprünglich lustvollen Innenempfindungen finden keinen Widerhall. Der später retentiv Gestörte verhält sich so, als ob er - fixiert in dieser Erlebnisweise - sich ständig fragen würde: "Darf ich meinen Gerüchen, meinem Kot, meinem Lautsein, meinem Krachmachenwollen, meinen Gefühlen, auch den aggressiven, freien Lauf lassen oder nicht". Es geht hier noch um ein entweder - oder, um ein ja oder nein. Ein Kind - und das ist beim Retentiven verfestigt - kann nur zumachen oder es kann sich nur ein völliges Aufmachen vorstellen (das tut es ja eben nicht). In dieser Polarisierung bleibt es stecken. Ein bißchen verströmen, das geht nicht. Eine gefühlsgetragene Differenzierungsfähigkeit der körperlichen Vorgänge kann sich ohne die mütterliche Bestätigung nicht mehr ausbilden. Und weil kein Vertrauen entwickelt werden konnte, hat sich das Kind mißtrauisch in sich zurückgezogen. Wenn nun die Gefühlsströme nicht mehr anderen Menschen zufließen, kann auch kein gemeinsames, mutuelles gefühlshaftes Klima mehr entstehen. Dieses Defizit an echter Kontaktfähigkeit vertieft wiederum das Defizit an Gefühlsdiffe- renzierung.

Je ausgeprägter die retentive Störung ist, desto weniger differenziert entwikkelt sich das Gefühlsleben. Im Extrem denken und fühlen die Betreffenden nur in Polarisierungen wie "gut" und "schlecht", jedoch nicht im unterscheidendenden Bereich dazwischen. An diese "Leer"stelle - an die Stelle des differenzierten gefühlshaften Betrachtens - wird häufig eine äußerliche moralische Wertung gesetzt. So reagieren beispielsweise retentiv schwer gestörte Patienten im Gespräch mit Freunden, die vielleicht gerade schwere eigene Belastungen schildern und Rat und Hilfe suchen, nicht auf deren Gefühle und Ängste. Anstatt sich auf deren Gefühlslage einzustellen, teilt ihnen der Patient moralische Verhaltensmaßregeln mit oder er verbalisiert vermeintliche Gefühle, von denen er glaubt, daß seine Umwelt sie erwartet; solche Gefühlsäußerungen wirken aber leicht kitschig, weil sie nicht von einem echten Gefühl getragen sind. Oder der Patient erschöpft sich in einer abstrakten Betrachtung. Das kann in starker Ausprägung als Kaltschnäuzigkeit wirken.

Differentialdiagnostisch ist die Unterscheidung zum schizoiden Patienten wichtig, der äußerlich ähnlich imponiert. Auch ein Schizoider kann sich nicht gefühlshaft an die Welt hingeben; bei ihm hat dies aber einen anderen Grund. Er intendiert kein definiertes Ziel, kein menschliches Objekt, dem er sich hingeben möchte. Der spätere Retentive hingegen hatte sein Objekt energisch gefaßt und stand im innerlichen Hin und Her, weil er diesem intendierten Objekt gegenüber etwas von sich hergeben wollte, aber nicht angstfrei "durfte". Bei genauestem Hinsehen oszilliert der Retentive zwischen sich und dem Objekt in unterschiedlich großem Ausmaß, während der Schizoide unbezogen, ungeordnet in die Welt hinein oszilliert. Der Retentive ist sozusagen an sein Gegenüber unglücklicherweise fixiert. Erst bei sehr starkem innerlichen Rückzug hört das gefühlsgetragene Interesse am anderen Menschen ganz auf. Dann allerdings liegt im tiefsten ein schizoider Zug zugrunde. Ein Neurotischer zeichnet sich gerade dadurch aus, daß immer noch ein Restinteresse am Gegenüber bestehen bleibt. Immer intendieren Gefühlsbestandteile den anderen Menschen und suchen an ihm Befriedigung.

Es ist verständlich, daß hier Begrenzungen der therapeutischen Zugänglichkeit liegen. Allerdings kommen zumeist schwerer Retentive erst gar nicht zur Therapie. In jedem Falle verlängern eine ausgeprägte Mißtrauenshaltung und eine wenig differenzierte Gefühlswelt die Therapiedauer.

Retentive Erlebens- und Verhaltensweisen

Werden die Lust am Verströmen (Exkretionslust) und die Lust zu behalten (Retentionslust) nicht von der Mutter gefühlshaft begleitend bestätigt, darf das Kind seine Lüste nicht genießen, beginnt sich das Kind den Forderungen der versagenden Mutter anzupassen. Wird es beispielsweise zur schnell zu erledigenden Leistung, zum rasch und "sauber verlaufenden" Stuhlabgeben - also zum Verzicht auf seinen Wunsch des Behaltenwollens - gezwungen, entwickelt sich das Kind allmählich zum "ewigen Jasager", der vordergründig bereitwillig alles gibt, was gefordert wird, während sein Behaltenwollen an "unauffälligen" Stellen ständig sichtbar ist. Diese Verhaltensweisen können persistieren und müssen keiner Verdrängung unterliegen.

Gerät aber ein Kind mit seinen Impulsen des Behaltenwollens - wenn es beispielsweise ständig zum Abgeben an ein nachgeborenes Geschwister gezwungen wird - in seiner ödipalen Entwicklungsphase erneut in heftige Konflikte mit seinen Eltern, beginnt es, diese Wünsche zu verdrängen. Wir haben dann später Patienten vor uns, die in bewußten Situationen sehr gebebereit sind, während sich aber ihre verdrängten retentiven Impulse im Alltagsleben ständig durchsetzen. Bei diesen Patienten ist eine Dauerängstlichkeit vor drohenden Verlusten besonders spürbar.

Ebenso verhält es sich mit der Exkretionslust. Wird ein Kind darin eingeschüchtert, dann unterläßt es seine lustvolle Tätigkeit und entwickelt retentive Verhaltensweisen, die sich zu Charakterzügen formieren und bestehenbleiben. Solche reaktiven Züge sind vom Patienten üblicherweise nicht reflektiert, wären aber ohne therapeutische Aufdeckungsarbeit bewußtseinsfähig.

Kommt es in der ödipalen Phase zur Verdrängung der Exkretionslust, läßt sich beobachten, daß sich die unbewußt gewordenen Impulse des Verströmens besonders in vertraulichen Situationen (Versuchungssituation) bemerkbar machen.

Ein zwangsneurotischer Patient verhält sich typischerweise so, als ob die Hauptsache seines Lebens, die Grundbedingung zum Gelingen sei, daß er nichts oder nur möglichst wenig verlieren dürfe. Alle Lebensbezüge zum Partner, zum Vorgesetzten, zur Gesellschaft und zu anderen Menschen ebenso wie seine innerlichen Beziehungen zu seinen eigenen Ideen und Wunschbildern wirken von vornherein so gestaltet, als ob es nur aufs Behalten ankäme. Der Betreffende scheint gewissermaßen komprimiert mit seinen Kräften und seiner Substanz vor dem bewegten Leben seiner Umgebung sitzen zu bleiben. Er gewinnt weniger Beglückung, scheint dafür aber nicht in der "Gefahr", etwas zu verlieren. Darüber wirkt er sekundär "beglückt". Er gibt sich im Leben keine Blöße, verhält sich kühl und reserviert, ordentlich, leise und sauber. Dem anal gestörten Patienten fehlen der farbige, bunte Gefühlsausdruck und die Fähigkeit zur derben, "saftigen" analen Sprache. Frische und Lebhaftes lassen sich nicht finden.

Ein Retentiver verströmt (in der Vollausprägung) keine Gefühle, keinen Besitz, keine Kraft und keine Zeit an andere Menschen. Er wird sparsam bis zum Geiz. Er kann auch Aktivitäten nicht aus sich herausströmen lassen, nicht lustvoll produzieren; er neigt zum ständigen Aufschieben, woraus sich zähe Arbeitsstörungen ergeben können. Er kann dann nicht anfangen zu arbeiten, erledigt statt dessen Unwichtiges. Immer lebt er so, als ob jede Minute genutzt werden müsse; nichts soll sinnlos sein, nichts darf verloren gehen: Er bilanziert ständig und erwartet für seinen Aufwand eine adäquate Entschädigung. Retentive sind verärgert, wenn sich ein Aufwand, ihre "Ausgabe", nicht gelohnt hat. Wenn sie beispielsweise Zeit und Geld für ein blödes Kinostück vergeudet haben. Darin macht sich eine retentive Riesenerwartung bemerkbar: Der Betreffende erwartet nämlich, daß die Welt so gebaut sei, daß er nie etwas zu verlieren brauche.

Aufgrund der inneren Unsicherheit, im entscheidenden Moment nicht zurückhalten, nicht nein sagen zu können, fühlt sich ein retentiver Patient leicht von seinen Mitmenschen ausgenutzt. Daß er sein Hergeben nicht unbekümmert lustvoll erleben kann, daß er nicht die Sicherheit kennengelernt hat, daß Hergeben Spaß macht und sich der Geber ebenso wie der strahlende Empfänger darüber freuen kann, beeinträchtigt sein Sozialverhalten. Er ist immer unsicher - **ambivalent** -, ob es etwas Lustvolles oder etwas Schmerzhaftes ist, wenn er etwas hergibt. Er weiß schließlich nicht, ob der Anblick des glücklich Beschenkten seine kurze Trauer über den beabsichtigten Verlust aufwiegt.

Wenn spontane Schenk- und Hergabetendenzen brachliegen, kann der Betreffende nicht mehr von seiner Umwelt wirklich im *Innersten erregt* werden. Er überläßt sich nicht der Fülle des Geschehens, dem positiven Zuströmen von Eindrücken und Gefühlen in einer Weise, daß er im Zustand der beglückten Erschüttertheit einfach alles laufen ließe, etwa nach dem Motto: "Ihr könnt alles haben, was ich besitze und was ihr wollt und braucht. Es kommt gar nicht mehr darauf an".

Gerät aber ein Patient mit verdrängten Hergabewünschen in eine Schicksalssituation hinein, in der er auf einen ungeheuer fülligen, wohlwollenden und überströmenden Partner - in seiner beruflichen Zusammenarbeit oder in seiner Partnerbeziehung - trifft, so intensiviert sich in ihm plötzlich die verdrängte Tendenz, sich ebenfalls vertrauend zu verströmen und die Zurückgezogenheit zu durchbrechen. Es wird aber doch gleichzeitig Abwehr mobilisiert. Solche Patienten scheinen deshalb den Menschen gegenüber, zu denen es sie in Wirklichkeit stärkstens hindrängt, kühl, besonnen und distanziert. Bei genauem Hinsehen zeigt sich jedoch, daß es keine echte Kühle ist. In der Tiefe ist der Betreffende äußerst unsicher, unruhig, schwankend. Überwiegend bleibt jedoch die Zurückhaltung, die Sicherung bedeutet.

Diese Ängste beobachten wir natürlich besonders in der Übertragung. Gerade in der intimen Situation der therapeutischen Stunde erscheinen Zwangspatienten dann besonders verschlossen, wenn in der Tiefe heftige Wünsche nach vertrauendem Hergeben all ihrer Gefühle, Ängste, Sorgen und Freuden andrängen. Es wird der Wunsch und gleichzeitig die Abwehr übertragen, so als ob alle Menschen so seien wie die frühere verbietende, ablehnende Bezugsperson. Der Patient verdrängt (korrekter: Nachverdrängung) "unter unseren Augen", wie Freud es nannte. Die Abwehr macht sich beispielsweise in der Projektion auf den

Therapeuten bemerkbar, "der läßt mich gar nicht zu Worte kommen". Oder der Patient "kann" sich gar nicht mehr äußern, meint "ich kann nicht mehr", "mir fällt nichts ein". Oft beschweren sich retentive Patienten, die in der Übertragung den Therapeuten als aussaugend, fordernd erleben, darüber, daß der Therapeut so "detektivisch" sei.

Es kommt vor, daß sich Patienten oberflächlich besonders stark distanzieren, vielleicht noch einige abwertende Bemerkungen äußern - und plötzlich aufs Klo müssen. In solch einer Situation fangen manche Patienten an zu "strömen", jedoch nicht mit dem Gefühl, wie sie es in unbefangener Weise tun müßten. Sie tun das mit dem Organ, mit dem sie als Kleinkind zunächst einmal einfach "geströmt" haben: mit dem Darm. Während die Objektvorstellung verdrängt bleibt, meldet sich das intensivierte Gefühl.

Auch ein Erröten kann eine verdrängte Hergabetendenz anzeigen. Dann verströmt sich der Patient mit seinem Blut in seine Peripherie hinein, und zwar gegenüber Menschen, die ihn zum Vertrauen und zur Hingabe anregen. Ein ähnlicher psychodynamischer Hintergrund kann gelegentlich auch in den Suizidphantasien zum Tragen kommen, in denen sich ein Patient über einen Pulsaderschnitt in Hergabe ganz zu verströmen phantasiert - während er im zwischenmenschlichen Kontakt keine Gefühle bewußt auf andere Menschen richten kann.

Diese Patienten, die ihr Innenerleben und auch die eigenen Körpersubstanzen, mit denen sie ohnehin nicht natürlich vertraut sind, zurückhalten und nicht leicht entäußern können, können sich weder mit den Gefühlsäußerungen noch mit den Gerüchen, die andere Menschen von sich geben, ohne Erschrecken vertraut machen. Retentive vermögen es nicht, sich in intimer Atmosphäre mit anderen einzulassen; wir beobachten **Menschenängstlichkeit**, die bis hin zum Einzelgängerischen ausgeprägt sein kann.

Daher zeigen auftretende Blähungen in der Therapie eine Lockerung der Menschenängstlichkeit an, denn sie drücken als organische Begleitung aus, daß die Patienten jetzt ihre Möglichkeit empfinden, nun doch intime Gefühle mit einem anderen Menschen, dem Therapeuten, teilen zu können: "Warmer Mief ist besser als kalter Ozon". Die anale Aktivität ist eben eine Primitivform, in der sich der Mensch schon früh ganz *intim* äußern konnte.

Das Anale und nicht das Sexuale ist ohnehin das Intimste des Menschen. Das Anale ist auch das Verborgenste. Oft beobachten wir eine Aura von Heimlichkeit, aber auch ein brennendes Interesse für Heimlichkeiten: unsere Patienten mögen das "Hintenrum". Während sie ihre eigenen Ansichten, Absichten, Wünsche und Einstellungen geheimhalten, suchen sie diese bei ihrem Gegenüber zu ergründen, ihm auf die "Schliche" zu kommen.

In Partnerbeziehungen führt oft gerade die Verdrängung retentiver Wünsche zu typischen Konflikten. Beispielsweise wählt eine Frau einen vordergründig gebebereiten und weichen, spendabel wirkenden Mann. Sie sonnt sich schon in der Hoffnung auf ein orales Paradies. Denn ihr Partner - der Retentive - hält ja nichts zurück, wenn er um etwas gefragt wird. In bewußten, reflektierten Situationen verhält er sich so, wie es seine frühere Bezugsperson von ihm erwartet hat. In unreflektierten Situationen allerdings setzt sich seine verdrängte retentive Tendenz durch. Äußerlich ist er also ein gefügiger Jasager, der sich aber im Alltagsleben, das von spontanen Situationen geprägt ist, sehr zurückhält, keine Zeit für seine Partnerin hat, kaum Gefühle an sie "abgibt". Er enttäuscht durch sein Nein-Tun. Seine retentive Haltung verstärkt sich immer weiter, je mehr er sich durch die zunehmenden Forderungen seiner enttäuschten Partnerin gedrängt fühlt. Da er nicht offen Nein sagen kann, zieht er sich immer weiter in sich zurück.

Im Bereich des sexuellen Verhaltens fällt bei retentiv gestörten Patienten gelegentlich auf, daß sie ganz offen und detailliert von ihrem oberflächlich ungestört erscheinenden Sexualleben berichten, während sie über intim bewertete Situationen wie beispielsweise ihre Badezimmererlebnisse schweigen. Wir hören, daß sie sich im Badezimmer selbst vor ihrem langjährigen Partner geradezu verbarrikadieren; dort darf er nicht "eindringen". Im gleichen Sinne läßt sich die Beobachtung verstehen, daß die Betreffenden eher dazu neigen, mit einem neuen Partner ins Bett zu gehen, als daß sie es zu einer anheimelnden Situation mit intimen Gesprächen und vertrautem Kennenlernen kommen lassen.

In der **Sexualität** können sich retentive Impulse direkt durchsetzen. Oft finden wir Retentivität als Hintergrund von weiblicher Frigidität. Die betreffenden Patientinnen erleben Sexualität als gefügige Hergabe an ihren Partner und fühlen sich als Lieferantin sexueller Lust von ihrem Partner mißbraucht. Ihre eigenen sexuellen Wünsche empfinden sie nicht, zumal wenn sie ihre eigenen Sekrete wie auch die des Partners aus analer Angst heraus als unsauber-eklig oder "schmutzig" ablehnen. Wenn überhaupt, lassen sie Sexualität nur unter ausführlichen Sauberkeitsbedingungen zu. Spontane, leidenschaftliche oder laute Sexualität wird vermieden. Machen sie auch im körperlichen Bereich "alles dicht", fehlt eine ausreichende Lubrikation, und es kann deswegen zu Schmerzen im Genitalbereich oder auch aufgrund von Mikrorissen mit folgender bakterieller Besiedlung zu häufigen Blasenentzündungen kommen. Beim Mann kann sich das Zurückhalten in Form einer Ejaculatio retardata äußern.

Während des Koitus verhalten sich retentive Patienten, deren Gefühlsäußerungen im Kleinkindalter abgelehnt waren, meist zurückhaltend, still, beherrscht. Vor diesem Hintergrund läßt sich die häufige Neigung Retentiver zur Onanie verstehen. Der eigenbrötlerisch gewordene Patient zieht sich quasi auf seinen Einpersonenhaushalt zurück aus Scheu vor einem ablehnend oder fordernd erlebten Partner.

Der Rückzug in sich selbst ist die Antwort auf eine frühzeitige Einschüchterung der Lust an Selbstbestimmung. Nach dieser Phase des lustvollen Verströmens und des in-sich-Versammelns tritt die neu erwachende expansive Lust an motorischer Eroberung ganz in den Vordergrund des kindlichen Erlebens.

Die Bedeutung des motorisch-aggressiven Antriebserlebens für die Zwangsneurose

Die Grobmotorik entfaltet sich in ganz besonders intensiver Weise etwa um dem 24. Lebensmonat herum (mit den üblichen individuellen Schwankungen). In dieser Zeit sind vor allem die Beine Träger des motorischen Entfaltungsdranges. In höchster freudiger Erregung stürmt ein Kind etwa auf einen Stuhl zu, den es dann umreißt. Oder es wirft sich mit aller Kraft gegen seinen gerade aufgebauten hohen Turm, der mit viel Getöse einstürzt. Das Kind ist begeistert von seiner Wirkung und seiner Macht. Es erlebt in seinem lustvollen Entladungsdrang ein unerhörtes Triumphgefühl, ein Gefühl von Macht und Geltung. Immer wieder will es das berauschende Freiheits- und Machterlebnis fühlen, während es schlagartig etwas verändern, etwas umwerfen, Krach machen kann.

In diesem motorisch lärmenden Herangehen an die Welt, im ad-gredi, liegt die Lust, mit Kraft auf Gegenstände und Menschen machtvoll einzuwirken. Nichts bringt in dieser Zeit das Kind so sehr zum Juchzen wie der mitspielende Erwachsene, der durch einen "kräftigen" Stoß des erregten Kindes polternd umfällt. Genau darin liegt das freudige Erleben des Aggressivseins, um dessentwillen das Kind immer wieder seine Motorik einsetzt.

Ganz genau betrachtet beabsichtigt aber das Kind im ersten Anfang keinesfalls irgendeine Aggressivität, geschweige denn eine Destruktivität. Sondern es entdeckt bei seiner schwungvoll eingesetzten Motorik einfach, daß es Gegenstände oder Personen mit einem Schlag verändern kann. Und dann setzt es zunehmend seine Motorik ein, <u>um</u> seine Umwelt zu verändern, sich untertan zu machen. Dies ist die neue Lust, die mit der bewegten Motorik erlebt wird. Daß dabei auch etwas kaputtgeht, nimmt das Kind anfangs nur mit in Kauf, dann aber tendiert es das auch, so daß letztlich mit der motorischen Entfaltung auch die Lust am Aggressivseinkönnen im engeren Sinne entwickelt wird.

Wird ein Kind in diesem stürmischen, lustvollen Adgredi von seiner Bezugsperson warmherzig bestätigt, entwickelt sich mit der *kraftvollen, zielgerichteten Bewegung* ein intensives Gefühl von Selbstbehauptung, ein Erlebnis von Freiheit und die innere Sicherheit, sich steuern zu können. Denn immer wieder erlebt das Kind den gleichen, berechenbaren Ablauf seiner eigenen motorisch-aggressiven Regungen: Das Kind beginnt eine bestimmte Handlung und kann diese beabsichtigte Handlung auch zum Ende führen. Seine zielgerichtete Bewegungslust ist befriedigt. Handeln und Probieren werden zum erfolgreichen Vollstrecker eigenen Wollens.

Daraus entfaltet sich die Fähigkeit, später die eigenen, gewünschten Entscheidungen mit Festigkeit durchführen zu können, d.h., sich selbst zu behaupten und sich gegebenenfalls gegen andere durchzusetzen. Es entwickelt sich ein Gefühl von **Geltung und Würde;** Würde verstanden als die Fähigkeit, der eigenen Werte, der eigenen Wertvorstellungen sicher zu sein. Wenn sich jemand hinsichtlich seiner eigenen Person und seiner eigenen Handlungsweisen sicher ist, dann kann er auch in schwierigen sozialen Situationen - wenn er beispielsweise angefeindet oder angezweifelt wird - stabil bleiben, weil er sich nicht gleich erschüttern läßt, er weiß eben um seine Qualitäten und (Handlungs-) Fähigkeiten. Derartig gesichert ist der Betreffende in der Lage, immer wieder probierend-prüfend an die Welt heranzugehen und steuernd einzugreifen, wenn sich für ihn etwas zu ungünstig gestalten sollte. Er fühlt sich nicht dem Willen anderer blind ausgeliefert, sondern er kann sich nötigenfalls aggressiv durchsetzen.

Hier handelt es sich *nicht* um eine reaktiv entstandene Aggressivität als Enttäuschungsreaktion gegenüber der Bezugsperson, wie sie in den kindlichen Entwicklungsphasen zuvor erlebt worden war. Sondern in dieser Phase wird kraftvolle Aggressivität selbst lustvoll entfaltet. Natürlich muß in einer gelungenen Erziehung das aggressive Antriebserleben in eine sozial verträgliche Form gebracht werden, ohne aber das eigentliche Lusterleben zu beschädigen. Soziale Maßregeln und die soziale Rücksichtnahme sollten sich daher auf die motorisch-aggressiven *Folgen* beziehen; die aggressive Motorik soll also an der Realität geformt werden, ohne aber das Lusterleben zu zerstören und angstvoll zu unterdrücken. Denn sonst kann sich keine freudige Handlungsbereitschaft mehr im Dienste von eigenen Durchsetzungswünschen im sozial verträglichen Rahmen entwickeln.

Aggressive Äußerungen enden nicht notwendigerweise im blinden Zerstören, denn mit jeder destruktiven Haltung treten immer auch konkurrierende mitfühlende, zärtlich-liebevolle Gefühle auf: Gefühle von primärer Hingabe und Zuwendung, die ein Kind in seiner Entwicklung aber erlebt haben muß, erzeugen das Interesse, ein Objekt schonen zu wollen. Insofern beinhaltet eine adäquate Entfaltung aggressiver Lust, daß der Betreffende in notwendigen Situationen aggressiv sein kann, andere Menschen dominieren oder schädigen - ohne sie jedoch zu zerstören - kann, aber nie muß. Gerade wenn die eigenen aggressiven Regungen innerlich frei verfügbar sind, kann der Betreffende in gegebenen Situationen darauf verzichten. In freiheitlicher Abwägung kann er *herrschen* und *dienen.*

Wird jedoch in der analen Entwicklungsphase die kindliche Freude am motorischen und aggressiven Erleben von der Bezugsperson nicht bejaht, sondern aus den verschiedensten Gründen abgelehnt, dann muß ein Kind seine eigene motorische Lust, seine Kraft als böse erleben - nämlich gegen seine Bezugsperson gerichtet -, und es unterläßt schließlich aus Furcht davor seine motorische, aggressiv getönte Entfaltung. Häufig unterliegen gerade die lauten motorischen Impulse der elterlichen Versagung, weil sie leicht als ruhestörend empfunden werden und weil die mit der Motorik einhergehende destruktive Seite besonders geächtet wird.

Weil das Kind motorisch stört, vielleicht nur ungeschickt ist, hört es auf, *über seine Motorik seine Gefühle nach außen* zu wenden. Wenn beispielsweise ein zweijähriger Junge zu seinem Geschwisterchen im Körbchen freudig erregt läuft, um es auf den Arm zu nehmen und dabei aus Übermut oder Ungeschicklichkeit - es übt ja erst! - das Körbchen umwirft, wird er von der Mutter zusammengestaucht. Er wollte lieb sein, aber das wird ihm wegen der Folgen als böse ausgelegt. Wiederholt sich diese einschüchternde Ablehnung in den verschiedensten Variationen, wenn das Kind einfach durch seine laute, affektiv getragene Motorik stört, *unterläßt es seine spontanen affektiven Zuwendungen zur Außenwelt.*

Sein lustvoller Bewegungsdrang, der Träger seines aggressiven Erlebens, endet in einer *gebundenen Motorik.* Das motorische Tun und die zugehörigen Affekte werden zunächst in die Welt des bewegten Denkens überführt. Das Kind flüchtet ins Phantasieleben und ins Denken. Erlebt es in seiner Gedankenwelt zunächst noch heftige aggressive Szenen mit durchaus antisozialem Charakter und vertraut es diese seinen Erziehungspersonen an, erfährt es eine abermalige Ablehnung und Einschüchterung, so daß es schließlich auch seine aggressiv-bewegten Phantasien verdrängen muß.

Einflüsse der Entwicklungsschritte in der analen Phase auf das Denken

Im Denken wirken zwangsneurotische Patienten starr und abstrakt, wenig bis gar nicht gefühlsgetragen. Es fällt auf, daß einem Patienten mit ausgeprägterer zwangsneurotischer Struktur ein gründliches geistiges Durchdenken von Problemen nicht möglich ist - ihm fehlt eben auch im geistigen Bereich jegliche lustvolle Bewegungsfreude. Das tiefgehende Adgredi der Gedanken ist gestört; in ausgeprägterer Form ist das Denken schließlich völlig inhaltsverarmt, und der Patient geht immer und immer wieder die gleichen Gedanken durch ("leeres Grübeln"): auch hier fehlt ihm die Propulsion. Ein echtes Analysieren, d.h. ein lustvolles Auseinandernehmen von geistigen Tatbeständen, die dann wieder neu und andersartig zusammengesetzt werden, steht einem Patienten mit ausgeprägter zwangsneurotischen Struktur nicht zur Verfügung.

Hinzu kommt, daß eine tiefliegende Angst vor Autoritäten, vor Geboten und Verboten ein selbständiges Denken, das auch gegen althergebrachte Maßstäbe angeht, unmöglicht macht. Chronifizierend wirkt sich aus, daß Zwangsneurotische kaum Freude an geistiger Produktivität und an intellektueller Leistung entwickeln konnten, weil sie in ihren analen, produzierenden Lustmöglichkeiten eingeschüchtert worden sind. Hier verstärken sich die “Verstopfung des Gehirns” -das retentive Zurückhalten von Kenntnissen und von Wissen- und die geistige Unbeweglichkeit.

Offensichtlich wirken sich die ängstigenden Einschüchterungen während der analen Phase auch auf die geistige Entfaltung beeinträchtigend aus. Denn in dieser Phase der Sauberkeitserziehung sammelt ein Kind nicht nur Erfahrungen mit seinen Körperprodukten, sondern es beschäftigt sich überhaupt intensiv und lustvoll mit der Erforschung von Substanzen in seiner Umgebung. Ebenso wie während der oralen Phase das Lutschen Ausdruck des Kontaktes mit der Mutter ist, nimmt es nun besonders durch Beriechen, Beschnuppern und Betasten Kontakt zu seiner materiellen Umwelt auf und lernt sie in diesen Qualitäten erkennen. Gerade durch gezielte taktile Erregungen fühlt es sich zur genauen Erforschung aller zugänglichen Materie, von Sand, Wasser, Erde, Dreck etc. lustvoll und noch völlig wertfrei angeregt. Erzeugt hier aber eine Mutter durch ihre intolerante Wertung (z.B. Sauberkeit versus Unsauberkeit) Ängste, dann lernt das Kind, den handgreiflichen Umgang mit jeglicher Form von Materie zu scheuen, insbesondere mit Dreck und Schmutz. Es fühlt sich dann **schuldig** für seine Lust am Schmutz. Insofern kann eine zu starke Sauberkeitserziehung Spielhemmungen und in der Weiterentwicklung Lernhemmungen erzeugen.

Indem sich ein Kind mit den Substanzen der Welt auseinandersetzt und den Stoff genau erforscht und zerteilt, zerstört es auch Zusammenhänge. Denn es will wissen, wie ein Ding, ein Auto, ein Käfer, eine Schnecke innen aussehen. Hier interessieren zunächst die Einzelteile, die dann erst später forscherisch wieder zusammengesetzt werden. Dabei geht ein Kind mit seiner ganzen Kraft an die Dinge heran und zerteilt sie. In der Wertung des Erwachsenen wirkt das wie Destruktion und wird irrtümlicherweise mit beabsichtigter Zerstörung gleichgesetzt.

In Wirklichkeit aber handelt es hier um ein neugierig lernendes Erkennenwollen der Dinge ohne jegliche destruktive Absicht. Destruktive Absichten zu verfolgen, ist ein Kind zu dieser Zeit noch gar nicht in der Lage, da es noch nicht zwischen heil und kaputt unterscheiden kann. Es muß zuerst die Erfahrung gemacht haben, daß etwas nicht mehr funktioniert, wenn es einmal auseinandergenommen worden ist und dann - wider Erwarten - doch nicht mehr zusammengesetzt werden kann. Das befriedigende Erleben von Konstruktion, von Konstruktivem ist immer erst nach dem Erleben eines vorangegangenen Auseinandernehmens möglich.

Während also Stoffe wie Erde oder Teig mit großer Lust geformt werden, Erfahrungen über Innenaufbau, Einzelteile und Details gesammelt werden, Kontinuität zufällig zerstört wird und dann wieder alles zusammengefügt und neu gestaltet wird, findet eine andauernde Auseinandersetzung mit der Qualität des Stoffes statt. Dieses Erfahren und Erforschen der Welt der Gegenstände ist nur über die *tätige* Auseinandersetzung möglich - und dafür sind die motorische Lust und die Kraft wichtig! In diesem Prozeß der tätlichen Auseinandersetzung wird die noch überschwengliche und noch ungeschickte Motorik geübt und an die Realität, an den Raum und an die Zerbrechlichkeit oder überhaupt an die spezielle Eigenart der einzelnen Materie angepaßt. Dabei helfen mitschwingende Zärtlichkeitsgefühle, sich im schonenden, liebevollen Umgang mit Dingen und Lebewesen zu üben. Ein Kind lernt in dieser Phase, sich mit einer Mischung aus kraftvoller Handhabung und zärtlicher Behandlung auf die belebte und unbelebte Umwelt einzustellen.

Erlebt aber ein Kind in dieser Phase eine schwerwiegende Einschüchterung seiner unbefangenen Hand-greiflichkeit, wird seine Lust am Auseinandernehmen und Wissenwollen als destruktiv und böse gewertet, wagt es sich nicht mehr unbeschwert an den Stoff heran. Es bleibt die Angst, etwas kaputtzumachen, und diese Angst erstickt die Lust am Erforschen und am Wissenwollen.

Diese Phase des unschuldigen Umgehens mit dem Stoff wird etwa um das dritte Lebensjahr abgelöst durch einen qualitativ neuen Umgang mit den Gegenständen. Ein Kind setzt sich nun durch quasi methodische Erforschung mit seiner Umwelt auseinander. Es interessiert sich beispielsweise für die Geographie der Wohnung und der häuslichen Umgebung, und es erweitert allmählich seine topographischen Kenntnisse. Das Zählen beginnt und damit die quantitative Untersuchungsmöglichkeit. Mit dem Zählen entwickelt sich allmählich auch das Abschätzenkönnen von Umfang und Höhe, Schwere, und es entstehen Mengenvorstellungen. Sie erlauben das Bemerken quantitativer Zusammenhänge. Die Motivation für diese Kenntniserweiterung ergibt sich aus dem Interesse an menschlichen Beziehungen, das in dieser Phase ganz vom aggressiv getönten Geltungsstreben erfüllt ist: Ein Kind möchte ein Auto haben, das so groß oder noch größer als das des Bruders ist; oder es will genau so viele Äpfel essen wie der Vater. Etwas weniger oder etwas Kleineres zu haben als es ein affektiv besetztes Familienmitglied hat, wird als schlimm, schlecht erlebt, der Betreffende fühlt sich unterlegen. Auch in der aggressiv gefärbten Konkurrenz im Gruppenspiel, in dem Rangordnungen - sie müssen erst mal erkannt werden! - heftig verteidigt werden, zeigen sich affektiv aufgeladene Geltungswünsche. Gerade in dieser Phase wird sein starkes Interesse am Erfassen von Ordnungszahlen deutlich, die es beispielsweise im Spiel den einzelnen Positionen zuzuordnen lernt ("bin Erster!").

In dieser Zeit setzt auch die wachsende Neugier gegenüber mechanischen Zusammenhängen ein, die zum größten Teil zunächst einmal magisch interpretiert werden und erst sehr langsam mechanisch und mathematisch verstanden werden können.

Der Entwicklungsschritt vom naiven Umgang mit dem Stoff zum konkret einschätzenden Erfassen von Dingeigenschaften kann nicht gelingen, wenn das Kind in seinem unbefangenen lustvollen Herangehen an seine Umwelt von einer einschränkenden Mutter gestört wird. Es scheitert gewissermaßen an der Aufgabe, sich vom Stofflichen loszulösen; es bleibt in der Ambivalenz hängen, die sich etwa mit den Worten formulieren ließe "finde ich dieses lustvoll groß oder wie Mutter ängstigend groß, finde ich dieses schön kalt oder wie Mutter zu kalt und daher krankmachend?" Aufgrund seiner *Schwierigkeit, Lust und Unlust zu trennen*, kann später der zwangsneurotische Patient vom Stofflichen keinen Abstand nehmen, sondern er projiziert sein *ambivalentes Erleben* in den Stoff hinein.

Er ist im Stadium des ergebnislosen Experimentierens verblieben. Aus Angst vor Zerstörung (wie die Mutter es vermittelte) wagt er nicht lustvoll etwas (Dinge, Gedankliches) auseinanderzunehmen, er kann dessen Zusammenhänge nicht erfassen lernen und auch nicht Zerlegtes eigenständig, verändert wieder aufbauen. Damit ist er auch nicht imstande, eigenständig und selbstsicher Gewichtungen vorzunehmen, selbständige (Rang-) Ordnungen herzustellen, Wichtiges vom Unwichtigen zu unterscheiden; bei Gesprächen kommt er leicht "vom Hölzchen aufs Stöckchen".

Oft fällt bereits zu Schulzeiten auf, daß der Betreffende nicht die Hauptsache erkennen konnte, sondern das Kleinstgedruckte gleich wichtig wie Fettgedrucktes erlebte. Ist er später im Berufsleben vor die Aufgabe gestellt, zuerst das

Wichtige zu erledigen und Unwichtiges zurückstellen zu müssen, versagt er, ohne zu wissen, warum er Konflikte provoziert, obwohl er "doch ständig gearbeitet" hat. Diese Unsicherheit verstärkt die Neigung eines Zwangsneurotischen, sich als sichernde Stütze Autoritäten oder moralische Maßstäbe zu suchen. Sie geben gewissermaßen die Richtmaßstäbe vor, die er nicht von sich aus bilden kann. Sie bedeuten ihm eine Sicherung im Umgang mit der Welt, die er selber in ihrer Wichtigkeit nicht abzustufen vermag.

Wie bereits angedeutet beeinträchtigt dieses Verhaftetbleiben am Stofflichen, am dinglichen Einzelteil die weitere Intelligenzentwicklung. Nach Piaget wird das Denken, die Basisfunktion der Intelligenz, als "verinnerlichte Tätigkeit" verstanden; auch Freud hatte im Denken ein Probehandeln gesehen. Ein optimales Gleichgewicht zwischen Subjekt und Objekt kann nur durch Handlung oder Tätigkeit erreicht werden. Erst diese spezifische Tätigkeit führt zur - denkerischen - Gruppierung der vorgegebenen Gegenstandswelt. Erst dann können Ordnungen, die der logischen Komposition, Reversibilität, Assoziativität, Identität und Tautologie entsprechen, entwickelt werden. Insofern steht die Intelligenz in einer wichtigen Beziehung zur Wahrnehmung und zu den senso-motorischen Gewohnheiten, ebenso wie zum vorsprachlichen und anschaulichen Denken und zu den logisch-konkreten und logisch-formalen Operationen. Ist aber gerade dieser Entwicklungsschritt vom forscherischen, ausprobierenden Herangehen an die Welt zum Erfassen mechanischer und quantitativer Zusammenhänge nicht gelungen, fehlt der denkerischen Tätigkeit die optimale Mobilität für die weitere geistige Welteroberung. Insofern ist intelligente Problemlösung, die als Fähigkeit zum Herstellen neuer Zusammenhänge oder auch als Wiedererkennen von Vertrautem im neuen Zusammenhang verstanden werden kann, ein wichtiger Funktionsträger menschlicher Anpassung.

Dies läßt die Beobachtung verständlich werden, daß gerade Zwangsneurotische weitaus länger als alle anderen Neurotischen in ihrer Altfamilie bleiben. Eine weniger mobile Intelligenz führt zu einer erheblichen Verunsicherung und Ängstigung, die es sehr erschwert, sich in eine unbekannte Umgebung einleben zu können, deren innere Zusammenhänge eigenmächtig nicht gleich deutlich erfaßbar sind. Zusätzlich wird diese Angst vor Neuem genährt von der dumpf gespürten Erfahrung von Zwangspatienten, daß sie sich gefühlshaft nicht leicht in einer neuen Umgebung aufschließen können. Gerade für einen zwangsneurotischen Patienten wirkt sich die eingeschränkte geistige Beweglichkeit besonders ungünstig aus, weil er aufgrund seiner Retentivität in besonderem Ausmaß dazu neigt, seine Gefühlszurückgezogenheit mit denkerischem Zugang zur Welt wettzumachen.

Wir beobachten bei zwangsneurotischen Patienten, daß sich in das Denken zusätzlich Anteile des sogenannten **magischen Denkens** mischen, das noch nicht ich-bezogen ist. Es herrscht die Einstellung, daß irgendeiner, irgendetwas was tut; Handeln wird noch nicht sicher auf das handelnde Ich bezogen; wenn etwas verändert wird, dann kann das magischerweise von anderen Mächten, durch Zaubern geschehen. Ein gängiges Beispiel finden wir etwa in dem Gedanken, der sich zum Zwangssymptom steigern kann: "Wenn ich auf etwas Bestimmtes - die Ritze zwischen den Steinen - trete, werde ich heute Erfolg haben."

In der analen Phase kann ein Kind noch nicht sicher zwischen unbelebten und belebten Gegenständen unterscheiden. Daher neigt ein zweijähriges Kind beispielsweise dazu, den Tisch, an dem es sich gestoßen hat, zu hauen, weil "der Tisch" ihm wehgetan hat und eine Affektabfuhr gegenüber einer anwesenden Person nicht möglich ist. Der Glaube, daß auch unbelebte Gegenstände potentiell mit Leben angefüllt sein könnten, erleichtert es später dem Zwangsneurotischen, bedrohliche und strafende Tendenzen und auch aggressive Impulse in seine Umwelt hineinzuprojizieren und diese dann wiederum von außen verstärkt zu fürchten.

In dieser Entwicklungsphase sind reale Ereignisse von Phantasien und innerlich erlebten Wünschen noch nicht immer unterscheidbar. Dies bildet die Basis für die spätere Angst des Zwangsneurotischen, daß seine - zumeist "bösen" - Gedanken Wirklichkeit werden können. Beispielsweise äußern Patienten die Angst, daß sie die Macht hätten, den Tod oder andere aggressive Handlungen gegenüber einem Mitmenschen wie dem brutalen Vater oder der keifenden Mutter herbeizuwünschen, deren schwere Vergeltungsmaßnahmen sie dann fürchten. Dieser Glaube an die Allmacht der Gedanken und der Worte bleibt erhalten, weil das Kind gerade in seiner motorischen Expansion eingeschüchtert wurde und dadurch zu wenig die Abgrenzung zwischen außen ablaufenden Handlungen und innerlich ablaufenden Wünschen und Vorstellungen üben und erfahren konnte. Daher finden wir bei zwangsneurotischen Patienten öfter ein intensives Nachdenken darüber, wie weit sie durch Gedanken ihren Körper beeinflussen können.

Eng mit dem magischen Weltbild verknüpft ist der ausgeprägte Aberglaube von Zwangsneurotischen, der überall strafende Tendenzen wittert. Darin kommen sowohl seine Projektionen des eigenen, verdrängten Aggressiven zum Ausdruck, als auch die ständige Beschäftigung mit seinen anklingenden schuldhaften - weil aggressiven - Tendenzen, die er auf magische Weise realisiert glaubt. In dieser Auseinandersetzung mit einem strafenden Gott wird deutlich, wie sehr ein Patient mit seinen aggressiven Konflikten kämpft und daß ihm dabei als Vorbild immer ein strafender, liebloser Gott, dem auch blasphemische Gedanken beim Kirchbesuch gelten, vorschwebt, - denn einem gütigen Gott zu fluchen ist nicht möglich.

Häufig spiegeln religiöse Auseinandersetzungen und auch individuelle Riten wie die Bannung von Dämonen - im übertragenen Sinne: die Bannung des jähzornigen Vaters - die spezielle kindliche Familiensituation späterer Zwangsneurotischer wider. Wenn nämlich ein Kind die Ehe der Eltern nicht in einer Geborgenheitsatmosphäre, als "Sakrament" erleben kann, dann schleicht sich ein ungeheures Mißtrauen ein, das sich auf alle Menschen erstreckt; denn in dem Verlust der "Heiligkeit" der elterlichen Beziehungen erlebt das Kind nicht nur die Ohnmacht eines Gottes, sondern Gott scheint ihm sogar Luzifer zuzulassen. Das Teuflische wird umso mehr gefürchtet, je ausgeprägter die die Elternehe zerreißenden Kräfte erlebt werden. Oder anders ausgedrückt kann bei der Zwangsneurose ein sogenanntes Geheimnis, das um die Eltern schwebt, mitspielen: Um wenigstens noch etwas verströmen und lieben zu können, darf sich das Kind nicht eingestehen, daß hinter den Kulissen viel Trauriges und Böses steckt.

Konnte sich ein Kind in dieser phasentypischen, speziellen Herangehensweise an die Welt nicht liebend bestätigt fühlen und wurden zusätzlich Verdrängungen gesetzt, bilden sich allmählich typische Erlebens- und Verhaltensweisen heraus.

Erlebens- und Verhaltensweisen zwangsneurotischer Patienten

Bei unseren zwangsneurotischen Patienten finden wir Störungen im gefühlshaften, retentiven und im motorischen, aggressiven Erlebnisbereich. Dabei kann sowohl die retentive als auch die aggressive Problematik in jeweils völlig unterschiedlichem Ausmaß verarbeitet werden. Auf der einen Seite sehen wir Patienten, bei denen retentive charakterliche Züge oder überhaupt eine geringe Gefühlsdifferenzierung stark überwiegen, ohne daß eine aggressive Gestautheit spürbar werden muß. Eine aggressive Problematik kann sich sogar umso geringer auswirken, je ausgedehnter Retentivität oder Gefühlskargheit vorliegen, da Aggressives weniger intensiv erlebt wird, zumal der Betreffende mit seinen Mitmenschen emotional erst gar nicht so weit mitschwingt, als daß er bei Konflikten in eine aggressive Gestautheit geraten könnte. Retentiv betonte Patienten mit chronischer Zurückgezogenheit entwickeln weniger oft Symptomatik, weil sie eben kaum in offene Konflikte geraten, die Verdrängtes mobilisieren würde. Wenn schließlich nicht einmal restierende Gefühlsanteile verdrängter aggressiver Impulse den Patienten auf seine Mitmenschen hin treiben, kann sich im Extremfall ein Leben als **Eigenbrötler** entwickeln: es interessiert schließlich kein zwischenmenschlicher Kontakt mehr, das Eingesponnensein in eine narzißtische Gedankenwelt überwiegt.

Auf der anderen Seite finden wir Patienten voll aggressiver Gestautheit und mit nur wenigen retentiven Zügen, bei denen besonders der Bereich des motorisch-aggressiven Erlebens ausgeprägter Verdrängung unterliegt. In der ödipalen Phase beginnt das betreffende Kind seine störenden aggressiven Strebungen zu verdrängen; gleichzeitig verstärkt es seine bereits in der analen Phase erworbenen Verhaltensweisen, wodurch das verdrängte Aggressive leichter im Unbewußten zu halten ist; dieser Vorgang ist als Reaktionsbildung verständlich.

Es bilden sich allmählich reaktive Charakterzüge heraus. Während das Verdrängte objektlos und daher für den Träger unbewußt bleibt, macht sich der bestehengebliebene Gefühlsanteil des verpönten Impulses für den Außenstehenden in mehr oder minder starker Ausprägung ständig bemerkbar. So finden wir bei unseren Patienten beispielsweise neben Sparsamkeit bis zum Geiz versteckte Stellen von sinnloser Verschwendung, neben ausgeprägter Ordnungsliebe auch eine Abstellkammer voll überquellender Unordnung oder einen völlig unstrukturierten Lebensaufbau(!), in der Wohnung von strahlender Sauberkeit läßt sich eine klebrige Dreckecke aufspüren, und beim nachgiebigen Jasager fällt uns sein Neintun auf. Der ewig Mitleidige kränkt einen dahinsiechenden Bettler. Beim Gefügigen, der sich sofort unterwirft, springen uns seine verdrängten aggressiven Dominanzstrebungen entgegen. Gerade in der Partnerschaft finden wir häufig ängstlich-zurückgezogene Verhaltensweisen, während sich latente aggressive Impulse in der quälenden Kontrolle des Partners durchsetzen, oft mit einer Rationalisierung wie "ich will doch nur helfen, wenn du was falsch machst". In diesem sozial "erlaubten" Bereich lassen sich ganz bevorzugt verdrängte Machtwünsche unterbringen.

Verdrängte aggressive Impulse können sich auch in der Kontaktaufnahme bemerkbar machen, indem beispielsweise ein Patient zunächst freundlich auf jemanden zugeht, dem er als erstes sagt: "Mein Gott, Sie sehen aber heute fürchterlich aus." Dieses Verhalten wird sekundär oft begründet, etwa in der Weise "wir wollen doch ehrlich miteinander sein und nicht verlogen miteinander umgehen".

Verdrängte Machtstrebungen setzen sich im Übertragungsgeschehen natürlich ebenso durch: Während der (objektgerichtete) Vorstellungsanteil des Wunsches verdrängt bleibt und sich der angepaßte, interessierte Patient gegenüber dem Therapeuten devot verhält, intensivieren sich in dieser Versuchungssituation (nachgiebiger, abwartender Therapeut) die bereitliegenden, restierenden Gefühle seiner Bemächtigungslust und äußern sich beispielsweise darin, daß der Patient dem Therapeuten gegenüber herabsetzende Bemerkungen macht, ohne daß es ihm natürlich selbst auffällt. Oder der Patient depotenziert den Therapeuten, indem er dessen Deutungen oder Hinweise als völlig unlogisch oder unzutreffend verwirft; oder der Patient lehnt sich über die Aufzeichnungen seines Therapeuten, kontrolliert sie genau und weist ihn auf Stellen hin, die der Therapeut völlig falsch verstanden habe. Oft fallen Patienten auch durch ihre "Eigensinnigkeit" auf, nach der sich alle (auch der Therapeut) zu richten haben.

Entsprechend seinen Verdrängungen verhält sich der zwangsneurotische Patient in bewußten Situationen zu weich und gefügig, er kann seine eigene Meinung nicht gegen einen anderen vorbringen, sondern redet anderen eher nach dem Munde. Er gerät dann aber wieder in für ihn unverständliche Schwierigkeiten, weil sich das Verdrängte störend durchsetzt. Beispielsweise wendet sich ein Patient an seinen Vorgesetzten, von dem er beruflich etwas will. Wenn der Vorgesetzte wohlwollend auf ihn eingeht und sagt, "ich bin gerne bereit, mit Ihnen zu arbeiten, machen Sie einen Vorschlag", macht der Patient auch einen. Sagt dann aber der Vorgesetzte beispielsweise "das kann man doch ganz anders machen", läßt der Patient seinen Vorschlag sofort völlig fallen und übernimmt den Vorschlag des Vorgesetzten passiv. Er kann dann aber den Auftrag nicht glatt durchführen.

Oft werden zwangsneurotische Patienten als "Radfahrertyp" von ihrer Umgebung erlebt, weil sie sich gegenüber - sie ängstigenden - Autoritätspersonen (z.B. Vorgesetzten) übergefügig verhalten, während sich verdrängte aggressive Impulse im verletzenden Umgang mit untergebenen Mitarbeitern besonders bemerkbar machen. Oder es kommt zu permanenten Rechthabereien. Dadurch gerät der Patient besonders oft in Schwierigkeiten mit seinen Mitmenschen. Wenn ein Patient unter den unangenehmen und ihm völlig unverständlichen Reaktionen seiner Umwelt leidet, kommt es vor, daß er deswegen einen Therapeuten aufsucht. Prognostisch ist es eher ungünstig einzuschätzen, wenn der Patient nur unter seiner Umgebung leidet, nicht aber einen eventuellen Eigenanteil (den er natürlich nicht kennt) einräumen kann. Unausgesprochen erwartet er von einer Therapie eine Abwehrstärkung, "damit mir das nichts mehr ausmacht" oder "damit ich besser damit umgehen kann." Der Betreffende signalisiert damit aber, daß er an einer therapeutischen Aufdeckung, d.h. Bewußtmachung einer schmerzhaften und unlustvollen (aggressiven) Problematik nicht interessiert ist.

Gelegentlich berichten Patienten von äußerlich phantastischen Aggressionen. Hier handelt es sich aber um Pseudomitteilungen. Denn was die Patienten nicht berichten, ist ihre ausgesprochene Gehemmtheit in Bezug auf **ruhiges Auftreten** - dort sind sie den sozial üblichen Aggressionen, dem wirklichen Adgredi, dem festen Durchsetzen, der Selbstbehauptung ausgewichen: die Zielvorstellung blieb verdrängt.

Besonders Ideologien eignen sich dazu, unangenehm empfundene Erlebnislücken ich-gerecht zu gestalten. Angesprochen auf eine Situation, in der sich ein Patient beispielsweise hätte durchsetzen müssen, "begründet" er sein Nichthandeln mit Bemerkungen wie "der Klügere gibt nach", oder "nachgeben um des lieben Friedens willen". Solche Ideologien können dennoch nicht darüber hinwegtäuschen, daß den Patienten ein innerliches Sicherheitsgefühl fehlt. Gerade wenn dies nicht zur Verfügung steht, wird eine *strenge Ordnung als Sicherung* begrüßt. Wer sich selbst keine ordnenden Maßstäbe setzen kann, weil er nicht mit Lust Dinge und später konkrete und abstrakte Gegebenheiten auseinandernehmen und dann nach eigenem Willen und eigenen Empfindungen und Erfahrungen neu und eigenständig zusammensetzen durfte, der kann sich keine eigene Ordnung, keine Maßstäbe schaffen, sondern der bleibt angewiesen auf Vorgegebenes, auf offizielle "Moral und Sitte" und hält sich an politischen, gesellschaftlichen oder religiösen Maßstäbe fest.

Unsere zwangsneurotischen Patienten sind in der **Ambivalenz** hinsichtlich ihrer eigenen Person, ihrer Werte, ihrer Tätigkeiten hängengeblieben ("bin ich viel wert - bin ich wenig wert, arbeite ich gut - arbeite ich schlecht, bin ich sicher männlich - oder weiblich" etc.). Aufgrund dieser permanenten Zweifel und Unsicherheit fühlen sie sich leicht durch andere verunsichert, wirkt die ungünstige Meinung eines anderen oder das Lob über einen Fremden als glatte Depotenzierung der eigenen Person. Seine tiefe Ambivalenz verunmöglicht jegliche innere Stabilität und damit auch jegliche Fähigkeit zum ruhig-bestimmten Auftreten.

Aufgrund seiner *Kontaktstörung, die wesentlich durch Retentivität und Ambivalenz bedingt* ist, *überlegt* der Betreffende ständig, ob er sich so verhält, wie die anderen es von ihm erwarten. Er setzt sich unaufhörlich mit den (vermeintlichen) Anforderungen seiner Umwelt auseinander. Dabei bleibt er im anschaulichen oder vorstellungsnahen Denken stecken, weil gerade seine zielgerichtete Handlungslust verdrängt ist. Ständig beschäftigt ihn die Frage: "Wie soll ich sein?"

Dies mündet in den chronischen *Hang des Zwangsneurotischen, sich selbst zu beobachten.* Die Grundlage dazu bildet die beschriebene *mangelnde Gefühlsdifferenzierung.* Wenn in der analen Phase die inneren Empfindungen nicht von einer verwörternden und annehmenden Mutter aufgenommen werden, können kompliziertere Gefühle und Empfindungen sprachlich nicht recht treffend ausgedrückt werden. Der spätere Zwangsneurotische lernte nicht, seine unterschiedlichen Empfindungen sicher zu unterscheiden. Das betrifft nicht nur den kognitiven Bereich, in dem der Patient nicht scharf und präzise zu entscheiden lernte, sondern auch das Gebiet der eigenen Geschlechtszugehörigkeit. Wenn nämlich die geschlechtsspezifischen körperlichen Empfindungen aufkommen, können sie nicht sicher eingeordnet werden, und es beginnt die innerliche, fruchtlose Gedankenmacherei "bin ich ein Mädchen oder ein Junge". Diese schleppt ein Zwangsneurotischer mit sich. Wir beobachten das an Patienten, die ständig eventuelle Ähnlichkeiten mit der Mutter reflektieren. Darin involviert ist die innere Frage, ob es leichter sei, das Leben - in unbewußter Identifikation mit der Mutter - eher aktiv wie sie zu bewältigen oder ob doch vielleicht mit passiver Technik nach dem väterlichen Vorbild besser durchs Leben zu kommen sei.

Offensichtlich hat sich in den Vorstellungen des Zwangsneurotischen das Interesse an der Polarisierung von Aktivität und Passivität erhalten. Dabei ist die gedankliche Beschäftigung mit den Polen Aktivität-Passivität mit der männlichen und weiblichen Position verbunden. Diese Verknüpfung entsteht etwa im dritten Lebensjahr, bevor das Kind genitale Vorstellungen entwickelt hat und demgemäß sich und seine Bezugspersonen noch nicht durch das Geschlecht unterschieden erlebte. Zu diesem Zeitpunkt, als sein Hauptinteresse muskulär empfundener Propulsion, Macht und Geltung, Dominanz und Unterwerfung galt, unterschied es die Bezugspersonen schwerpunktsmäßig nach Aktivität und Passivität. So drückt sich in der inneren Beschäftigung des Zwangsneurotischen mit den Erwartungen seiner personalen Umwelt die infantile Frage aus: "Wie will Mutter mich haben?" Ein krampfhaftes Suchen erfüllt ihn; die Antwort kann er aufgrund der Einschüchterungen und der gesetzten Verdrängungen aber nicht finden.

Zwangsneurotische Patienten haben in einem für sie unlösbaren Spannungsfeld gestanden, das sich aus den gänzlich gegensätzlich, unvereinbar erlebten Polen zusammensetzte: einer mehr oder minder offen tyrannischen, insbesondere übermäßig moralisierenden und herumerziehenden Mutter und einem weichen, zurückgezogenen Vater, der sich entweder offen so verhielt oder seine Weichheit mit vordergründiger Autorität oder Männlichkeit übermäßig (unglaubwürdig) und angstmachend kompensierte.

Wenn ein **männlicher Zwangsneurotischer** darüber nachgrübelt, ob er männlich oder weiblich sei, steht dahinter die Frage nach seiner Fähigkeit zur muskulären Aktivität. Von der Mutter eingeschüchtert in seiner motorisch-muskulären Männlichkeit ist es so, als ob er sich vergewissern müßte, daß er doch ein ganzer Kerl sei. Die dominante Mutter bestimmte, was der Patient fühlen sollte.

Ihre unvereinbaren Forderungen lauteten, daß er so fühlen sollte wie die Mutter. Der Vater mußte so gesehen werden, wie die vom Vater enttäuschte Mutter ihn sah. Zugleich aber durfte der Patient nicht so *sein* wie die Mutter - eben nur so fühlen wie sie. Bereits durch ihre Partnerwahl hatte die Mutter signalisiert, wie sie sich einen Mann wünschte, nämlich weich. Damit hatte sie schon Hinweise auf ihre Art, mit Männern umzugehen, gegeben.

Das störte den Sohn in seiner männlichen Entwicklung, deren Grundlage in der muskulär-propulsiven Phase gelegt wurde. In der anschließenden ödipalen Phase führte dies zur Verdrängung von aggressiver Bewegungslust. Auch gegenüber dem zu weichen Vater konnte der Patient keine naive Aggressivität und später Rivalität entwickeln, weil ihn seine Schuldgefühle blockierten. Das wiederum führte zu einer Abkehr von der Welt der kämpfenden Männer und dann sekundär zur Verstärkung der Fixierung an die Mutter. Der Patient grübelt dann: "Was will die Welt von mir?" Zutiefst liegt die Frage verborgen: "Soll ich gehorchen oder selber herrschen, also entweder Mutters Forderung erfüllen oder nicht?" Dies als Prototyp der Ambivalenz.

Häufig neigen zwangsneurotische Männer dazu, häusliche Arbeiten übermäßig und unaufgefordert zu erledigen, wie es früher von Mutter gefordert war. Sie verfallen also in diese dann erlaubte "weibliche" Form der Aktivität und vermeiden damit eine eigentlich nötige motorische Propulsivität nach außen. Verstärkend wirkt ferner die Projektion eigener verdrängter Aggressionen auf die ihm unvertraute Männerwelt, die ihm nun so aggressiv und bedrohlich erscheint, daß der Patient glaubt, nur durch Unterwerfung in ihr bestehen zu können. Dadurch schließt sich der Kreis: Der Patient bleibt im Dunstkreis der Mutter. In unseren Anamnesen finden wir gelegentlich groteske Verhältnisse, wenn beispielsweise ein sechzigjähriger Zwangsneurotischer das Schlafzimmer mit seiner neunzigjährigen Mutter teilt.

Entsprechendes erleben **weibliche Zwangsneurotische**, die sich nicht angstfrei und bejahend mit der weiblichen Aktivität identifizieren können, da sie innerlich ständig gegen die herumerziehende Mutter Wut erlebten, die aber verdrängt werden mußte. Weil der Schuldgefühlsdruck wegen des verdrängten Hasses gegen die Mutterfurie stieg und die spätere Patientin sich nicht positiv mit ihr identifizieren konnte, konnte es auch nicht zur bejahenden Weiterentwicklung weiblicher Aktivität kommen. Die verdrängte Aktionslust kann dann nicht sozial genutzt werden, und die Patientin kann sich daher nur vorstellen, in krankhafter Form als Opfer, also in der Unterwerfung wie eine Dienstmagd, weiblich zu sein.

Wenn sich dagegen die Patientin zu innig mit dem eher weichen Vater verbunden fühlte, erlebte die Mutter dies ihrerseits als kränkende Verletzung, stellte das töchterliche Verhalten als unmoralisch hin und produzierte so bei der späteren Patientin chronisch wirkende Schuldgefühle. Ein solcher Ablauf führt regelhaft dazu, daß die Patientinnen an ihren Müttern hängenbleiben; sich dem Vater zu nähern ist dann nie schuldgefühlsfrei.

Aus diesem infantilen Konfliktreservoir resultieren die häufige Beschäftigung unserer Patientinnen mit ihrem Zweifel "wohin soll ich gehen?". Denn eben diese Zweifel hatte die Mutter in der Form einer Verunsicherung "kannst du das überhaupt" gesetzt. Was der unbewußt gewordenen ödipalen Problematik entwächst, bezieht die Patientin "irrtümlicherweise", aber psychologisch stringent dann auf aktuelle berufliche und lebenstechnische Fertigkeiten. Was aussieht wie ihre Skrupel an eigenständiger Lebensbewältigung, ist die ödipal geformte Verdrängung ihrer nicht angstfrei entwickelten motorischen Selbständigkeit, die ihre tiefsitzenden Zweifel und Unsicherheiten an den eigenen geschlechtstypischen körperlichen Empfindungen noch verstärken und überdecken.

Davon abzutrennen sind die Schwierigkeiten, die unsere Patienten in ihrem Arbeitsleben bekommen. Diese kommen einerseits durch Zwangssymptome selbst zustande, die jeglichen Arbeitsablauf zerstören können, indem etwa Kontrollzwänge eine Buchhaltertätigkeit unmöglichen machen. Andererseits kommt es oft zu **Arbeitsschwierigkeiten** aufgrund der speziellen Verdrängungen und zwangsneurotischer Charakterzüge, die sich sowohl im Umgang mit dem Arbeitsstoff, als auch mit den Mitarbeitern manifestieren. Im Arbeitsbereich machen sich ganz besonders die Schwierigkeiten aufgrund der zwangsneurotischen Entwicklung bemerkbar, die sich ansonsten auch im partnerschaftlichen oder freizeitlichen Leben finden: bei übermäßigem denkerischem Planen mit fruchtlos-redundantem Charakter kommt eine notwendige Handlung gar nicht oder nur verzögert oder nur unter unnötigen Wiederholungen zustande.

Das gestörte Lusterleben von motorisch bewegter Aktivität, die permanente Unsicherheit hinsichtlich des eigenen Handlungsablaufes und die Übergenauigkeit verhindern jegliches zügiges Arbeiten. Zwangsneurotische Patienten bleiben oft an Kleinigkeiten hängen, so daß es nicht zur Durchführung im Großen und Ganzen kommt. Erschwerend kann eine fehlende geistige Flexibilität hinzukommen. Auch kann der Arbeitsablauf von einschießenden oppositionellen Impulsen gestört werden.

Da den Patienten bewegtes Denken und eine lebendige Phantasie nicht zur Verfügung stehen, liegen ihnen viel eher fest umrissene Aufgaben, also mehr eine ausführende, befolgende als eine schöpferische, produktive Tätigkeit. Dabei herrscht das Gefühl, leisten zu "müssen"; ein lustvolles Leisten-wollen kann nicht ausreichend erlebt werden, da es in Zusammenhang mit "böser" Aggressivität und befürchteter Destruktivität gesetzt wurde. Aufgrund chronischer Arbeitsstörungen rutschen Patienten schließlich in ein erhebliches Defizit, täuschen sich aber oft darüber hinweg, daß sie tatsächlich weniger zu leisten imstande sind.

Gerade auf dem Gebiet der Leistung macht sich beim Zwangsneurotischen ein typischer **narzißtischer Zug** bemerkbar, wie bereits beim ambivalenten Erleben beschrieben. Der spätere Zwangsneurotische wurde in seiner analen Potenz nicht bestätigt. Wie es wichtig ist, das Kind beispielsweise in seiner Produktion eines schönen Kothaufens oder in seiner Schmutz<u>lust</u> zu bestätigen (und nur sozial verträglich umzuleiten), ist auch die Bestätigung der motorischen Lust erforderlich, damit sich ein geschicktes motorisches Verhalten entwickeln kann; sonst kann es leicht zu ungeschickten, tapsigen Verhaltensweisen kommen.

Oft wirken gerade ungeduldige oder "perfekte" Mütter sehr störend, die dem Kind alles aus der Hand nehmen, um es selber rasch und fehlerfrei zu erledigen, und die dadurch den kindlichen Stolz des motorischen Selbermachens verletzen. Beispielsweise wartet eine Mutter nicht ab, bis sich ihr Kind selber etwas angezogen hat oder sich selber seine Tasse einschenkt, entweder weil es ihr nicht schnell genug geht oder weil es ihr zu unordentlich oder schmutzig abläuft. Oder es fühlen sich Kinder, deren Toben früher bestätigt wurde, die aber in der analen Phase durch ihre zunehmende Heftigkeit besonders stören, plötzlich nicht mehr in ihrer Aktivität bejaht.

Die Nichtbestätigung führt zu einer erheblichen narzißtischen Kränkung; ständige Zweifel an der eigenen Leistungsfähigkeit begleiten fortan den Betreffenden, etwa in der Weise: "meine Handlungen taugen nichts". Zutiefst bleibt beim Patienten der Zweifel, ob er nicht zu viel oder doch zu wenig Macht ausübt, zu viel oder zu wenig Geltung hat. In kompensatorischer narzißtischer Überbewertung kommt es zu grotesken Überschätzungen seiner Geltung, der eigenen Leistungsmöglichkeiten und der Arbeitsergebnisse oder beruflichen Produktivität; er sei einfach der Beste und der Überlegene. Der Betreffende erwartet, daß all seine Arbeit - meist verharrt er im perfektionistischen Leerlauf - Lob bringt.

Je mehr Motorik erhalten geblieben ist, desto mehr Aktivitäten kann der Patient aufbringen, um sich über einen verstärkten Arbeitsaufwand für seine Leistung und Machtstellung bewundern zu lassen. In dieser Überkompensation kann sich schließlich alle sonst unterdrückte Expansion entladen: Leistung statt Kontakt.

Es kommt besonders dann zu Konflikten im Arbeitsbereich, wenn der Patient sein Selbstgefühl ausschließlich über ein Lob seines Chefs ausbalanciert und zutiefst getroffen ist, wenn andere Mitarbeiter gelobt werden. Dies mobilisiert sein untergründiges Unsicherheitsgefühl über seine Leistungsfähigkeit. Um dieses nun labilisierte Selbstgefühl wieder zu stärken, versucht er über verstärkten Arbeitseinsatz, erneutes Lob zu holen. Aufgrund seiner zwangsneurotischen Einengungen und seiner Arbeitsstörungen gelingt ihm dies aber nur begrenzt oder nur vorübergehend. Die anerkennende Bestätigung bleibt wieder aus und löst erneute Frustration aus. Dann geht es wieder von vorne los; solche Mißerfolgserlebnisse führen zu einer Verstärkung des chronischen Konflikts.

In unseren Therapien beobachten wir die Verarbeitung der analen Kränkung in einer typischen narzißtischen Ausprägung: Zwangsneurotische Patienten wollen alles selber machen, z.B. sich rasch selbst alles deuten, oder sie nehmen die Deutungen des Analytikers nicht als von ihm gegeben auf, sondern sie bringen die Erkenntnisse in der nächsten Stunde stolz als eigene Leistung. Eine noch starrere Ausprägung kann sogar jegliche verstehende oder deutende Intervention, jegliche Hilfe des Therapeuten verhindern, da sie vom Patienten nur als eine

Kränkung erlebt wird, die vermeintlich sein Nichtvermögen, sein Nichtkönnen, sein Nichterkennenkönnen (Ambivalenz des Patienten!) anzeigen würde.

Daß der neurotische Patient kränkenderweise nicht sein "eigener Herr(!) im Haus" ist, belastet den Zwangsneurotischen in besonderer Weise. Der Depressive hingegen "wußte das immer schon", er erhofft sich dennoch von seinem Gegenüber Hilfe, auch wenn er neurotisch verzerrt ganz in erfüllungssuchender Passivität verharrt. Dem Zwangsneurotischen hingegen fällt es schwerer, eben diese Hilfe anzunehmen. Und der hysterisch Erkrankte kann diese Kränkungen dadurch ignorieren, daß er sich in Bedrängnissituationen durch schnellen Szenenwechsel über die Kränkungen hinweghilft. Ein Zwangsneurotischer aber bleibt wie angebunden seinem kränkenden Objekt gegenüber sitzen. In seinen propulsiven Aktivitäten, die ihn auf andere Menschen zutreiben würde, bleibt er eingeschränkt. Dies basiert nicht nur auf dem retentiven Hintergrund und der gebremsten motorischen Handlungserfahrung, sondern auch auf stets wachen neurotischen Schuldgefühlen, die zur Einengung beitragen.

Schuldgefühle

Zwangsneurotische Patienten reagieren mit stets lauernder Skrupulosität, mit Schuldgefühlen und Strafängstlichkeit auf das Leben. Sie haben äußerst rigide Gebote und Verbote, überhaupt ausgeprägte moralische Vorstellungen und Normen in sich aufgenommen und zur Lebensbewältigung herangezogen. Diese treten besonders stark hervor, wenn ein Patient sonst wenig gefühlsbeteiligt an seiner Umwelt wirkt.

Diese neurotisch ausgeprägten Schuldgefühle werden wie bereits geschildert etwa im zweiten Lebensjahr gesetzt. Gerade in dieser Entwicklungsphase gerät ein Kind mit seiner lauten Bewegungsfreude besonders leicht in heftige Konflikte mit einer rigiden, abgewandten, moralisierenden oder auch tyrannischen Mutter. Deren Verboten stellt sich das Kind zuerst noch in dramatischer und bewußter Weise entgegen - und wird dann noch heftiger, z.B. über moralische Vorhaltungen, eingeschüchtert.

Schuldgefühle eignen sich ganz besonders dazu, eine die Umwelt störende Motorik zu fesseln. Zu diesem Zeitpunkt verfügt ein Kind noch nicht über andere Möglichkeiten, sein konfliktträchtiges Verhalten in anderer Weise anzupassen; es kann seine oft noch ungeschickten, gerade in Übung befindlichen, stürmischen motorisch-aggressiven Äußerungen nur unterdrücken. Diese Unterdrückung kann aufrecht erhalten werden durch gegen die lustvollen propulsiven Impulse gerichteten Schuldgefühle (etwa in der Weise "ich mache Mutti traurig mit meinem Krach"). In einer permanenten Verbotsatmosphäre verbinden sich schließlich die verpönten Impulse dauerhaft mit personenbezogener Furcht in Form der Schuldgefühle. Schuldreaktionen fallen umso stärker aus, je mehr Wut gegen den verbietenden Erwachsenen das verängstigte und/oder trotzige Kind zu verarbeiten hat.

In dieser Phase erweisen sich Schuldgefühle als besonders "tauglich", nämlich vordergründig konfliktlösend, um sich die Liebe zur Bezugsperson erhalten zu können. Es liegt auf der Hand, daß es sich hier überwiegend um mütterliche Gebote und Verbote handelt, die in der tagtäglichen Auseinandersetzung mit der alle Kleinigkeiten beaufsichtigenden und reglementierenden Mutter gesetzt werden. Schuldgefühle gegenüber der Mutter sind viel feiner und tiefsitzender als gegenüber dem Vater. Das läßt auch verständlich werden, warum in unseren Analysen erst die - deswegen weniger ängstigende - Auseinandersetzung mit dem Vater auftritt und erst viel später im therapeutischen Verlauf die Auseinandersetzung mit den schweren, tieferliegenden Schuldgefühlen gegenüber der Mutter aufgenommen werden kann (abgesehen von einzelnen, anfänglich vordergründig gröber erlebten mütterlichen Einschränkungen). Insofern ließe sich durchaus vom mütterlich geprägten Über-Ich sprechen, während das väterlich geprägte Über-Ich mehr tradierte Gesellschaftsnormen enthält.

Schuldgefühle stellen den Gefühlsanteil des Über-Ichs dar; als Regulativ liegen sie dämpfend über der Handlungsbereitschaft, bereit, deutlicher werdende verbotene Impulse zu verhindern. Beim passiv gewordenen Patienten melden sich Schuldgefühle, sobald aggressiv geprägte Handlungsaktivität andrängt, so daß keine Aktivität zustande kommen kann und die Verdrängung von Aggressivem stabilisiert wird. Wie die einsetzende Trauer beim Depressiven die depressive Niedergedrücktheit verstärkt, wirken auch die neurotischen Schuldgefühle beim Zwangspatienten als Verstärkung.

Wie beschrieben formieren sich schwere Schuldgefühle und Strafängste, die bei den eigentlich lustvollen, aber konflikterzeugenden Tätigkeiten des Kindes erlebt worden waren und zur Verdrängung führten, in der weiteren Entwicklung zum **strengen und rigiden Über-Ich**, das wir bei unseren zwangsneurotischen Patienten beobachten können. Anders ausgedrückt weist ein übermäßiges, inflexibles Gerechtigkeitsgefühl darauf hin, daß der Träger als Kind nicht das Gefühl, ausreichend bejaht und geliebt zu werden, erfahren hat.

Wenn neurotische Schuldgefühle von Symptomcharakter auftreten, zeigen sie das Andrängen schwerer Aggressionen an: Vom verdrängten Gesamterlebnis meldet sich in einer die Latenz mobilisierenden Situation das Schuldgefühl als erstes deutlich im Bewußtsein; die tatsächlich zugehörige, "adäquate" Vorstellung aber verbleibt in der Verdrängung. In der Folge sucht sich die frei flottierende, gegenstandslose Schuldreaktion eine ich-gerechte, verdrängungsferne Vorstellung. Beispielsweise fühlt sich eine Patientin, die von ihrer Mutter aktuell sehr herabsetzend behandelt wird, gerade jetzt dafür furchtbar schuldig, daß sie Jahre zuvor ihre sterbende Großmutter nicht noch einmal rechtzeitig aufgesucht hatte.

Bei andrängenden Schuldgefühlen der zwangsneurotischen Patienten geht es meist um aggressive Inhalte, aber es können letztlich alle verpönten Impulse mit Schuldgefühlen belegt sein.

Wenn sich der Betreffende nicht mehr über dämpfende Schuldgefühle oder über eine verstärkte Retentivität oder über entlastende Verhaltensweisen stabilisieren kann, kommt es zum Symptom.

Zwangsneurotische Symptomatik

Zwangssymptome können erstmalig zur Zeit der Latenzphase auftreten, etwa vom siebten bis zum elften Lebensjahr, nachdem Angst und Schuldgefühle in der ödipalen Phase stabil internalisiert und von den konkreten Eltern abgelöst worden waren. Während dieser Zeitspanne, in der sich ein Kind von der körperlichen Gegenwart seiner Familie immer mehr und länger entfernt, ist sein Über-Ich anfälliger und daher besonders rigide. In der Latenzphase erscheinen daher Kinder oft moralischer als jeder Erwachsene. Erst allmählich beginnen sie mit der Einbeziehung anderer normenwertiger Vorbilder, d.h., sie beginnen langsam mit der erweiternden Öffnung ihres Über-Ichs, das sich dadurch weiter differenzieren kann.

Zwangssymptome in der Latenzphase zeigen an, daß die in dieser Phase übliche aggressiv getönte Expansion offensichtlich bereits einer Verdrängung unterliegt und, verstärkt mobilisiert, zum Symptom führt. Beispielsweise treten in dieser Zeit erste zwangsneurotische Schreibhemmungen auf. Das betreffende Kind vermag nicht motorisch unbekümmert, großzügige Schwingungen auf dem Papier zu vollbringen, weil sich sofort schuldgefühlsgesteuerte Antagonismen melden: es kommt zum Krampf und zum Einhalten jeglicher Bewegung. Werden auch gerade Striche sehr unsicher und zittrig ausgeführt, kann dies ein Hinweis auf einschießende winzigste motorische Durchbrüche sein.

Wie jede andere Symptomatik können Zwangssymptome persistieren oder immer wieder remittieren, sobald sich der Betreffende über eine anderweitig befriedigende Entlastung stabilisiert. Zwangssymptome treten wie überhaupt neurotische Symptome häufig in Schwellensituationen auf. Bei zwangsneurotischen Patienten fällt auf, daß die Symptome bei zwei Dritteln aller Patienten, die therapeutische Hilfe aufsuchen, seit mindestens ihrem 20. Lebensjahr - einer Situation des ersten Berufseintritts, der räumlichen Verselbständigung vom Elternhaus, adulter Partnerschaftsbindung etc. - bestehen und chronifiziert sind.

Die Chronifizierung wird durch die *soziale Gratifikation* für zwangsneurotisches Verhalten begünstigt. Während ein depressiver Patient mit übermäßiger Passivität, mit Gedrücktsein, auch mit vorwürfigem Klagen seine Umwelt eher beschäftigt und ein hysterischer Patient durch sein agierendes Verhalten seine Mitmenschen stört, wirkt der leise, saubere, ordentliche und skrupulöse Zwangsneurotische gesellschaftlich rücksichtsvoll; solche Züge werden von den nächsten Mitmenschen eher begrüßt und gefördert.

Diese soziale Gratifikation wirkt sich schon von frühester Kindheit an als *Selbstverstärkung* für zwangsneurotisches Verhalten aus. Hinzu kommt, daß auch Zwangssymptome "gesellschaftlich unauffällig" persistieren können; zudem lassen sie sich leicht in den Dienst der Abwehrstabilisierung stellen, indem der Patient durch seinen Zwang von aggressiven Versuchungssituationen ferngehalten wird. Diese Vorgänge lassen sich am Beispiel einer zwangsneurotischen Ehefrau verdeutlichen. Bei einer Patientin, die sich von ihrem Mann kränkend und würdelos behandelt und unterdrückt fühlt, werden verdrängte aggressive Impulse ihm gegenüber mobilisiert. Daraufhin treten Schuldgefühle ins Bewußtsein. Da diese

Schuldgefühle zuerst frei flottierend sind und dadurch so quälend wirken, sucht sich die Patientin sekundär einen Grund für ihre Schuldgefühle. Sie meint etwa, daß sie sich schuldig fühle, "weil" sie in ihrem Haushalt nicht sauber genug putze. Sie beginnt dann mit ausführlichen Putzaktionen und entwickelt schließlich aufgrund ihres weiter bestehenden Aggressionsstaus einen Putzzwang. Über diese Aktivität der Putztätigkeit kann wenigstens ihre früh eingezwängte Motorik einen Abfluß finden. Anstatt auf den Mann loszugehen, geht sie putzend auf ihren Haushalt los. Außerdem kann in diesem Zwang verdrängtes Aggressives befriedigt werden, indem sie den Mann zur peinlichen Einhaltung von tradierten oder von ihr aufgestellten Sauberkeitsregeln zwingt. Diese zumindest vorübergehende Entlastung des aggressiven Staus erleichtert wiederum die Automatisierung des Zwangssymptoms. Oft wird solch ein ich-fremd erlebter Impulsbestandteil mit den verschiedensten Begründungen - wie etwa: "meine Mutter war auch so" - ins eigene Bewußtsein vom Alltagserleben integriert.

Erst wenn sich etwas Äußerliches (z.B. die Umgebung oder die Bezugspersonen) plötzlich verändert und bisher stabilisierende Rationalisierungen nicht mehr greifen können, wird ein chronisches Zwangssymptom plötzlich subjektiv prägnant erlebt. Dann tritt das Charakteristische eines Zwanges ganz deutlich hervor: Der Patient erlebt die sich einschiebende Vorstellung oder den Impuls als unsinnig, als "blödsinnig", aber er kann auch nichts dagegen tun. Das unterscheidet den Zwang vom Drang. Würde der Patient den Zwangsimpuls unterlassen, träte Angst auf. Auch wenn der Patient den sich einschiebenden Zwang nicht steuern kann, sondern sich ihm ausgeliefert fühlt, empfindet er den Zwang dennoch als zu sich selbst gehörig, als Teil seiner selbst und nicht durch eine außenstehende Macht fremdgesteuert. Das unterscheidet ihn vom psychotischen Erleben.

Neben chronischen Verläufen finden wir auch ein akutes Auftreten von Symptomen.

Warum gerade Zwangssymptomatik?

Wie bereits beschrieben umfaßt ein vollständiges Antriebserleben einen Vorstellungsanteil, einen Wahrnehmungsanteil, ein zugehöriges Gefühl, einen Erregungsanteil, einen motorischen Anteil und einen Furchtanteil. Diese einzelnen Anteile des Gesamtimpulses sind ohne Verdrängung und ohne ängstigende Einschüchterungen so verfügbar, daß sich eine Handlung aus einem Wunsch formieren kann.

Befindet sich nun ein etwa zweijähriges Kind auf dem Höhepunkt seiner motorischen Entwicklung und werden ihm zu eben diesem Zeitpunkt seine motorisch-aggressiven Impulse in erschreckender Weise abgelehnt, so betreffen die furchtauslösenden Einschränkungen der Beziehungsperson ganz besonders eben das motorische Tun und die zugehörigen Affekte. Da die ursprünglich lustvolle aggressiv-motorische Expansion in der Außenwelt nicht toleriert wird, wird sie in die Welt des bewegten Denkens überführt. Vorstellungshaftes "darf" erhalten bleiben. Ins Phantasieleben und ins Denken "flüchtend" (das Kind "tut" dies nicht bewußt, es geschieht in ihm), wird gleichzeitig die Motorik gehemmt. Das Kind unterläßt seine eigentlich gewünschte Bewegung, es hört auf, sich mit seiner Umwelt körperlich auseinanderzusetzen, es wird passiv.

Wird das betreffende Kind in seiner weiteren frühkindlichen Entwicklung abermals in seinem - wenn auch inzwischen verzerrten - aggressiven Verhalten während der ödipalen Phase eingeschüchtert, kommt es zur Verdrängung, so daß der aggressive Impuls nicht mehr gezielt - bewußt - befriedigt werden kann. Aufgrund des verunmöglichten motorischen und aggressiven Lusterlebens kommt es zur erstarrenden Inflexibilität im Denken und im Phantasieleben, so daß jegliche bewegte Handlungsfähigkeit erschwert wird - bis hin zur völligen motorischen **Passivität** während frustraner Gedankenabläufe.

Unterschiedlich stark ausgeprägt bleiben der objektlos gewordene Gefühlsrest des aggressiven Impulses - der sich dann im Verhalten des Patienten überall, ungerichtet durchsetzt, besonders spürbar im Übertragungsgeschehen - und dämpfend wirkende Schuldgefühle.

In einer späteren Versuchungssituation - wenn einem Zwangsneurotischen beispielsweise von einem Nachbarn heftige Vorwürfe gemacht werden - wird dieser restierende Gefühlsanteil so intensiviert, daß die aggressive Wucht, die in der Interaktion aufgrund der Verdrängung nicht abreagiert werden kann, Vorstellungshaftes so lebhaft aktualisiert, daß ein Vorstellungsstück seinem Träger als plötzliche, fremde **Zwangsvorstellung** oder **-gedanke** bewußt wird.Gerade Gedankliches stand dem Patienten von früh auf kompensatorisch als Ersatz für die unterdrückte Motorik verstärkt zur Verfügung. Dabei wird ein Vorstellungsfetzen intensiviert, der in dichterem oder entfernterem assoziativen Zusammenhang mit der auslösenden aggressiven Versuchung steht. Mischen sich stärkere motorische Anteile in Zwangsvorstellungen ein, kommt es zu **Zwangsimpulsen** oder **ritualisierten Bußhandlungen**, wie beispielsweise zum Zwang des Händewaschens. Würde dieser Zwang allerdings in sehr ausgeprägter Form auftreten, indem sich der Patient schließlich die Haut selbst mit abwäscht, müssen wir davon ausgehen, daß diesem Zwang noch eine intentionale Störung zugrunde liegt. Denn hier ist offensichtlich die taktile Körperempfindung derartig schwer gestört, daß eine anästhetische Grundlage verhindert, daß bei diesen Prozeduren eigentlich auftretende Schmerzen steuern und bremsen helfen könnten.

In der zwangsneurotischen Symptomatik tritt abgewehrtes Aggressives in unterschiedlich ausgeprägtem Ausmaß hervor. Zwangsbefürchtungen beispielsweise beinhalten oft die Schädigung anderer, wichtiger (Bezugs-) Personen; z.B. berichtet eine Patientin von ihrer Zwangsbefürchtung, sie könnte eine Lähmung bekommen; darin liegt die Vorstellung, als gelähmte Frau ihrem Mann zur Last zur fallen; in dieser Zwangsbefürchtung, verbunden mit intensivem Mitleid um den dann derartig eingezwängten, belasteten Mann, setzt sich der aggressive Inhalt in bewußtseinsgerechter Form, mit verändertem Affekt durch.

Zwangssymptome sind im allgemeinen **kompliziert** aufgebaut, wenngleich es auch einfach strukturierte Zwangssymptome gibt. Beispielsweise kann hinter dem Zwang, ins Bett gehen zu müssen, ein latentes Onaniebedürfnis stehen. Meist aber haben Zwangssymptome einen komplexeren Hintergrund und sind oft erheblich "chiffriert", indem die ursprüngliche, also die zugehörige Vorstellung des Objektes, auf das sich der verpönte Impuls richten würde, auf einen völlig nebensächlichen Teil verschoben ist und dadurch dem bewußten Erleben unkenntlich bleibt. Diese **Verschiebung** auf kleinste oder unbedeutendste Teile bietet sich gerade bei der zwangsneurotischen Abwehr an, weil ein Zwangsneurotischer in seiner frühkindlichen Phase den Entwicklungsschritt zur qualitativen Unterscheidungsfähigkeit, die sich später auch in dem Unterscheidungsvermögen zwischen Haupt- und Nebensächlichkeiten bemerkbar macht, nicht ungestört vollziehen konnte.

Zwangssymptome, die oft vielfach determiniert sind, liegen nicht nur in einer einzigen sinnverbundenen Wirkungskette innerhalb des neurotisierenden Schicksalsweges, sondern in mehreren oder sogar in vielen solcher Ketten. Als räumliche Metapher ausgedrückt liegt ein Symptom im Schnittpunkt verschiedener solcher Sinnketten. Beispielsweise leidet ein Patient unter dem Zwangssymptom, den Gashahn immer wieder abdrehen zu müssen. Dieses Symptom beruht zunächst auf dem verdrängten Impuls, Gas als Träger schwerster Aggression ausströmen zu lassen. Das Symptom trat erstmalig beim Patienten zu Pubertätszeiten auf, als sein Stiefvater auftauchte. Der Patient mußte immer wieder die Stellung des Gashahns überprüfen, damit er nicht "aus Versehen" den Stiefvater vergifte. Darüberhinaus ist das Gasabdrehenmüssen auch durch den retentiven Wunsch determiniert, sich gegen die Gefahr zu schützen, den Stiefvater und damit die "Ernährungsbasis" zu verlieren, und sich damit vor Verlust von Substanz zu bewahren. Zusätzlich finden wir im Symptom die Abwehr gegen den unbewußten Wunsch, eigene Substanz, potentielle Kraft unbekümmert und aus der Fülle verströmen zu lassen, die Abwehr gegen eine tiefe Sehnsucht nach engstem menschlichen Kontakt, wo es "gar nicht mehr auf irgendetwas Konventionelles ankommt", wo in der intimsten Weise zusammengelebt wird. - Hieran wird deutlich, daß genauere Kenntnisse der Lebensgeschichte unserer Patienten nötig ist, um den vollständigen psychodynamischen Hintergrund eines Zwangssymptoms verstehen zu können.

Als weiteres Beispiel sei eine Patientin erwähnt, die unter der Zwangsbefürchtung litt, daß ihrem Kind etwas passiere. Ständig schoben sich Vorstellungsfetzen oder blutige Bilder vom Unglück ihres Kindes ein. Es wäre zu simpel, diese einschießenden Zwangsvorstellungen ausschließlich als unbewußten aggressiven Wunsch dem Kind gegenüber zu interpretieren. Denn es erhebt sich sofort die Frage, aus welchem Grund die Mutter ihrem Kind gegenüber aggressiv sein sollte. In diesem Fall finden wir beispielsweise, daß es zur Symptomauslösung kam, als schließlich alle Kinder eingeschult waren und ihr Mann sich verstärkt im Beruf engagierte. Es war offensichtlich, daß es bei dieser Patientin, die es schuldgefühlsbeflissen vermied, eigene Wünsche offen durchzusetzen und deren verdrängte Durchsetzungswünsche im häuslichen Bereich nur in der Form wirksam waren, daß sie von den Familienmitgliedern die Befolgung engmaschiger Vorschriften erwartete ("nur zu deinem Besten"), zur Zwangsbefürchtung kam durch die Intensivierung ihrer verdrängten Wünsche, sich expansiv zu behaupten (wie Mann und Kinder, zusätzliche Versuchung über vermehrte Freizeit). Selbstbehauptung und die Verwirklichung eigener Wünsche aber hatte sie schuldhaft erlebt und verdrängen müssen: als Mittlere von drei Schwestern hatte sie ihrer vordergründig schwach dargestellten, aber mit Moral tyrannisierenden Mutter stets beistehen müssen und die Aufgabe übernommen, bei Spannungen zwischen den Eltern und Geschwistern zu vermitteln. Die Durchsetzung von eigennützigen Wünschen, die die vordergründige Harmonie störten, wurde als böse und aggressiv gegen die Mutter interpretiert. Dieser unbewußte Konflikte wiederholte sich, als sie meinte, daß sie in ihrer eigenen Familie immer und überall ebenso verfügbar wie in ihrer Altfamilie sein müsse, während plötzlich durch die Verselbständigung der Familienmitglieder ihre eigenen latenten Wünsche nach Durchsetzung und Entfaltung von Eigenem andrängten, worein sich Ärger über das tatsächlich als am meisten einengend empfundene (jüngste) Kind mischte, der aber nicht als solcher bewußt werden "durfte" - es kam zum Symptom. Hier sind allerdings bereits Übergänge zur Angstneurose deutlich, da die Patientin in der Versuchung steht, motorisch zu expandieren, was für einen Patienten mit alleiniger Zwangsstruktur unwahrscheinlich ist. Aber aufgrund der bereits im zweiten Lebensjahr erlebten Einschüchterungen ihrer motorisch getragenen, aggressiv getönten Durchsetzungswünsche entwickelten sich die Voraussetzungen für die spätere Bildung eines Zwangsymptoms.

Aggressive Inhalte von Zwangsvorstellungen wie beispielsweise Todesvorstellungen sind therapeutischerseits *nicht wörtlich* zu verstehen - ebenso wie die manifesten Traumbilder nicht identisch sind mit dem dahinterstehenden latenten Trauminhalt. Hier geht es zwar um Beseitigungswünsche. Diese sind jedoch ein infantiles Relikt: In der analen Phase setzt ein Kind noch "aus den Augen sein" (also jemanden nicht zu sehen) gleich mit totsein oder jemanden beseitigen; aufgrund des fehlenden Zeitgitters hat ein Kind zu diesem Zeitpunkt noch kein echtes Verständnis für die Bedeutung des Todes, genauso wie es noch kein Verständnis von Destruktivität hat, sondern erst erleben muß, daß etwas Zerlegtes nicht unbedingt wieder zusammensetzbar ist. Taucht später beim erwachsenen Zwangsneurotischen der Gedanke an Tod im Symptom auf, ist damit lediglich das räumliche Beseitigen oder die erwünschte Abwesenheit der Konfliktperson gemeint. Eine bestimmte Person soll den Patienten einfach nicht mehr stören. Der Symptomträger aber erschrickt, weil er es wörtlich nimmt und auf dem Hintergrund von Relikten magischen Denkens an ein rasches Umsetzen in die Tat denkt.

Auch wenn Zwangsgedanken noch so aggressiv erscheinen mögen, ist für unsere therapeutische Arbeit daran zu erinnern, daß es sich hier um aggressiv-getönte Durchsetzungswünsche handelt, um den Wunsch nach einem *festen Auftreten.* Weil aber dieser motorisch getragene Wunsch in die Verdrängung geraten war und daher nicht an der erwachsenen Realität reifen konnte, kann er nur im infantilen Gewand des Beseitigens erlebt werden: Auf der analen Stufe wird eben ein Kind mit einer störenden Person fertig, indem es sich von ihr abwendet oder sie mit heftiger Motorik überwältigen will (z.B. ein anderes Kind) oder sie einfach "weghaben" will. Dieses kleinkindhafte Bild von Auseinandersetzungen erhält sich und taucht im Zwangssymptom wieder auf. Beispielsweise können Zwangsvorstellungen oder Zwangsimpulse, seinen Chef umbringen zu müssen, lediglich den verdrängten Wunsch ausdrücken, diesem gegenüber seine eigene Position nachdrücklich behaupten zu können und von ihm respektiert zu werden.

Es kann vorkommen, daß Zwangsgedanken und Grübelzwänge immer weiter zunehmen und schließlich den einzigen Kontakt zur Umwelt darstellen, an der der Patient schon lange nicht mehr innerlich teilnehmen kann. Dabei ist zu bedenken, daß jedem schweren Zwang eine intentionale Störung zugrunde liegt. Denn eine fehlende Gefühlsorientierung erlaubt das denkerische Ausufern und ermöglicht auch die irrsinnigsten Verschiebungen im Vorstellungsbereich, weil die Vorstellungen bzw. Gedanken keinen gefühlshaften Hof um sich haben, der sie begrenzt, eindeutig werden läßt und sie dadurch verankert.

Zwangsneurotisches Grübeln wirkt für Patienten quälend, weil sie ihre Gedanken nicht abstellen können. Denken überhaupt ist nicht vermeidbar - es findet bei jedem Menschen innerlich fast pausenlos etwas statt. Gerade unsere zwangsneurotischen Patienten sind in besonderem Ausmaß in ihrem Innenerleben verfangen. Ihr Innendruck nicht so abdrosselbar wie beim Depressiven, auch findet er keine Entlastung über motorische, wenn auch unsinnige Expansion wie der hysterisch Erkrankte. Sondern ein Zwangsneurotischer kann seinen Innendruck, wenn der retentive Rückzug nicht ausreicht, nur über ein ständiges Denken und Gegendenken in winzigen Portiönchen abreagieren. Verstehen wir Denken als Probehandlungen - denn kleinste Innervationen begleiten das Denken - können wir uns vorstellen, wie wenig von dem über gezielte Interaktion nicht abreagierbaren, angestauten Affekt über Denken abfließen kann. Hinzu kommt noch, daß der Innendruck beim Zwangsneurotischen ausgeprägter ist, da er Repressionen in einer infantilen Phase zu verarbeiten hatte, in der er seine Impulse stärker motorisch aufgeladen nach außen richtete und durch die stärkere Gegenwehr von außen in einem höheren Kraftniveau - aufgestaut - zurückblieb. Auch aus diesem Grunde finden wir bei zwangsneurotischen Patienten häufig im muskulären Bereich körperliche Symptomatik.

Körpersymptome

Zwangsneurotische Erlebens- und Verhaltensweisen basieren, wie beschrieben, auf aggressiver und retentiver Problematik. Entsprechend können sich korrelative körperliche Funktionsstörungen ganz besonders am Darm und im Bereich der Muskulatur äußern und schließlich zu Symptomen führen. Eine

Organspezifität liegt aber auch hier wieder nicht vor, da, wie bereits beschrieben, auch andere neurotische Konflikte Funktionsstörungen an diesen Organen bedingen können und andererseits verdrängtes Aggressives und Retentives auch andere Organfunktionen verändern können. Dabei ist in unserer therapeutischen Arbeit zu beachten, daß das Ausmaß der körperlichen Beschwerden und Symptome nicht linear von der Schwere des auslösenden Traumas abhängt.

Insofern läßt sich zusammenfassend formulieren, daß in Konfliktsituationen die gegenstandslosen Affekte zu Funktionsstörungen an einem individuell unterschiedlichen Organ führen und/oder zu Funktionsstörungen an den Organen, die korrelativ das spezielle innere Erleben begleiten wie der Darm das retentive Erleben oder die Muskulatur, besonders die Rückenmuskulatur, das aggressive Erleben.

Zunächst einmal läßt sich beim Zwangsneurotischen eine typische muskuläre Anspannung, die noch keinen Symptomwert hat, beobachten. Eine ständige Innervation von Agonist und Antagonist bewirkt beim Patienten die starre Muskulatur seiner Gestik und die Maskenhaftigkeit seiner Mimik. Die Steife seiner Motorik läßt sich als Reaktion auf erfahrene harte Einschränkungen in seiner motorischen Entwicklungsphase verstehen. Da die muskuläre Betätigung in der analen Phase aber schon weiter entwickelt war als in der oralen Phase, läßt sich die muskuläre Anspannung, die mit dem Wunsch zusammen einsetzt, nicht mehr bereits im ersten Ansatz coupieren wie bei der Depression. Sondern beim Zwangsneurotischen muß ein stärker einsetzender Antagonist die Aktion abbremsen. Diese unterscheidet sich von der depressiven Ausformung - bildlich gesprochen - durch eine viel größere Bewegungsamplitude, weil der Antagonist viel mehr Muskelaktion rückgängig zu machen hat.

Oft ist die **Rückenmuskulatur** sehr ausgeprägt in Mitleidenschaft gezogen. Sie ist in ganz bevorzugter Weise Träger des Adgredi auf die Welt; sie sorgt auch für den "aufrechten" Gang des Menschen. Wir können beobachten, daß sich Rückenverspannungen einstellen, wenn ein zwangsneurotischer Patient seine Position im Alltagsleben nicht angemessen behaupten kann. Während latente Durchsetzungswünsche intensiver werden - während der Patient "von nichts weiß" - , stellt sich eine Daueranspannung im Rücken ein, die zu einer "strammen Haltung" führt. Der motorische Apparat wird also ansatzweise in Bewegung gesetzt, während das bewußte Ziel, das Durchsetzen gegen bestimmte Personen, verdrängt bleibt; die zugehörige affektiv gespeiste Wucht verbleibt in den entsprechenden Muskeln. Wegen der fehlenden Zielvorstellung kann es aber kein Abreagieren, keine Triebbefriedigung geben, und der Prozeß unterhält sich immer weiter. Oder anders ausgedrückt: der motorische Impuls kann nicht in eine Handlung münden, sondern er bleibt in der Muskulatur stecken. Die *ursprüngliche Beziehung zwischen eingesetzter Muskelenergie zum bestimmten Zielobjekt hin ist durch die Verdrängung zerstört.*

Verspannungen werden meist relativ spät von unseren Patienten verspürt, nämlich erst dann, wenn die Dauerverspannung zur Minderdurchblutung führt, die ihrerseits Schmerzen auslöst. Erst dann kommen viele Patienten zum Arzt.

Gerade Zwangsneurotische kommen mit ihren Muskelbeschwerden so spät, weil sie sie zuvor nicht recht verspüren. Wie beschrieben ist ein zwangsneurotischer Patient in der *Wahrnehmung seiner körperlichen Empfindungen eingeschränkt*, und daher kann er kaum zwischen der Empfindung Muskel*ver*spannung und der Empfindung Muskel*ent*spannung differenzieren. Er fühlt eben nicht, daß sein Muskelapparat verspannt ist - bis die Schmerzen kommen, die er dann erst wahrnimmt.

Die innere Wahrnehmung des eigenen Muskelapparates ist ohnehin ich-ferner als beispielsweise die Wahrnehmung von Herz-Kreislaufveränderungen. Auf diese reagiert jeder Betroffene rascher verängstigt. Insofern wird verständlich, daß wir es bei den Rückenbeschwerden mit einer relativ chronischen Symptomatik zu tun haben, deren auslösendes Ereignis, die zugrundeliegende Problematik, oft schon lange zurückliegt. Das erklärt auch die eingeschränkteren Therapieaussichten. Auf der körperlichen Seite zeigt sich hier das gleiche wie auf der seelischen: Zwangsneurotische haben oft eine chronische Symptomatik, die sie erst durch äußere Veränderungen spüren oder durch akute Verstärkungen; sie bemerken ihren erhöhten muskulären Grundtonus nicht, sondern erst die sich noch zusätzlich akut verstärkenden Muskelanspannungen, die in Versuchungssituationen mit aggressiven Inhalten ausgelöst werden.

Auch vordergründig einfache expansive Versuchungen können Rückenbeschwerden auslösen: Ein Patient möchte seine Berufssituation verlassen oder sich von seinem Partner trennen, weil er bestimmte Verhaltensweisen von ihm nicht mehr er"tragen" kann. Aber aus neurotischen Schuldgefühlen bleibt er. Dahinter verbirgt sich, daß er sich ein eigenständiges Durchsetzen in dieser Welt nicht zutraut. Daher trägt er lieber die zu schwere Last seines Partners. Dadurch drängen aber immer intensiver unbewußte Wünsche nach Sich-Fallenlassen, nach Anlehnen und Entspannenkönnen an. Je mehr diese Wünsche nach unbekümmertem Verströmen und Passivität mobilisiert werden, desto stärker wird die Gegenregulation, etwa in dem Sinne "nur nichts fahrenlassen, alles muß übersichtlich und unter Kontrolle bleiben". Dabei reagiert die Rückenmuskulatur mit, indem sie die stramme Haltung verstärkt.

Das können wir auch unter der Therapie beobachten, wenn ein Patient nach einer wohligen analytischen Stunde gar nicht mehr recht von der Couch aufstehen kann, sondern sich nur ganz langsam und mühselig unter einsetzenden Rückenschmerzen seitwärts hochwälzt. Im gleichen Sinne läßt es sich verstehen, wenn die chronischen Rückenpatienten (besonders in der stationären Behandlung) drakonische therapeutische Maßnahmen provozieren. Diese dienen dann als Strafmaßnahme der Abwehrstabilisierung und genügen der strammen Haltung des rigiden Über-Ich.

Ob nun die chronischen Verspannungen als solche bestehen bleiben oder zu Schmerzen führen oder das Angehen von entzündlichen Erkrankungen wie Morbus Bechterew oder auch rheumatische Erkrankungen oder auch Bandscheibensymptomatik vorbereiten, das ist abhängig von individuellen somatischen(!) Gegebenheiten. Die Psychosomatik kann hier nur einen anfänglich *mit*begründenden Faktor darlegen: Das körperliche Korrelat zum seelischen Erleben ist die muskuläre Verspannung, die zu einer Minderdurchblutung führt, die dann eine Hypotrophie im Gewebe nach sich zieht. Hypotrophische Schäden können ihrerseits den Nährboden für unterschiedliche Erkrankungen vorbereiten, die selber nach organischen Bedingungen verlaufen. Daher kann eine Psychotherapie nur dann zur Symptomfreiheit führen, solange sich noch keine irreversible Organschädigung aufgesetzt hat, sondern während die Erkrankung noch in der muskulären Dysfunktion steckt, die mit der Aufdeckung des begleitenden unbewußten Konflikthintergrundes reversibel ist.

Gleiches gilt für die funktionellen Störungen der **Darmfunktionen**, die die retentive Problematik unserer zwangsneurotischen Patienten begleiten können, wobei der Betreffende die Bereitschaft mitbringt, seine affektive Erregtheit am Darm zu erleben. Beispielsweise kann ein Patient in Gegenwart eines freundlichen Menschen mit seinem Darm anfangen zu strömen in Form einer Diarrhöe, während der Patient aber äußerlich zurück-haltend, kühl und distanziert bleibt. Oder wir finden bei einem äußerlich aufopfernden und hergabebereiten Patienten, der seine retentiven Impulse, sein Neinsagen, verdrängen mußte, eine Obstipation . Obstipation läßt sich als Protest gegen Hergebenmüssen verstehen.

Auch Blähungen können als Zeichen von Intimität das Andrängen von gefühlshafter Hingabe dem anderen gegenüber anzeigen. Andererseits stellt eine ausgeprägte Angst vor Blähungen den Versuch dar, die Distanz wieder herzustellen und sich so aus der Gefahr, sich unvorsichtig herzugeben, herauszuretten. Solche abgewehrten Hingabewünsche verbergen sich auch hinter der Zwangsbefürchtung, daß in bestimmten Situationen Blähungen auftreten würden; diese Situationen lassen sich schließlich phobisch meiden.

Im Allgemeinen kann eine Diarrhöe von verschiedenartiger Problematik ausgelöst sein. Neben o.g. Auslösung tritt Durchfall beispielsweise bei Angst auf oder auch korrelativ mit dem inneren Erleben des retentiv Gestörten ("wenn ich nicht nein sagen kann, muß ich auslaufen"), das ebenso in einer Polyurie oder Pollakisurie zutage treten und sich geradezu zu einer Zwangsbefürchtung mit phobischer Verarbeitung steigern kann (die Patienten verlassen die Wohnung nicht, wenn sie nicht festgelegte "Pinkelstationen" haben). Außerdem kann sich beim Durchfall ein aggressiver Inhalt durchsetzen im Sinne eines exkretorisch-feindseligen Verhaltens, bei dem "Scheißen" mit "Schießen" gleichgesetzt wird. Dies beruht auf dem frühen Erleben, daß ein Kind erheblichen Ärger bei der Mutter erzeugen kann, wenn es zum "unrechten" Zeitpunkt alles hergibt.

Daß die Darmfunktionen das innere Erleben von Hergabe und Sichverschließen, von Selbständigkeit und Abhängigkeit begleiten, zeigt sich auch in der psychischen Problematik bei Patienten mit Darmerkrankungen wie Colitis ulcerosa oder Ileitis terminalis. Wie bereits betont, läßt sich bezüglich einer psychogenen Mitverursachung nur aussagen, daß gleichzeitig mit der seelischen Problematik, die wir bei den Patienten beobachten, Darmfunktionsstörungen im Bereich der Mikrozirkulation und des Tonus der glatten Darmmuskulatur auftreten können. Wohin diese Funktionsstörungen führen, *ob* sie überhaupt etwas nach sich ziehen oder ob sie beispielsweise entzündliche Erkrankungen wie die o.g. vorbereiten, ist abhängig von physischen Faktoren wie einer bestimmten Auto- immunausstattung, individueller Entzündungsbereitschaft, Vorhandensein von Keimen etc.

Einen interessanten weiterführenden Aspekt zur Differentialdiagnose zwischen der seelischen Problematik eines Colitispatienten und eines Ileitispatienten zeigte Schultz-Hencke auf: Er meinte, es wäre ein Unterschied in der Erlebnisweise, ob ein Kind lernt, sein Hergeben in oberen Darmabschnitten zu bremsen bzw. dort die Retentionslust auszuleben, oder ob ein Kind diese Erlebnisweise am unteren Darmabschnitt vor dem Anus konzentriert. Es wäre etwas anderes, wenn der Betreffende als Kind die Fähigkeit geübt hätte, den Kot zurückzuhalten, *bevor* er aufs Töpfchen geht, als wenn er Praktiken entwickelt hätte, erst *auf* dem Töpfchen das Defäzieren selbst, den Kot zurückzuhalten. Die bevorzugte Erlebensweise im Enddarm, wo der Mensch auch sein Angsterleben konzentriert empfinden kann, wird ich-nahe gespürt. Das könnte dafür sprechen, daß Colitispatienten weniger stark in ihrem Innenerleben erschüttert wurden als Ileitispatienten, denen eine glattere Außenanpassung als den Colitispatienten nachgesagt wird. Demnach hätte ein Ileitispatient aufgrund seiner überstarken Anpassung aus Angst vor einer übergriffigen Mutter frühzeitig seinen Kot noch verborgener, nämlich bereits in einem oberen Darmabschnitt, zurückzuhalten gelernt.

Zwangsneurotische Patienten krampfen aber nicht nur mit der glatten Muskulatur im Darmbereich. Wir beobachten auch oft, daß sie beispielsweise mit **Gallenkolik**en auf aggressiv getönte Situationen reagieren. Offensichtlich schwingt bei unterdrücktem Ärger eine muskuläre Verengung im Gallengangsbereich mit, die sich bis zur Kolik steigern kann (diese Beobachtung findet sich auch im Volksmund wieder: "sich grün ärgern"). Ebenso kann ein Mitkrampfen der glatten Muskulatur innerhalb des arteriellen Gefäßbereichs zum **Hypertonus** führen. Dem betreffenden Patienten ist meist bereits schon äußerlich deutlich anzumerken, daß er kampfbereit ist, aber seine aggressiven Energien zurückhält.

Tonusveränderungen im Bereich der intrakraniellen Durchblutung als Korrelat zum verdrängten Wuterleben beobachten wir ebenfalls oft bei zwangsstrukturierten Patienten. Sie spüren immer dann heftige **Kopfschmerzen**, wenn sie sich in einer bestimmten Situation nicht durchgesetzt haben. Dabei kann es in den einzelnen Situationen um die verschiedensten Wünsche beim Patienten gehen, die nicht erfüllt werden. Seine reaktive Wut unterdrückt er aus Angst vor der Bezugsperson. Häufiger finden wir, daß sich der Betreffende eine Anerkennung seiner beruflichen Leistung sehnsüchtig wünscht, sie dann aber doch nicht erhält. Anders als beim Depressiven, der gewünschte oder versagte Anerkennung unter dem oralen Besitzaspekt des Habenwollens erlebt, geht es hier darum, daß der Zwangsneurotische - immer auch mal übliche - Niederlagen nicht hinnehmen kann; aufgrund seiner ausgeprägten Ambivalenz ("kann ich das / kann ich das nicht, bin ich gut / bin ich schlecht") ist ein Zwangsstrukturierter besonders empfindlich gegen jegliche Kritik.

Auch in den psychischen *mit*bedingenden Faktoren beim **Asthma bronchiale** finden wir mitschwingend Aggressives. Bereits die typischen Sprachformulierungen wie "Mensch, halt die Luft an" , "tief Luft holen" oder "ick atme dir ein, daß du wie 'n Affe durchs Gitter durch meine Rippen kiekst" zeigen, daß das Luftholen auch im Dienste aggressiver Tendenzen stehen kann. In aggressiv aufgeladenen Situationen setzt gleichzeitig mit dem Andrängen verdrängter aggressiver Strebungen die muskuläre Verkrampfung im Bronchialbereich ein. Auch das retentive Element zeigt sich im Verhalten eines Asthmatikers, der letztlich nicht ausatmen kann und dabei meint, nicht genug Luft zu bekommen.

Die verdrängte Lust am Durchsetzen und am machtvollen Erobern kann ihre Spuren auch in der Sexualität hinterlassen und eine **Erektionsstörung** *mit*bedingen. Der Betreffende erlebt dann die Penetration nicht lustvoll, sondern "fürchtet" (nicht deutlich bewußt) sie als aggressiv aufgeladenen Akt und seinen erigierten Penis als ein aggressives Instrument. Bei **Ejakulationsstörungen** dagegen setzt sich meist die anal-retentiv determinierte Angst vor Schmutz und Beschmutzen durch. Zumeist bejaht der Betreffende seine eigenen Körperflüssigkeiten wie sein Ejakulat oder die feuchte Genitalregion der Partnerin nicht, sondern er wertet sie als unangenehm klebrig oder schmutzig ab. Die sich übermäßig meldende Angst verhindert entweder eine Ejakulation, oder sie retardiert sie, bis Unlust einsetzt. Es kommt zur vorzeitig einsetzenden Ejakulation, wenn sich der verpönte Beschmutzungsimpuls durchsetzt. Bei Potenzstörungen wirkt sich die Angst vor einer strafenden Partnerin in Mutterübertragung besonders labilisierend aus, und andererseits setzt sich das aggressive (Rache-) Moment gegenüber der Partnerin darin wieder durch, daß sie nicht adäquat befriedigt wird.

Der anal-sadistische Erlebnisanteil kann sich in der weiblichen Sexualität in bestimmten Verhaltensweisen wie ausgeprägten Sauberkeitsritualen vor und nach dem Geschlechtsverkehr äußern; verdrängte aggressive Impulse machen sich häufig bemerkbar in einem depotenzierenden Verhalten oder auch im schmerzhaften Traktieren (z.B. mit langen Fingernägeln) des männlichen Genitales.

Ebenso wie seelische Symptome und wie neurotisch bedingte Erlebens- und Verhaltensweisen lassen sich auch neurosenbegleitende körperliche Funktionsstörungen durch eine aufdeckende Bearbeitung ihrer zugrundeliegenden unbewußten Problematik beheben. Bei ausgeprägteren zwangsneurotischen Patienten kommt allerdings noch eine zusätzliche therapeutische Akzentuierung hinzu. Denn wenn es sich auch niemals generalisieren läßt, daß *alle* neurotischen Patienten mit körperlichen Funktionsstörungen *grundsätzlich* im Gefühlsbereich ausdrucksgehemmt seien (immer muß sich daran die Frage anschließen, was ein Patient nicht ausdrücken könne und warum er es nicht kann), so beobachten wir doch bei unseren zwangsneurotischen Patienten, daß sie sich am wenigsten von allen neurotisch Erkrankten gefühlshaft auszudrücken vermögen. Sie haben frühzeitig auf die erlebten Einschüchterungen mit affektiver Tarnung und Rückzug reagiert. Wie beschrieben beeinträchtigt eine retentive Haltung mit nachfolgender

Ausdruckshemmung die weitere Differenzierung von Empfindung und Wahrnehmung. Zwangsneurotische können ihre *körperlichen Vorgänge nicht adäquat wahrnehmen, weil sie ihre Körperempfindungen nicht genau - lustvoll oder unlustbetont - differenzieren* konnten. Dies zu korrigieren, wird zu einem wichtigen Anliegen in der Therapie.

Insofern können völlig neu auftretende oder verstärkte körperliche Funktionsstörungen durchaus einen Therapiefortschritt anzeigen! Denn durch die therapeutisch erzielte Strukturauflockerung schwingt der Patient lebendiger mit seiner Umwelt mit, wodurch sich zunächst das Konflikerleben steigern kann, mit dem Körperfunktionsstörungen einhergehen können.

Insbesondere werden unter der Therapie überhaupt jegliche Körperempfindungen ebenso wie die Körpermißempfindungen dem Patienten oft erstmalig deutlich und spürbar. Meist halten zwangsneurotische Patienten ihre körperlichen Empfindungen für eine Krankheit, weil sie ihr natürliches Körpererleben vorher nie klar verwörternd kennengelernt haben. Manche Patienten suchen völlig beunruhigt einen somatisch tätigen Arzt auf, um ihre "Erkrankung" abzuklären, während sie eigentlich der verbalisierenden Verständlichmachung ihres Therapeuten bedürfen; über dessen verdeutlichende Klärungen kann der Patient dann seine fühlbaren Körpervorgänge ins Bewußtsein integrieren. Beim Therapeuten kann er sich mit seinem Körper im Unterschied zur ablehnenden Mutter als willkommen angenommen fühlen.

Je zurückgezogener sich ein Patient allerdings verhält, desto schwieriger kann sich die therapeutische Angehbarkeit gestalten. Je stärker die retentive Angst vor Substanzverlust und die aggressiven Latenzen andrängen, desto intensiver werden die retentiven Schutz-Impulse mobilisiert, bis die Therapie im Extremfall affektentleert zu verlaufen droht. Die Betreffenden verhalten sich dann immer zurückhaltender und wortkarger, weil sie auch über das Reden, das ebenfalls als Körpersubstanz erlebt wird, fürchten, ihre Substanz zu verlieren. In ganz besonderem Ausmaß fühlen sich zwangsneurotische Patienten in einer bedrohlichen Abhängigkeit vom Therapeuten.

Auch die Veränderung der gesamten Persönlichkeit kann beim Zwangsneurotischen ausgedehnter sein als bei anderen neurotischen Patienten, denn sein eingezwängtes Fühlen, Denken und Handeln führten bereits frühzeitig zur Beeinträchtigung seiner gesamten Lebensbewältigungsmöglichkeiten. Während ein hysterisch Erkrankter durch vorschnelles Handeln und überbordende Emotionen Kontaktmöglichkeiten zur Umwelt erlebt und ein Depressiver durch eine einfühlsame und differenziertere Gefühlswelt an menschlichen Beziehungen - wenn auch neurotisch verzerrt - teilhaben kann, stehen diese Möglichkeiten einem stark Zwangsstrukturierten nicht zur Verfügung. Seine Kontaktnahme wirkt besonders ungünstig, wenn er sich aufgrund seiner Menschenängstlichkeit zu retentiv verhält und dabei doch immer wieder aufgrund seines unbewußten Willkür- und Dominanzverhaltens aggressiv auf sein Gegenüber wirkt und durch die erfolgenden schlechten Erfahrungen dann seine Distanz noch vergrößert. Dennoch sind zwangsneurotische Patienten oberflächlich am meisten sozial-überangepaßt und erleben hierfür bewußt eher soziale Gratifikationen, was wiederum die pathologischen Verhaltensweisen chronifiziert.

Die Erlebens- und Verhaltensweisen der zwangsneurotischen ebenso wie die der depressiven Patienten weisen in bestimmten Aspekten Ähnlichkeiten auf, in denen sie sich von den Erlebens- und Verhaltensweisen hysterischer Patienten unterscheiden. Die depressive und zwangsneurotische Neurose lassen sich als präödipale Neurosen zusammenfassen und der hysterischen Neurosenstruktur vergleichend gegenüberstellen.

Vergleich der hysterischen Neurose mit präödipalen Neurosen

Beim hysterischen Patienten erleben wir eine neue Qualität in der therapeutischen Interaktion. Er ist der neurotische Patient, der sich affektiv schwingungsfähig an den Therapeuten wendet, ihn offen angeht und auch das Verhalten des Therapeuten selber thematisiert. Ein hysterischer Patient beispielsweise kann auch offen aggressiv dem Therapeuten widersprechen; das würde ein gefügiger Depressiver nicht tun, und beim schuldgefühlshaften Zwangsneurotischen ist im Widerspruch gleich sein motivierender latenter Dominanzwunsch deutlich spürbar. Ein Hysterischer zeigt sich aktiv und mehr als ganzheitliches Subjekt auf der gleichen Stufe wie der Therapeut. Er appelliert nicht an präödipale Teilaspekte wie ein Depressiver, der Hilfe als passiver Hilfsbedürftiger erwartet und gerade nicht offen danach fragen kann oder wie ein zurückhaltender und abwartender Zwangsneurotischer, dessen Interaktion von Ambivalenzen und Unterlegenheitsängsten geprägt ist.

In diesen beiden Neurosenformen, die in der sogenannten präödipalen Entwicklung - also vor der ödipalen Entwicklungsphase - ihre typische Ausprägung erfahren, werden einmal in der oralen und dann in der analen, motorisch-aggressiven Phase die konflikthaften, angstbesetzten oralen, analen und aggressiven Impulse bereits so frühzeitig und so modifiziert in die Interaktion mit den Beziehungspersonen hinein verflochten, daß sich zähe und feinst verteilte Reaktionen allmählich zu einer ausgedehnteren charakterlichen Verarbeitung der ursprünglichen Problematik formieren.

Präödipal geprägte Patienten neigen leicht zum Rückzug in sich selbst. Darin hat sich eine Verhaltensweise erhalten, mit deren Hilfe sie in ihren frühen Entwicklungsphasen ausweglose Konfliktsituationen bewältigen konnten. Wir können uns diese Reaktion an folgendem Beispiel vergröbert und bildhaft vorstellen: Hat ein einjähriges Kind immer wieder erlebt, daß ihm wegen seiner störenden Forderungen oder seines appellativen Brüllens der Mund lieblos und unzureichend mit fadem Essen oder einem Schnuller gestopft wird, erfährt es dadurch eine erneute heftige Versagung. Es zieht sich verstärkt auf die Gegenstandswelt zurück, unter Umständen mit totalem Objektverlust. Es isoliert sich und hat wenig Interesse für die Welt. Es ist ein Zurückziehen im Sinne des Narzißmus, denn es versammelt seine an sich lustvollen expansiven Strebungen in sich selbst, konzentriert sie und nimmt Abstand von der Welt.

Eine frühe Entwicklungsstufe erleichtert das Zurückziehen auf sich selbst und fördert die Lockerung zur Umwelt; denn ein Kind verfügt dann noch zu wenig über andere, nach außen gewandte Lustmöglichkeiten, mit denen es eine schmerzhafte Zurückweisung kompensieren könnte. Ihm fehlt noch eine ausgeprägtere gefühlshafte Differenzierung und vor allem die motorische Lebendigkeit, die erst etwa im dritten, vierten Lebensjahr - in der ödipalen Phase - voll durchgeübt zur Verfügung steht. Motorik geht tendenziell in Richtung auf die Außenwelt; sie meint immer das andere schlechthin. In ihr formt sich das erregende

Interesse an der belebten und unbelebten Umwelt, und in ihr wird auch die befriedigende Entspannung erlebt, wenn das intendierte Objekt wie gewünscht erreicht worden ist; die motorisch getragene Kontaktaufnahme wiederum verstärkt durch die bereichernden Erfahrungen mit der Umgebung die weitere gefühlshafte und mentale Differenzierung.

Bis zur ödipalen Phase ist ein Kind in seinen motorischen Fähigkeiten noch vulnerabel, d.h. zurückstauchbar. Mit der zurückgedrängten motorischen Aktion wird auch das nach außen drängende affektive Interesse an anderen Menschen und damit die Lust und Aktivität zur Kontaktaufnahme eingeschränkt.

Infolge der gesetzten Verdrängungen verharrt der Depressive ohne affektiv getragene, handlungsanregende Vorstellungen in Passivität; beim ambivalenten Zwangsneurotischen, der sich nur in einer affektentleerten und inhaltsarmen Gedankenwelt übermäßig auseinandersetzt, kann keine affektiv eindeutige Vorstellung eine Handlung einleiten. Sein Handlungsablauf ist so gestört, daß keine effektive Handlung zustandekommt - er verbleibt in planloser Passivität.

Chronifizierend wirkt es sich aus, wenn präödipal schwerer gestörte Patienten in ihren Gefühlen von ihrer Umwelt nicht so leicht zum Schwingen zu bringen sind. Wenn sich das Vorstellungsvermögen nicht zu einer vitalen Lebendigkeit und das Phantasieleben sich nicht zur bunten Vielfalt entfalten konnten, sind die Betreffenden eben weniger intensiv von ihrer Umwelt anregbar. Aufgrund ihrer geringeren Beweglichkeit und Intensität können farblose Vorstellungen und Phantasien schließlich nicht so leicht lebhafte Erregungsaffekte im Patienten wecken.

In den präödipalen Phasen geht es noch ganz überwiegend um wesentliche Teilaspekte, die für die eigene Entfaltung und das menschliche Zusammenleben wichtig sind. Es geht um die Fähigkeit, Besitz zu erwerben und zu erhalten, um die Fähigkeit zur Differenzierung der eigenen Gefühlswelt und um das Verweilenkönnen in sich ebenso wie um die propulsive Fähigkeit, Menschen und Dinge beherrschen zu können, aber ihnen auch nachgeben zu können, ohne sich selbst zu schaden.

In den Weiterentwicklungen der ödipalen Phase steht die Gestaltung der ganzheitlichen menschlichen Beziehung im Vordergrund. Das Kind ist inzwischen in seiner seelischen und geistigen Entwicklung differenzierter geworden und kann auch gegensätzliche Teilaspekte innerhalb einer Person erleben (im Traumerleben zeigt sich noch, daß einzelne Eigenschaften jeweils durch eine andere Person dargestellt werden). Es wendet sich in dieser ödipalen Phase nun wiederum mit seiner ganzen Impulswelt an seine Beziehungspersonen. Aber die einzelnen Impulse stehen nicht mehr so wie zur Zeit der präödipalen Entwicklung als wuchtiger Drang im Vordergrund, sondern das Kind ordnet nun seine oralen, analen und aggressiven Wünsche in die Beziehung zu den Eltern ein.

Aus der Impulswelt geht als neue Erlebnisqualität genitale Erregung hervor. Das Kind erfährt in dieser Entwicklungsphase, wie es mit seinen spezifischen Zärtlichkeits- und sexuell getönten Wünschen bei den Erwachsenen ankommt. Erst über die Erfahrung einer liebenden Bestätigung seiner genitalen Individualität wird seine geschlechtsspezifische Einordnung erreicht. In dieser Phase erlebt sich ein Kind auch in einem äußerlich differenzierteren, weil größer und bunter gewordenen Raum. Mit seiner voll ausgereiften Motorik hat es mehr Spielraum - mehr Erfahrungsraum - zur Verfügung. Es kann sich mühelos und schnell auf bekannte und neue Menschen und Dinge zu bewegen. Diese Fähigkeit zur motorischen Expansion - wobei die kraftbetonte Motorik der analen Phase um eine sinnliche Ausprägung in der ödipalen Phase bereichert wird - behält es bei, auch wenn es in dieser Phase an seinen Bezugspersonen schwer enttäuscht und zur Verdrängung gezwungen wird.

Aufgrund der reicher ausgestalteten Erlebnisweise und der erweiterten geistigen Fähigkeiten ist die innerseelische Reaktion auf Einschüchterungen nicht mehr so generalisierend wie noch in den präödipalen Entwicklungsphasen. Wir können uns diesen Unterschied leicht an einem vergleichenden klinischen Beispiel zweier Patientinnen vergegenwärtigen. Eine zwangsneurotische Patientin, die ihren Haß auf ihr Geschwister verdrängen mußte, verhält sich zukünftig aufgrund ihrer ausgeprägten Reaktionsbildung - bewußt - überfürsorglich und betont milde gegen alle Menschen (und passiv gegenüber der Sachwelt), vor allem auch gegen sämtliche Kinder dieser Welt; vielleicht wird sie noch Kinderkrankenschwester im Sinne der Wiedergutmachung. Bei einer hysterischen Patientin dagegen kommt ihr Geschwisterhaß lediglich darin zum Ausdruck, daß sie aggressionsbedingte Schwierigkeiten mit ihrem eigenen Kind hat.

Hysterische Patienten tragen nicht noch zusätzlich fixierte Verhaltens- und Erlebnisweisen seit der oralen und analen Phase mit sich (sofern keine präödipale Fixierung bestand). Der spätere hysterische Patient mußte in der ödipalen Entwicklungsphase "nur" umschriebene, störende Verhaltensweisen in die Latenz schicken, die er aber zuvor, in den präödipalen Phasen, noch nicht dem alltäglichen Umgang mit seinen übermächtigen Bezugspersonen hatte angleichen müssen. Ihn traf also die verletzende Wucht seiner geliebten Erziehungspersonen erst, als er schon bestimmte Fähigkeiten im Umgang mit seiner Umwelt entfaltet hatte. Er wurde in einer Phase verletzt, als er gerade begann, sein eigenes Verhalten und das der anderen zu *reflektieren* und sich intensiver für die menschliche Beziehung zu interessieren.

Die hysterische Neurose

Im Gespräch fällt gleich auf, daß hysterische Patienten in ihrer Gefühlshaftigkeit leicht zum Schwingen gebracht werden können und daß sie überhaupt zur aktiv geprägten Auseinandersetzung bis hin zur Untersteuerung neigen. Sind die Bewegungsfreude und die gefühlshafte Erregung bei ausgeprägt hysterischen Patienten stark übersteigert, dann erleben wir, wie der Patient mit motorischer Geschicklichkeit vor uns Theater spielt, dabei von Rolle zu Rolle springt. In seinen Gefühlsäußerungen wirkt er dann völlig inkonstant und unecht, auch infantil. Oft sexualisiert er alle möglichen Vorgänge und bietet sich als sexualbesessen an. Wenn sich auch in seinem Lebensaufbau und in seinem täglichen Tagesablauf zeigt, daß er überhaupt nicht planvoll und geordnet mit sich und seiner Umgebung umgehen kann, wird deutlich, daß er keine gefühlsgetragenen realistischen Vorstellungen von der Welt hat, sondern seine Umwelt einfach überrennt und sich haltlos in sie hineinstürzt.

Offensichtlich kommt ein ausgeprägt hysterischer Patient vor allem mit zwei wesentlichen Bereichen seines Lebens nicht zurecht: zum einen mit der **Realitätsprüfung**. Hinter der fast dranghaften Mitteilungsbereitschaft des hysterisch Erkrankten steht nur eine Pseudo-Unbekümmertheit, und es läßt sich erkennen, daß der Patient gar nicht exakt weiß, was in der Welt vor sich geht, so daß ihm eine realbezogene, planende Lebensbewältigung entsprechend schwer fällt oder sogar unmöglich ist. Zum anderen und vor allem ist ihm eine befriedigende und Sicherheit gebende **geschlechtsspezifische Einordnung** in sein soziales Umfeld nicht gelungen.

Daraus läßt sich rückschließen, daß der Patient diese Fähigkeiten, die in der ödipalen Phase entwickelt werden, nicht adäquat zur Entfaltung bringen konnte, sondern erhebliche Verängstigungen erlitt, auf die er mit Verdrängungen reagieren mußte.

Die ödipale Phase

In der ödipalen Phase, etwa im vierten Lebensjahr beginnend, sind Kinder in ganz ausgeprägter Weise mit den Warum-Fragen beschäftigt. In dieser Entwicklungsphase verfügen sie bereits über eine Motorik, die ihnen ganz selbstverständlich und mühelos erlaubt, ihren Aktionsradius nach ihrer jeweiligen Interessenslage zu erweitern und auch entferntere Dinge und Menschen genauer kennenzulernen. Ein Kind will untersuchen, wie die Umwelt, die dingliche und die menschliche wirklich ist. Sein Denken - Denken hier als Versuch des Ordnens verstanden - entwickelt sich weiter.

Im ersten Lebensjahr hatte zunächst primärhaftes Denken geherrscht, in dem das Kind die empfangenen Eindrücke affektiv auf bitter, süß, heiß, schwer etc. ordnete. Es wurde dann die umgebende dingliche und personale Welt überwiegend nach den hinzutretenden Affekten von Lust und Unlust geordnet; um das zweite Lebensjahr herum begann das physiognomonische Denken, das Sachen, Tiere, Pflanzen, die Umgebung nach dem menschlichen Ausdruck ordnete ("der große, dunkle Baum sieht ganz böse aus", "der Hund sieht lieb aus - alle Tiere sind lieb").

Während das Kind in der analen Phase noch dinglich an sein Denken gebunden war und sich Gegensätze nur durch jeweils verschiedene Einzelpersonen vorstellen konnte (etwa: "die kleine Omi ist die warme, die große Oma die strenge"), kann es jetzt bereits wachsende Spannungsinhalte innerhalb einer Einzelperson aufnehmen. Es erlebt sein Gegenüber differenzierter. Es interessieren die Unterschiede. Ähnliches wird von Identischem unterschieden. Es werden Sinn und Zweck, das Woher und das Wohin, Geburt und Tod erkundet. Das räumliche und das Zeitgitter beginnen sich ganz allmählich aufzubauen. Das Kind stellt nun schon Einzelteile in größere Zusammenhänge.

Alles, was ein Kind nicht direkt erfahren, also sehen, fühlen, hören und erlaufen kann - und das ist natürlich sehr viel ! - lernt es daher zu erfragen. Nur so kann es zu seinem Verständnis von sich und von seiner Umgebung kommen. Dabei bleibt sich das Kind selbst immer Bezugspunkt, und es muß innerhalb dieser erlebten und erfragten Welt seine Position finden und zugeordnet bekommen.

Ein besonders wichtiger Träger der Realitätserfahrung und -überprüfung ist die Sprache, die sich nun weiter differenziert. In der kindlichen Entwicklung werden zuerst Affekthaftes und Triebhaftes mit Sprache belegt und verstanden, später werden Objekte benannt. Der assoziative, gefühlsgetönte Bedeutungshof eines Dinges oder eines Menschen wird durch ein dazugesprochenes Wort einerseits eingeschränkt und abstrakter gefaßt, andererseits aber auch für das klare Bewußtsein ganz deutlich - eindeutig - gefaßt. Wenn die anschauliche Bildwelt vorstellungsärmer wird, dann kommt es zu unanschaulichen Gedanken. Exakte, zugehörige Wörter schieben sich quasi wie ein Lochraster über den gefühlsgetränkten Bedeutungshof eines Objektes und lassen das Gefühl wie durch ein passendes Wortloch hindurch in der Helligkeit des Bewußtseins erscheinen. Das Wort "meint" dann das Objekt. Das Gefühl paßt dann auch mit dem abstrakten Wort zusammen und trägt dieses. Wünsche und Bedürfnisse können nun auch an andere Menschen - nicht mehr nur die mütterliche Beziehungspersonen - gerichtet werden. Die Sprache veräußerlicht die Übertragung, d.h. die unbewußten Forderungen nach Befriedigung.

Im Verlauf dieser Entwicklung tritt der Übertragungscharakter der Sprache weiter zurück und damit auch die Bilderwelt - aber nie so weit, daß das Denken blutleer, steril wird. Das vital Gefühlshafte bleibt tragend, aber es überragt und bestimmt nicht die sprachlich formulierte Verstandeswelt. Die Bilderwelt wird allmählich von der Realität und ihren gelernten zugehörigen Wörtern geregelt und eingedeicht. Der Verstand als Summe der Begriffe und Gedanken organisiert wiederum rückwirkend die Gefühlswelt. Denn er strukturiert vor allem durch die Klarheit seiner Benennungen die Gefühlswelt. Die Gefühle werden durch die Wortabgrenzungen differenziert und können dann klar in das Bewußtsein treten. Diese ausbalancierte Kombination des Gefühlshaften mit dem Verstand entspricht in der Philosophie etwa, was dort Vernunft genannt wird; sie sollte den Menschen in seiner Lebensführung leiten.

Dieser Prozeß, der die innere Realität ebenso wie die äußere strukturiert, bezieht auch die neuartige Rekombination ehemaliger Wahrnehmungsdetails, nämlich die Phantasiewelt ein. Die Leichtigkeit zur Erzeugung elementarer, phantasierter Bedürfnisbefriedigung erfährt eine zunehmende Reduktion durch die vermehrte Wirkung realer Vorgänge: Aus der magisch orientierten, wild wuchernden, bunten Phantasterei wird eine geordnet gefühlslebendige Phantasie. Korrespondierend entwickeln sich individuelle Spracheigenarten etwa in Richtung bildkräftiger oder bildarmer Formulierungen, Benutzung affektvermittelnder Wörter oder Beibehalten von appellativen Einwortäußerungen.

Erst eine real bezogene Phantasie kann später als antizipierende Funktion für die Lösung von Alltagsproblemen genutzt werden. Denn mit Hilfe einer *äußerungsfähigen* Phantasie, die geheimste Wünsche ebenso verwörtern kann wie sie die einschränkenden und die fördernden Elemente in der Umwelt und auch die eigenen Fähigkeiten benennen kann, läßt sich lebendig aussprechen, wie eigene Bedürfnisse am günstigsten befriedigt werden können oder wer sie befriedigt oder wo diese oder jene beabsichtigte Handlung mit einem Verzicht enden könnte. Ein Verzicht oder der Aufschub einer Befriedigung wird leichter fallen, wenn in der lebendigen, realbezogenen Phantasie antizipiert wird, daß das Ziel über Umwege doch noch erreicht werden könnte oder daß vielleicht die unmittelbare Befriedigung der Wünsche eher schädigen würde.

Damit hat das *Realitätsprinzip das zuvor herrschende Lustprinzip abgelöst.* Bis dahin hat überwiegend das Lustprinzip den Umgang mit der Welt geregelt, indem sich die lustvollen aufschießenden Impulse dranghaft entfalten konnten, bis sich Unlust durch Hindernisse, Schmerzen oder Strafen einstellte und den Impuls eindämmte. Wenn das Kind in der ödipalen Phase eine exakte Vorstellungswelt von seinen eigenen inneren Gegebenheiten ebenso wie von der herrschenden Realität aufzubauen beginnt, lernt es, fortschreitend über seine Absichten nach bewußter Abwägung zu entscheiden und erst dann zu handeln. Es muß nicht mehr dranghaft auf die Welt losstürzen.

Schwer erkrankte hysterische Patienten dagegen suchen bevorzugt den Lustaffekt, ohne das in Form von Sprache ordnende Denken vor eine Handlung zu setzen. Sie haben eine ausgewogene Balance aus Gefühl und Verstand nicht adäquat entwickeln können.

Vielfältige Umstände können ein Kind in seinem Versuch, genauere und einfache realitätsbezogene Vorstellungen auszubilden, so schwerwiegend beeinträchtigen, daß es diesen Funktionsbereich angstbesetzt erlebt und verdrängen muß. Es geht hierbei nicht darum, daß etwa die Eltern Fragen nicht zu beantworten wissen oder mal keine Zeit haben. Sondern es geht um permanent ängstigend erlebte Einschränkungen, die das Kind dazu bringen, seine Realitätserkundigungen, mit denen sie Erwachsene offenbar stören, zu unterlassen. Das Spektrum ist wie üblich breit: Wenn beispielsweise die Eltern aus den verschiedensten Gründen wie Scheidung, einen Geschäftskonkurs oder durch die Geburt eines neuen

Geschwisters sehr beschäftigt und innerlich abwesend oder widersprüchlich sind, kann sich ein Kind in seinem gerade blühenden Lusterleben der Realitätserkundung, die vom Interesse am eigenen, sich bemerkbar machenden Genitale ausgeht, völlig lästig und eingeschüchtert fühlen. Aber nicht nur das fehlende vertrauensvolle und ermunternde Eingehen auf das Verhalten und auf die Fragen des Kindes oder eine unverständliche Abwendung des Erwachsenen kann verdrängungsauslösend wirken. Es kann auch dann zu einer verdrängungsauslösenden Einschüchterung kommen, wenn ein Kind in dieser Entwicklungsphase abrupt in eine anderweitig ängstigende Atmosphäre hineinkommt; beispielsweise könnte sich auch ein plötzlicher, langfristiger Heimaufenthalt neurosendisponierend auswirken, weil das betreffende Kind auf diese Verängstigung mit Verdrängung reagiert.

Diese spezielle Eroberung der Realität wird angeregt von der nun psychisch faßbar werdenden Form der Sexualität, vom (kindlich) **sexuellen Erleben.** Während im infantilen Leben auch vorher schon genitale Erregungen beispielsweise in Form von Erektionen vorhanden waren, wird in der ödipalen Entwicklungsphase sexuelle Erregung *auf andere Menschen bezogen* in voller Deutlichkeit erlebt; von sich selber hervorgerufene Erregungen werden gezielt auf andere Menschen gerichtet. Exhibitionistische Strebungen fließen ein: das Kind möchte sich nackend, es möchte sein Genitale zeigen und sich am bestätigenden Glanz in den Augen der Mutter und des Vaters freuen. In dieser Phase prüft das Kind ganz intensiv, was es mit der Sexualität, was es mit seinen deutlich gespürten eigenen Erregungen im Genitalbereich auf sich hat.

Es ist auch die Zeit der Doktorspiele, in der sich die Kinder ganz ausgesprochen dem eigenen Genitale und dem der anderen forschend zuwenden. Durch dieses Interesse wiederum wird die Erregtheit intensiviert. Und eben alle seine Fragen nach Sexualität und ebenso seine sexuell getönten Bedürfnisse trägt ein Kind in dieser Zeit natürlich noch zu seinen vertrauten Personen. Es will wissen, woher die Kinder kommen, vor allem, wie sie in den Bauch hineinkommen. Es beschäftigt sich in dieser Zeit mit allem, was und vor allem auf welche Weise etwas in das Kind selbst hinein und heraus kommt. Es will auch wissen, wie es selber mit seinen genitalen Erlebnissen, eventuell auch körperlich erregt, bei den Eltern ankommt.

Der Akzent liegt bei diesen *Erkundungen* auf dem **Reflektieren**. In dieser Zeit des beginnenden Vernunftaufbaues reflektiert ein Kind seine Umwelt und seine eigenen Verhaltensweisen ebenso wie die seiner Bezugspersonen. Dabei wird nicht mehr nur nach den vorrangig erlebten Unterschieden von (muskulärer) Aktivität und Passivität wie in der analen Phase differenziert, sondern jetzt bilden sich exakte Vorstellungen von der eigenen Person, in die sich gleichzeitig immer häufiger genitale Empfindungen hineinmischen. Daraus entwickelt sich die bewußte geschlechtsspezifische Einordnung. Ein Kind möchte jetzt als Mädchen oder als Junge bestätigt werden. Dabei erlebt es auch die geschlechtsspezifischen Unterschiede zwischen den Eltern: daß es nämlich unterschiedlich bei der Mutter und bei dem Vater ankommt.

Im körperlichen Kontakt zu den Eltern *leitet das zärtliche Empfinden über* zu genitalen Erregungen, die sich später *zum sexuellen Erleben* gestalten; das Zärtlichkeitsempfinden zentriert sich von den erogenen Zonen hin zum Genitale. Es kann - muß aber nicht - so weit gehen, daß sich der Junge innerhalb seiner zärtlichkeitsvollen Zuwendung zur Mutter körperlich erregt an diese wendet - analog das Mädchen an den Vater. Hier bestimmt wieder die Reaktion der Eltern darüber, ob es zur Erschütterung des Kindes kommt, die eine Verdrängung auslöst oder zu einer adäquaten Bejahung. Es ist wichtig, daß die Eltern auf ihr - im Extremfall - erregtes Kind so eingehen, daß sie zwar nicht auf seine körperliche Erregung selbst sexuell reagieren und sie daher auch nicht anwachsen lassen, wohl aber den angenehm wärmenden Hautkontakt, der zur Erregung überleitete, erhalten und liebevoll ihr Kind in seinem Wesen zärtlich bestätigen und auch in seinem Drang, als geschlechtliches Kind gefallen zu wollen, annehmen. Dann erlebt es, daß seine Wünsche an sich nicht böse sind und auch nicht die Beziehung zum Elternteil gefährden, sondern höchstens ungünstig und einfach nicht befriedigbar. Dann kann es das zuversichtliche Aufschieben seiner Wünsche erlernen, zumal es ja auch einen Ersatz angeboten bekommt, da es das Leuchten in den Augen seiner Eltern für sein So-Sein wiederfindet und ihm die Zärtlichkeit erhalten bleibt.

Ein **Mädchen** erlebt hierbei, daß es in seinen infantilen sexuell getönten Wünschen angenommen wird; werden in einer vertrauensvollen Atmosphäre die - nicht-sexuellen - Zärtlichkeitswünsche befriedigt, können die mitschwingenden sexuellen Erregungen erhalten bleiben, auch wenn diese von den Bezugspersonen natürlich nicht befriedigt und auch nicht stimuliert werden. Diese natürliche milde Frustration erschüttert nicht, so daß die noch unreifen sexuellen Hingabestrebungen im Bewußtsein erhalten bleiben und sich - später - ein anderes, "taugliches" menschliches Objekt, das nämlich befriedigt, suchen können. (Die noch kindliche) Sexualität bleibt dann eingebettet in die Zärtlichkeit als Ganzes erhalten, und später kann die Zärtlichkeit in die aktiven sexuellen Hingabewünsche übergehen.

Ein **Junge** sucht in dieser Phase die besondere Bestätigung seines phallischen Verhaltens. Hierbei unterlegt die größere Muskelmasse und der stärkere grobmotorische Bewegungsdrang die ersten genitalen Erregungen. Der Junge nähert sich propulsiv seinem Liebesobjekt und will es ganz unbefangen erobern. Dabei ist diese genital getönte Eroberungslust in Zärtlichkeit eingebettet oder anders ausgedrückt, ein Junge fühlt sich in dieser Zeit durch Zärtlichkeit mit seiner Mutter dazu animiert, sich ihr in seiner muskulär und genital erregten Eroberungslust zu zeigen. Kann die Mutter ihren Sohn darin zärtlich bejahen, also sein phallisch propulsives Verhalten - besonders im Alltagsleben - bestätigen, ohne seine genitale Erregung zu provozieren, kommt es nicht zur Verdrängung. Der Junge kann sein noch kindlich geprägtes phallisches Verhalten in seine Zärtlichkeitstrebungen eingebettet lassen und später eine Sexualität entwickeln, in der beide Antriebsbereiche - die phallischen und die zärtlichen Wünsche - bewußt(!) integriert und ausgewogen sind.

Wird dagegen ein Kind durch die ablehnende Reaktion der Eltern in Angst oder hoffnungslose und höchst kränkende Resignation versetzt, muß es eben diese Impulse verdrängen, d.h., seine (noch unreifen) sexuellen Wünsche verlieren ihr bewußtes menschliches Gegenüber. Beispielsweise kann ein vordergründig weicher, aber zutiefst gleichgültiger Vater (Mutter) das erregte Anschmiegen seiner Tochter (Erektion beim Sohn) zunächst tolerieren. Das kann dahin führen, daß sich seine Tochter in weitere Erregungen hineinsteigert, weil sie sie ja nicht abzubremsen braucht, und zwar so lange, bis die geschlechtliche Erregung des Kindes überdeutlich wird und erst dann der Vater (die Mutter) das Kind entsetzt oder strafend zurückweist. Das Kind aber kann dieses plötzliche Erschrecken des Erwachsenen nicht verstehen und empfindet daher seine lustvolle Erregtheit als böse und als den Erwachsenen störend.

Das Gleiche gilt auch im übertragenen Sinn, wenn sich nämlich ein Kind erst vom Elternteil gelockt fühlt, verwöhnt wird mit ständigem Spielen, Eis essen, Vorlesen und plötzlich harsch zurückgewiesen wird - entweder weil die Bezugsperson keine Zeit hat, sich mit anderem beschäftigen will oder weil sich einfach der Erwachsene auf die Dauer von den immer intensiver werdenden Wünschen des Kindes belästigt fühlt. Es folgt dann abrupt die für das Kind völlig unverständliche Zurückweisung. Das Kind verliert die vertrauende Zuwendung und muß zu diesem Zeitpunkt die Abweisung noch auf sich, auf seinen gerade blühenden sexuell getönten Drang, auf seine geschlechtsspezifischen Geltungswünsche beziehen, denn es kann noch nicht den Erwachsenen in seinem eigenen Lebensgefüge reagierend beurteilen. Diesen Perspektivewechsel beginnt es erst in der Latenzzeit zu lernen. Daher sind diese ersten fünf Lebensjahre überhaupt neurosendisponierend. Später bezieht ein Kind das abweisend-erschreckende Verhalten des Erwachsenen nicht mehr nur auf seine eigenen Tätigkeiten.

Nichts wirkt förderlicher auf die Entstehung der Hysterie, als daß ein Kind seine kindliche lustvolle Erregung und seinen Drang nach Bestätigung vom Erwachsenen erst gelockt fühlt und dann plötzlich frustriert wird. So kann auch eine Mutter bei ihrer Tochter Verdrängungen im sexuellen Bereich erwirken, wenn sie das Kind erst mit viel Zärtlichkeit, Körperkontakt und Vertrauen überschüttet - weil sie beispielsweise vom Mann enttäuscht oder verlassen ist - und plötzlich, während das Mädchen in körperliche Erregung bei der Mutter gerät oder wenn es einfach immer intimer den hingebungsvollen Kontakt zu ihr genießt, sich vom Kind abwendet, weil sie vielleicht keine Zeit mehr hat oder einen neuen Partner hat, der ihre Wünsche befriedigt. Wieder muß das Kind verdrängen, weil es spürt, daß seine Erregung bzw. seine Hingabesehnsucht (beim Jungen: sein phallisches Verhalten) die Beziehung zur Mutter gefährdet. *Für einen provozierten Trieb wirkt ein übliches Tabu als maximale Härte*. Es wundert nicht, wenn so viele Patienten davon berichten, wie sie in ihrer Kindheit der Atmosphäre von abwechselnder Härte und Verwöhnung ausgesetzt waren.

Bei weiblichen hysterisch Erkrankten finden wir häufig in der Anamnese, daß sich der Vater nicht als vertrauenswürdig erwies: Sie haben erschreckende Vorerfahrungen mit ihren Vätern gemacht, die zwischen nachlässiger Weichheit und unberechenbarem Jähzorn oszillierten. Wenn sich ein Vater, von seiner Frau, der Mutter der Patientin, oft enttäuscht zurückzieht, der Tochter mit verwöhnender Aufmerksamkeit näherte und er das ganze dann plötzlich aus verschiedenen Gründen abstoppte, mußte die Tochter ihre sexuell getönten Nähewünsche angstvoll erleben.

Analoges findet sich bei den männlichen hysterischen Patienten, die solche Erfahrungen oft an ihren Müttern sammelten. Natürlich kann die Hysterie auch an wesentlichen anderen Bezugspersonen, wie an Geschwistern erworben werden. Zum Beispiel findet sich häufiger, daß ein hysterischer Patient als Kind eine ausgeprägte Angst vor einer Brunhilde-artigen älteren Schwester, die er als gewalttätig und überlegen erlebte, entwickelte. Diese Furcht vor der Schwester äußert sich später in einer allgemeinen Angst vor Frauen. Die Sexualität des Betreffenden bleibt angstbesetzt, auch wenn diese Patienten in ihrer späteren Frau ein Gegenbild zur einschüchternden Schwester wählen, wenn sie sich beispielsweise nur Frauen nähern können, die wie Mäuschen wirken, in der Hoffnung, daß "die zu schaffen" seien.

Der Vertrauensverlust in der ödipalen Phase kann auch zustande kommen, wenn ein Kind mit seinen Fragen im Stich gelassen wird. Es fühlt sich zutiefst verängstigt und verunsichert, wenn die Fragen, die es vertrauend seinen Bezugspersonen stellt, nicht adäquat beantwortet werden. Denn seine Fragen zielen nicht nur auf Sexualität, sondern sie dienen doch auch seiner subjektiven Realitätsbewältigung: Das Kind muß die Erwartungen seiner Umwelt bezüglich seiner geschlechtsspezifischen Position kennenlernen. Es ist ein Betrug, wenn das Kind nicht seine Funktion erfährt; wenn beispielsweise ein Junge, der immer fragt, ob er nicht auch ein Kind im Bauch kriegen könne und warum denn nicht, nicht richtig aufgeklärt wird; oder wenn Eltern, die einerseits ausdrücklich Nacktheit vor dem Kind demonstrieren und sich vordergründig zur Sexualität positiv stellen, auf die Frage ihres Kindes, wie es zustande kommt, daß die Mutter ein Kind bekommt, antworten "beide Eltern müssen nur wollen", oder "wenn der Vater die Mutter liebt". Das Kind kann diese Antworten dann nur noch magisch interpretieren, spürt aber dumpf am Verhalten der Eltern, daß etwas daran nicht stimmt. Er wird vertrauenslos; eingeschüchtert in seinen Realitätserkundigungen unterläßt es diese.

Besonders wenn Kinder erleben, wie erschreckend die Eltern mit bestimmten Ereignissen, die auch andere Personen betreffen können, umgehen, kommt es zu Verdrängungen. Beispielsweise hört das Kind immer wieder in elterlichen Gesprächen mit, wie furchtbar schlimm, wie sexuell aufreizend sich eine Bekannte verhalten habe. Oder es bekommt mit, wie die Mutter den fremdgehenden Vater abwertet und verdammt oder auch unter dessen ständigen Liebschaften sehr leidet. Oder es erlebt immer wieder, wie die Eltern die pubertierende Schwester, die sich für Jungen interessiert, bestrafen und Sexualität und potentielle Schwangerschaft als ganz bedrohlich und verwerflich darstellen. Das Kind bezieht dann die miterlebten Spannungen und Ängste auf seine eigenen Impulse und verdrängt, da Sexualität ja offenbar ganz was Schlechtes ist.

Erschreckend wirkt es sich auch aus, wenn fragende Kinder nach rein biologischen und nach nüchternen Verstandesprinzipien aufgeklärt werden. Denn die Eltern verheimlichen mit ihren mechanistischen Erklärungen dem Kind ihre doch so wichtige eigene Gefühlsbeteiligung. Sie verschweigen ihre sexuelle Lust oder werten sie sogar völlig ab. Einem Kind, das zu diesem Zeitpunkt gerade erste mitschwingende genitale Erregungen fühlt, wird dadurch verwehrt, die eigene lustbetonte Position als geschlechtliches Kind zu finden und sich in bejahender Freude mit dem eigenen Geschlecht, mit der lustvollen Mutter oder dem lustvollen Vater, identifizieren zu können.

Gerade in dieser Phase prüft ein Kind ganz genau, ob es solch ein Leben führen möchte, wie der gleichgeschlechtliche Elternteil bzw. wie es die - durchaus auch allein erziehende - Bezugsperson von ihm erwartet. Es guckt sich Verhaltensweisen ab und modifiziert sie. Es prüft, wie bestimmte Verhaltensweisen beim gleichen oder entgegengesetzten Geschlecht ankommen. Dahinter steht immer die Frage: "Ist es schön, solch ein Leben als Frau / als Mann zu führen?" Diese Möglichkeit, sich zumindest teilweise mit günstigen Verhaltensweisen seines Geschlechtsgenossen zu identifizieren, diese also zu übernehmen und andere Züge wiederum zu modifizieren oder zu unterdrücken oder antithetisch zu den konfliktbesetzten Verhaltensweisen des Erwachsenen auszubilden, verhilft ihm dazu, sich in seiner geschlechtlichen sozialen Position befriedigend zurechtzufinden. Dies gelingt ihm um so konfliktärmer, je mehr es eine verständnisvolle Unterstützung findet und je ermutigender und bejahungswürdiger die spätere Position erscheint. Ein Mädchen, das seine Mutter kompetent und lebensbejahend erlebt, möchte gerne Frau sein. Ebenso entwickelt sich ein Junge gerne in sein Mannesleben hinein, wenn er auch am Vater die Bestätigung dafür erlebt und von ihm in seinem phallischen Verhalten gefördert und ermuntert wird, aber auch von ihm Zärtlichkeit erfährt.

Miteingeschlossen in diesen Prozeß, seine geschlechtstypische Position über eine zumindest partielle **Identifizierung** zu finden, ist auch die **rivalisierende** Auseinandersetzung mit dem gleichen Geschlecht. In dieser Phase übt sich ein Kind darin, mit großer Lust den "Kampf" mit einem Elternteil oder den Geschwistern aufzunehmen - es lernt das schuldgefühlsfreie Triumphieren und das zu ertragende Unterliegen. Kommt es aber hier zu Verdrängungen, bleibt der Betroffene später innerlich unter die elterliche Autorität gebeugt und erlebt heftige Schuldgefühle, wenn er triumphieren könnte. Beispielsweise taucht bei einer hysterischen Patientin ganz plötzlich nach einem Schuhkauf eine schuldgefühlshafte Stimmung auf. Dies ist die Reaktion auf einen andrängenden Triumph über die Mutter oder Schwester, die sie mit den gekauften, wunderschönen Schuhen übertroffen hatte. Oder es fühlt sich ein hysterischer Patient aus für ihn völlig unverständlichen Gründen zu plötzlichen (völlig unnötigen und sogar schädlichen) Geständnissen gegenüber einem Finanzbeamten getrieben. Psychodynamisch wirksamer Hintergrund war, daß ein rivalisierendes Kräftemessen dem Patienten aufgrund seiner Verdrängung nicht mehr zur Verfügung stand; anstatt phallisch aufzutreten und seine Position zu behaupten, unterwarf er sich dem anderen Mann.

Aus diesen Erlebnisweisen in der ödipalen Phase, aus der freudigen Bestätigung der Geschlechtlichkeit, auch im gelungenen Rivalisieren, erwächst die **geschlechtsspezifische Geltung**: Das Mädchen fühlt sich als weibliches Wesen angenommen und ist stolz auf sein Genitale ebenso wie sich der Junge als männliches Kind bejaht fühlt und ganz selbstbewußt sein Genitale schätzt. Auch wenn in diesem Alter der Penis noch als "mehr" imponiert, weil er quantitativ deutlicher hervortritt, muß diese Fehlen des Penis beim Mädchen keinesfalls als Defizit erlebt werden, wie es für die anale Phase noch typisch wäre. In der ödipalen Entwicklungsphase unterscheidet ein Kind nicht mehr nur in der Kategorie von mehr oder weniger, also nach quantitativen Aspekten, sondern es beginnt die Unterschiede als anders-artig, also qualitativ zu differenzieren. Etwas kann anders sein und muß deswegen nicht weniger wert sein. Deshalb empfindet ein von seiner Umgebung bejahtes Mädchen seine körperlich-genitalen Unterschiede natürlicherweise als gleich*wertig* gegenüber der männlichen Anatomie, zumal es von seiner Möglichkeit erfährt, später ein Kind in sich tragen zu können. Fühlen sich Kinder in dieser Phase als genitale Wesen geliebt, können sie ihre Geltung, die sie in der analen Phase noch ganz geschlechtsneutral auf Produzieren und Durchsetzenkönnen gründete, nun um die Geltung als Frau oder als Mann erweitern. Fühlt sich aber ein Kind nicht bestätigt, verdrängt es nicht nur die enger gefaßten Wünsche im sexuellen Erleben, sondern auch seine geschlechtsspezifischen Geltungswünsche.

Gelegentlich wird der Terminus gebraucht, daß bei hysterischen Patientinnen eine "**Vaterfixierung**" (beim hysterischen Patienten: "Mutterfixierung") vorliege. Die Vaterfixierung wird als ein Erhaltenbleiben der libidinösen Bindung an den Vater in der Beziehung zum Liebespartner oder der jeweiligen Übertragung sperson beschrieben; etwa in dem Sinne, daß die Patientin von ihrem Partner alles das erwartet, was der Vater ihr früher erfüllt habe. Genauer betrachtet beinhaltet der Begriff Vaterfixierung noch etwas Weitergehendes: Wenn nämlich das Mädchen mit ihren Wünschen vom Vater angenommen worden wäre, hätte sie sich innerlich vom Vater ablösen können und als erwachsene Frau ihre erfüllbaren Wünsche freiheitlich gegenüber Männern anmelden oder auf sie übertragen können. Das aber ging offensichtlich eben gerade nicht. In der Wunschwelt einer solchen Patientin finden wir Verdrängungen: Die Patientin kann ihre Wünsche nicht offen äußern, sondern erwartet nach infantilem Muster die anstrengungsfreie Erfüllung ihrer unausgesprochenen Wünsche. Darin liegt eine enorme Riesenerwartung, die sich auf die Verdrängungslücke gesetzt hat und die verdrängten Wünsche im Unbewußten halten hilft, und wir beobachten eine Verhaltensweise, in der sich etwa ausdrückt "wenn ich nur ganz süß bin und charmant abwarte, wird mir wunderbarerweise alles erfüllt."

Hieran wird deutlich, daß ein Kind umso weniger eine befriedigende Position erreichen kann, je mehr Bequemlichkeit, Riesenansprüche und sichere Enttäuschung zur ursprünglichen Verdrängung hinzukommen. Und umso mehr wird das Kind von der Realitätprüfung abgehalten. Es verbleibt dann in seiner phantastischen kindlichen Impulswelt. Diese Einstellung unserer Patienten, von ihrer Umgebung *Verwöhnung zu erwarten* und selber dabei ganz passiv zu bleiben, ist natürlich für unsere prognostischen Überlegungen äußerst wichtig. Es gilt abzuwägen, ob der betreffende Patient schon eine allzu große innere Unselbständigkeit entwickelt hat und ob er bereits in kaum auflösbaren äußerlichen Einengungen verfangen ist, auf die er sich angewiesen fühlt. Wenn er sich tatsächlich in sehr festgelegten Beziehungen befindet, auf die er aber angewiesen ist, weil er in ein allzu großes Defizit bezüglich seiner Lebensbewältigungstechniken gerutscht ist, dann würde die therapeutische Bewußtmachung des Verdrängten keine innere Umstellung, also keine Integrierung in die bewußte Persönlichkeit nach sich ziehen können, weil der Patient seine dann bewußtgewordenen Strebungen doch nicht gegenüber seinen einengenden Mitmenschen äußern könnte.

Warum gerade Hysterie?

Die Verhaltens- und Erlebnisweisen vom hysterischen Patienten ebenso wie seine speziellen Verdrängungen spiegeln die Antwort eines Kindes auf die erlebten Einschüchterungen in seiner ödipalen Phase wider. Durch die spezielle Verdrängung bildete das betreffende Kind einen reibungsarmen Umgang mit seinen Mitmenschen heraus, der allerdings im Verlauf seiner weiteren Entwicklung bis zur neurotischen Einengung hin hypertrophierte.

Ein hysterischer Patient ist in einer Entwicklungsphase gestört worden, in der ein Kind bereits seine heftige Gefühlswelt wuchtig und systematisch äußern kann und in der ihm seine inzwischen durchgeübte Motorik voll zur Verfügung steht. Tritt in diesem Alter ein lebhafter Impuls auf, kann er gleich über die lebendige Motorik abgeführt werden. Ein Wunsch ist also rasch und leicht umsetzbar. Es kommt aber etwas Neues hinzu: Zwischen diesen einschießenden Impuls und die ausführende Handlung schiebt sich eine rasche Realitätsüberprüfung: "Kann ich das tun? Wie reagiert dann die Mutter, der Vater?" Außer dieser personenbezogenen Realitätsprüfung, die die liebende Bejahung des Kindes fokussiert, wird auch die gegenständliche Prüfung vor die Handlung gesetzt: "Kann ich das mit dem Ding machen? Bringt mir das Freude, oder geht etwas kaputt, oder ist das Gewünschte überhaupt möglich?" Dieses Reflektieren übt ein Kind gerade zu diesem Zeitpunkt.

Wenn das Reflektieren über die Handlung immer wieder durch das Tun korrigiert oder bestätigt wird, bildet sich allmählich ein exaktes Vorstellungsgebäude aus, und es entwickelt sich ein ordnendes, planvolles Handeln. Diese Fähigkeit zur planenden Tätigkeit beinhaltet einen Komplex aus gefühlsgetragener Vorstellung, aus antizipierender, an der Realität orientierter, dabei gefühlslebendiger Phantasie und aus Handlungsfreudigkeit. Dies ermöglicht, ein Ziel in der Klarheit des Bewußtseins zu fassen, eine Handlung durchzuführen oder auch auf sie verzichten zu können.

Ein ausgeprägter hysterischer Patient verfügt genau über diese Fähigkeit nicht. Bei ihm waren zu dem Zeitpunkt Verdrängungen gesetzt worden, als er gerade das exakte Vorstellungsvermögen, in das seine genitale Vorstellungswelt integriert ist, lustvoll ausbilden wollte. Zunächst hatte das betreffende Kind seine sexuell geprägten Wünsche verdrängen müssen. Je umfangreicher die Verdrängung des (infantilen) Sexuellen durch die erlebten Einschüchterungen war, desto stärker wurden auch die zugehörigen Fragen angstbesetzt empfunden. Schließlich wurden jegliche Erkundigungen, die das angstbesetzte sexuelle Erleben berührten und wieder erwecken könnten, und auch das Bilden eigener Vorstellungen unterlassen. Am Ende wird auch das "neutralste", unschuldigste Wissenwollen mißverstanden als unerlaubte Erfahrungssuche von Sexuellem. Das Fragen, das sich zunächst nur auf sexuelle Themen bezog, wird schließlich auf das allgemeine Wissenwollen ausgedehnt. Eine *ausgeprägte Sexualverdrängung beeinträchtigt also zunächst die genitale Vorstellungswelt und im Extrem überhaupt jegliches Vorstellungsvermögen*, bis schließlich mit der Realität gar nicht mehr sachgerecht umgegangen werden kann.

Betrachten wir wieder das vollständige Antriebserleben, das aus der Wahrnehmung, dem Gefühl, der Erregung, der Motorik, der Vorstellung und gegenregulierender Angst und Schuldgefühlen besteht, dann ist beim Hysterischen das am meisten betroffen, was beim Zwangsneurotischen bevorzugt bestehen bleiben konnte: Während der Zwangsneurotische in der infantilen, analen Phase über nur denkerische Vorstellungen kompensierte und bei ihm die Motorik besonders betroffen wurde, wird im nächsten, ödipalen Entwicklungsschritt die sich entfaltende Vorstellungswelt besonders beeinträchtigt, während Gefühlshaftigkeit und Motorik nicht mehr abzudrosseln sind.

Affektiv aufgeladene, einschießende Impulse werden dann rasch über die Motorik abgeführt ohne reflektierendes Innehalten, ohne die innere Realitätsüberprüfung. An die Stelle eines ordnenden, planvollen Handelns tritt schließlich die hysterische **geschäftige Planlosigkeit**. Wann immer ein hysterischer Patient durch Anforderungen seiner Umwelt unter Druck gerät, kippt er sofort in motorische Aktivitäten. Bei geringergradigen Verdrängungen bezieht sich die Problematik nur auf eng umschriebene sexuelle Versuchungssituationen, und bei ausgedehnten Verdrängungen überhaupt auf alle gefühlswichtigen Themen. Der Patient überrennt dann durch inadäquate Scheinexpansion seine Umwelt. Dieses Verhalten wirkt inadäquat oder auch störend, gerade weil der Patient *nicht* die Realität und die Reaktionen seiner menschlichen Umwelt vor die zu modifizierende Handlung setzen kann. Die lebendige Gefühlshaftigkeit aber bleibt bestehen. Der Innendruck entlädt sich über die freigelassene Motorik. Beispielsweise läßt sich beobachten, daß (verdrängte) Aggressivität bei Hysterischen zu heftigen Bewegungen oder zu einem stechschrittartigen bzw. stampfenden Gang ("die Patientin bedient die Straße") führt.

Hysterisch Erkrankte schwingen leichter als Depressive oder zwangsneurotische Patienten mit ihrer Umwelt mit, da sie über eine leicht erregbare Phantasie und überhaupt über eine ausgeprägte innere Mobilität verfügen und das Interesse an allem Lebendigen, besonders am Mitmenschen erhalten haben. Daher geraten hysterische Patienten ganz besonders leicht in laute Konflikte mit ihrer Umwelt (und in Versuchungssituationen), die sie umgehend aktiv zu bewältigen versuchen; dabei überrennen sie aber "gedankenlos" ihre Umwelt.

Die motorische Abfuhr hat einen entlastenden Effekt. Wird ein verdrängter Wunsch mobilisiert, kann dieser ohne Zielvorstellung - sie bleibt verdrängt - abreagiert werden: der Patient **agiert**. Drängen beispielsweise sexuell getönte Nähe(!)wünsche an, Wünsche nach zärtlich liebender Hingabe an einen Partner, dann springt der Patient umgehend in ein sexuelles Ereignis mit irgendeinem Partner. Es kommt zur *propulsiven Triebbefriedigung*, bei der aber aufgrund der Verdrängung kein menschliches Objekt bewußt und in Ruhe gewählt werden kann. Die Patienten leiten ein grob-sexuelles Erlebnis ein, das im Innersten nicht befriedigt und daher immer wiederholt werden muß, um so wenigstens die innere Spannung vorübergehend zu mildern. Leise Gefühlstöne und zärtlich Erregendes kommen nicht zum Vorschein.

Hat ein Patient keine reale Vorstellung vom genitalen Erleben, von seiner geschlechtsspezifischen Position im Leben und auch nicht von (genitalen) physiologischen Zusammenhängen, finden wir häufig, daß die lückenhafte, von Verdrängungen durchsetzte Vorstellungswelt ausgefüllt wird mit Phantasterei. Bei ausgeprägterer Störung bleibt auch die Gefühlswelt infantil. (Bei geringgradiger Ausprägung sind nur die Gefühlsreaktionen, die das genitale Erleben begleiten, betroffen.) Hier kommen besonders zwei Gründe zum Tragen. Zum einen wurden, wie bereits beschrieben, die andrängenden Gefühle nicht von einer genauen, realitätsorientierten Vorstellungswelt strukturiert und differenziert. Und zum anderen gelang es dem Betreffenden nicht, seine Gefühlswelt in stringenter Wechselwirkung mit seinen Mitmenschen zu entfalten. Denn der Hysterische, der in seiner ödipalen Phase, als er sich besonders intensiv für die Reaktionen seiner Mitmenschen interessierte, eingeschüchtert wurde, kann nicht mehr angstfrei und unbefangen die feiner mitschwingenden Reaktionen seiner Bezugspersonen auf seine Verhaltensweisen in die eigene Gefühlswelt mit einbeziehen; diese Einbeziehung erst läßt in der weiteren Entwicklung die eigenen sozialen Gefühle modifizierend reifen. Insofern könnten wir von einer *"innerlichen Verwahrlosung"* sprechen: In einer sehr ängstigenden Atmosphäre war der Betreffende in seiner gefühlsgetragenen Geschlechtlichkeit nicht "verwahrt" worden und konnte daher keine reife genitale Persönlichkeitsstrukturierung entwickeln.

Daß hysterische Patienten ihre tiefste Kränkung im Bereich ihrer **geschlechtsspezifischen Geltungswünsche** erlitten haben, läßt sich leicht am Kontaktverhalten erkennen, das von tiefliegender Schüchternheit und Sexualängstlichkeit geprägt ist. Dieser hysterische Boden kann ganz unterschiedlich stark ausgeprägt sein. Wir finden alle Varianten von ausgeprägter Sexualverdrängung mit starker Auffälligkeit in lauten, hypersexualisierenden Kontaktangeboten bis hin zu oberflächlich unauffälligem Verhalten, bei dem sekundäre glatte Automatismen im Umgang mit dem Gegengeschlecht entwickelt wurden. Die feingewebte Lücke der Sexualverdrängung ist dann nur in einer leisen Kontaktscheu zu beobachten, die erst in Versuchungssituationen offensichtlich wird, wenn beispielsweise ein hysterischer Patient ganz unerwartet von einer attraktiven Frau angesprochen wird und er diese Aufforderung nicht "bemerkt" oder sich ängstlich abwendet. Ebenso verhält es sich mit der Störung der Realitätsprüfung, die vom Eindruck der Pseudodebiliät bis zur adäquaten, sogar scharfsinnigen Realitätsbewältigung reicht.

Es können beide Bereiche, der der sexuellen Geltungsproblematik und der der Realitätsprüfung, betroffen sein oder auch nur einer von beiden. Immer aber liegt der hysterischen Neurose eine Verdrängung zugrunde, bei der im Gegensatz zu den beiden präödipalen Neurosen nicht noch zusätzliche Erlebens- und Verhaltensweise aus einer früheren Entwicklungsphase zum Tragen kommen. Daher ist die Verdrängung meist ausgestanzter beobachtbar.

Symptomatik

In der ödipalen Phase ist ein Kind in der Lage, intensiv über sein eigenes Verhalten reflektieren zu können. Es kann nun Feinheiten im Verhalten und Gegensätzlichkeiten differenzierter wahrnehmen, so daß es nicht mehr wie noch in der präödipalen Zeit seine Bezugsperson gänzlich gut oder ganz böse erlebt, sondern es merkt nun, daß ein und dieselbe Person positive wie negative Eigenschaften in sich trägt. In dieser Zeit erfährt es, daß es selber auch einige "böse" Eigenarten in sich hat.

Werden in dieser Phase seine Wünsche nach geschlechtsspezifischer Anerkennung und Geltung, nach liebender Hingabe und nach der fragenden Einordnung in die reale Welt von seinen Bezugspersonen in erschreckender Weise frustriert, dann kann das Kind seine spezielle Wünsche als störend reflektieren. Es entledigt sich dann seiner störenden Verhaltensweise, indem es **verdrängt.** Dazu ist das Kind aufgrund seiner inzwischen herangereiften Psyche in der Lage. Teleologisch betrachtet ist die Fähigkeit zur Verdrängung zur Zeit der erblühenden ersten mitmenschlich bezogenen sexuellen Regungen absolut notwendig, weil diese Wünsche kein adäquates Befriedigungsobjekt finden können wie die präödipalen Wünsche. Und insbesondere können die an sich lustvollen genital getönten Strebungen auch nicht weiterentwickelt werden wie die präödipalen Lusterlebnisse, bei denen das Objekt wechselt: Beispielsweise entwickelt sich die Lust an oraler Eroberung von Eßbarem zur Lust an Besitz überhaupt.

Die ödipalen Bedürfnisse hingegen finden keine anderweitige Befriedigung als durch andere Menschen. Daher können sie, wenn die Bezugspersonen pathologisch darauf reagieren, nicht anders verarbeitet werden als durch Verdrängung.

Später bricht das Verdrängte in entsprechenden Versuchungs- / Versagungssituationen in Form von körperlicher **Symptomatik** durch, oder es zeigt sich im **Agieren**, oder es wird überhaupt in die aktive **Interaktion** eingearbeitet, die dann drängenden Charakter annimmt. Darin zeigt sich das in der ödipalen Phase entfaltete und seitdem erhaltene intensive Interesse des Patienten an seiner menschlichen Wirkung. Der hysterische Patient intensiviert unter Druck eher noch die Beziehung zum Gegenüber - ihm ist das motorisch Propulsive der ödipalen Phase erhalten geblieben - , als daß er sich zurückziehen könnte wie die in der oralen oder analen Phase gestörten Patienten. Eine Verarbeitung über eine bewegungsarme Vorstellungswelt wie beim Zwangsneurotischen ist ihm nicht möglich. Auch eine Drosselung der Gefühlsanteile durch intensive Furchterlebnisse, wie sie während der oralen Phase stattfand, ist dem hysterischen Patienten nicht möglich, weil er in einer späteren Entwicklungsphase gestört wurde, in der die Gefühlswelt bereits expansiv entfaltet war.

Als Beispiel für eine hysterietypische kindliche Verhaltensweise läßt sich die Clownerie verstehen: Findet ein Kind in einer Gruppe keine Bestätigung, mobilisiert diese Versagung Geltungswünsche, die es aber aufgrund der Verdrängung nicht adäquat befriedigen kann. Statt dessen setzt sich das Kind über diese innerliche Bedrängnis mit situationsinadäquater Motorik, die sich auch im sprachlichen Bereich äußern kann, hinweg. Es überrennt mit lautem Lächerlichmachen seine Versagungssituation. Erhält es daraufhin Beachtung, chronifiziert sich diese Verhaltensweise. Voraussetzung für sprachliche und grobmotorische Clownerien ist das Bestehenbleiben der kindlichen Bereitschaft der präödipalen Phase, Wortinhalte buchstabengetreu zu nehmen und äußere Gegebenheiten nicht ernst zu nehmen; diese Bereitschaft wurde in der ödipalen Phase nicht zugunsten der Realitätsbezogenheit aufgelöst, sondern blieb dem Betreffenden als eine Möglichkeit der Realitätsbewältigung erhalten, die erst dann auffällig wird, wenn die Diskrepanz zu einer adäquaten, realitätsbezogenen Verhaltensweise zutage tritt.

Hysterische Symptomatik kann erstmalig während der Pubertät auftreten, weil dies die Zeit ist, in der die ödipalen Konflikte massiv aktualisiert werden. Ansonsten finden wir Symptome in den entsprechenden Versuchungssituationen.

Die in einer Versuchungssituation intensivierte Wucht des beteiligten Affekts kann wie beschrieben zu einem typischen Verhalten führen oder sie kann, wie bei den präödipalen Neurosen bereits dargestellt, **Funktionsstörungen** an den verschiedensten Organen bedingen, wobei somatische Dispositionen über die Lokalisierung mitentscheiden können.

Die Domäne der Hysterie aber sind die **Konversionssymptome**. Sie können nur bei der hysterischen Neurose und natürlich auch im Rahmen von hysterisch akzentuierten Mischstrukturen auftreten, weil ihre Entstehung an bestimmte Voraussetzungen gebunden ist, die wir nur bei der hysterischen Grundlage finden: Verdrängte Vorstellungsrelikte intensivieren sich in einer Versuchungssituation und gelangen zusammen mit den verstärkt andrängenden Gefühlsbestandteilen des verdrängten Impulses an ein körperliches Substrat wie Organe oder Nerven, wo der hysterische Patient sie wahrzunehmen bereit ist. Hier findet ein Sprung vom Seelischen ins Körperliche statt: Das Vorstellungshafte wird in Wahrnehmungshaftes konvertiert, die Vorstellung wird zur Wahrnehmung.

Individuelle Vorstellungen, die auf ganz verschiedene Weisen zustandekommen können, bestimmen die Organwahl. Zum Beispiel kann eine intensivierte Vorstellung an dem Organ mobilisiert werden, das mit der bestimmten Vorstellung im Zusammenhang gestanden hatte. Hat sich beispielsweise bei einer Patientin die infantile Vorstellung im Unbewußten erhalten, daß im Darm die Kinder ausgetragen werden, dann nimmt sie später an ihrem Darm verstärkt Sensationen wahr, während gerade verdrängte Schwangerschaftswünsche oder sexuelle Wünsche andrängen. Sie klagt also über Bauchbeschwerden, wobei der Darm symbolisch ihre unbewußten Wünsche zur Darstellung bringt. Oder es nimmt ein Patient körperliche Auffälligkeiten und Sensationen an der Stelle wahr, mit der er bereits vorher bestimmte Vorstellungen verbunden hatte. Hatte z.B. ein Patient früher erlebt, daß Bauchschmerzen besondere Fürsorglichkeit der begehrten Bezugsperson zur Folge hatte, dann nimmt er genau dann Bauchschmerzen wahr, wenn starke unbewußte Wünsche nach Zuwendung einer geliebten Person andrängen. Oder es kann auch ein identifikatorisches Erlebnis die Organwahl bestimmen. Wenn beispielsweise ein verdrängter unbefriedigter eigener Wunsch bei einem anderen Menschen erfüllt wird, dann identifiziert sich der Patient mit diesem Menschen und produziert genau die körperlichen Beschwerden, die jener Mitmensch auch hatte. In diesen körperlichen Beschwerden läßt sich noch eine zusätzlich untergebrachte Straftendenz erkennen, da der Patient für seinen unbewußten Wunsch körperlich leidet.

Ebenso wie sich eine unbewußte Vorstellung mit einer Identifikation verbindet, kann auch eine verdrängte Vorstellung mit einer körperlichen Affektion, die in einer Verdrängungssituation gerade vorhanden war, zusammenhängen und später zum Konversionssymptom führen. Und schließlich entwickelt die schöpferische Phantasie gänzlich eigene Bilder, denen infantile Fehlvorstellungen anatomischer und physiologischer Art zugrunde liegen können und die ihren Platz an bestimmten, oft beliebig anmutenden Körperstellen finden. Eine hysterische Lähmung kann beispielsweise als weitgehender asketischer Verzicht auf die motorische Selbstentfaltung in die Welt hinein verstanden werden. Oder wir finden, daß Patienten ihre Arme nicht bewegen können aufgrund tiefsitzender Schuldgefühle anläßlich verpönter Onanieimpulse, die ihnen wiederum zu Kinderzeiten einen tröstenden Ersatz für den Verlust an elterlicher Zuwendung durch nachgeborene Geschwister geboten hatten. Auch kann beispielsweise das Kopfzittern eines potenzgestörten Patienten die Vorstellung abbilden "mein Pfeifenkopf wackelt"; das bedeutet also, daß dieser Patient aufgrund seiner Sexualangst, die er in der ödipalen Phase aus Angst vor seiner bedrohlich erlebten Schwester akquirierte, sexuelle Erregung nicht über genitale Sexualität abführen kann, sondern nur in Form dieses Symptoms.

Voraussetzung für die **Konversion** ist immer, daß ein lebhaftes Wahrnehmen oder Erinnern von sensorischen Eindrücken motorischer und organfunktioneller Vorgänge leicht aktivierbar ist und verstärkt erlebt wird. So kann ein Schmerz mit sinnlicher Lebhaftigkeit so intensiv erinnert werden, daß er zur Wahrnehmung wird. Auch kann nur dann eine Vorstellung in körperliches Erleben übersetzt werden, wenn sich der Betreffende die kindliche Fähigkeit bewahrt hat, unabhängig vom logischen Denken Abstraktes oder überhaupt Wörter, die Seelisches beschreiben, wörtlich zu nehmen und sie sich auch im körperlichen Bild vorzustellen, wie es vom zweiten Lebensjahr an typisch ist.

In dieser Entwicklungsphase macht ein Kleinkind intensive Erfahrungen mit seiner Umgebung, beispielsweise mit der Erde und ihren Eigentümlichkeiten. Das Kind lernt alle Qualitäten, die die Erde vom Wasser, von Steinen etc. unterscheidet, kennen und registriert sie mit einer Präzision, auf die der Erwachsene sich später nicht mehr besinnen kann. Es taucht mit seinen Händen in die Erde hinein, bemerkt ihre Konsistenz, bemerkt besonders auf dem Handrücken, ob sie naß oder ganz trocken ist. Das Kind bekommt ein angenehmes Gefühl, wenn sie feucht, kühl, wohlig ist und verbindet diese Merkmale mit dem Wort "Erde". Wenn nun beispielsweise einem Kind, das keine echte Geborgenheit bei seiner Mutter erlebte, intuitiv eine solche Geborgenheit vorschwebt, so geschieht das naturgemäß nicht in anschaulichen Bildern vom Schoß der Mutter im wörtlichen Sinne, denn den kennt das Kind ja nicht, sondern in analogen repräsentativen Bildern. Diese Bilder können dann u.a. den Erfahrungen mit der Erde entnommen werden, an der das Kind besonders das Merkmal vom Hineintauchenkönnen sinnlich erleben konnte. Es bleibt dann das Gefühl von angenehmer Wohligkeit mit dem Bild der Erde verbunden und bestimmt ganz den Bedeutungshof des zugehörigen Wortes.

Bei unseren ausgeprägter hysterischen Patienten ist die Bildhaftigkeit nicht hinter die Wortbedeutung zurückgetreten. Das Gefühlshafte und die umgebende, auch die körperliche Realität haben keine klare Wortvorstellung zugewiesen bekommen. Der Betreffende *ordnet den Sachverhalt nicht dem Sprachlichen zu*. Der analoge Charakter seiner Sprache wird noch gesteigert, und die Bilderwelt bleibt einerseits willkürlicher, andererseits aber auch reicher. Das Vergleichsdenken erhält sich, und die Wortwelt bleibt mit privaten zugehörigen Bedeutungen oder mit phantasiegeschmückter Körpersensationsausdeutung verbunden. Unter diesen Voraussetzungen fällt die Übersetzung von Vorstellungen ins Körperliche leicht.

Bei einer sehr ausgeprägten Konversionssymptomatik ist eine zusätzlich zugrunde liegende schizoide Störung anzunehmen, weil nur durch eine intentionale Lockerung zur realen Welt und zum eigenen Körper die innerliche Vorstellung ein derartiges Übergewicht erhält, daß sie von der Realität und vom kontrollierenden Sensorium nicht ausreichend modifiziert wird. Die intentionale Lockerung wird besonders deutlich, wenn einem hysterischen Symptom sehr abstruse Vorstellungen zugrunde liegen.

Bei jedem Konversionssymptom ist also zwischen dem Körperlichen und der Wahrnehmung immer eine unbewußte Vorstellung, eine Phantasie, ein unbewußt wirkendes Symbol gesetzt. Darin unterscheidet es sich von den körperlichen

Funktionsstörungen. Die Differentialdiagnose ist nicht immer leicht. Äußerlich kann ein und dasselbe Körpersymptom entweder eine korrelative oder anderweitig neurotisch begründete Funktionsstörung oder ein Konversionssymptom darstellen: Zum Beispiel kann Erbrechen bei verdrängter oral-aggressiver Problematik zustande kommen, oder es kann einen unbewußten Schwangerschafts- bzw. sexuellen Wunsch als Konversionssymptom darstellen. Erst wenn wir den Patienten in seinen Lebensbezügen und auch seine ganz persönlichen assoziativen Wortzusammenhänge kennen, können wir entscheiden, ob es sich um ein Konversionssymptom handelt oder nicht, und den psychodynamisch wirksamen Hintergrund seines körperlichen Symptom verstehen.

Betroffen sein kann jede Körperstelle, jedes Körperorgan: Symptomatik kann nicht nur an Organen wie Galle, Blase, Darm, also an glattgestreifter und an quergestreifter Muskulatur auftreten, sondern auch an Nerven oder neuromuskulären Verbindungsstellen, so daß beispielsweise Lähmungen oder eine Aphonie imponieren.

Auch wenn es bei unseren hysterischen Patienten zu Verdrängungen im Bereich der Sexualität gekommen ist, so sind doch **sexuelle Störungen** wie Alibidinie, Impotenz oder Frigidität nicht ausschließlich und nicht einmal bevorzugt hysterische Symptome.

Zunächst einmal können sexuelle Störungen überhaupt aus einer - unneurotischen - Reaktion auf eine Partnerschaftsproblematik resultieren. Beispielsweise fühlt sich der Betroffene von seiner Partnerin tief enttäuscht und kann aus diesem inneren Ärger heraus keine sexuellen Wünsche ihr gegenüber aufkommen lassen. Therapeutischerseits bleibt immer erst abzuklären, ob es sich um eine solche reaktive Verhaltensweise handelt, die natürlich keiner aufdeckenden Therapie(!) bedarf, oder ob der Sexualproblematik Verdrängungen zugrunde liegen. Hier finden sich oft Verdrängungen mit präödipalem Schwerpunkt: In die Sexualität ragen manchmal störende Impulse aus der oralen Erlebniswelt des gestörten Habenwollens hinein, oder Sexualität wird unter dem analen Sauberkeitsaspekt erlebt und daher abgelehnt; auch kann eine Verdrängung des aggressiv getönten Sichbemächtigens unbefangene Sexualität verunmöglichen; oder das Ausschalten aggressiver Tendenzen aus dem Bewußtsein schließt die lustvollen Stoßbewegungen beim Koitus aus und führt beispielsweise zu einer Erektionsstörung. Denn jede Erektion wird psychisch von einem Zuwendungsgefühl und einer Aggressionslust begleitet. Es gehört zur unbefangenen Sexualität, daß sich der/die Betreffende seiner/s Partnerin/s auch mal "bedienen" können kann.

Manchmal wird eine sexuelle Störung beispielsweise erst dann offenbar, wenn eine Frau den Mann auffordert: "nu' mach man, hopp, hopp, hopp!". Reagiert ein Patient daraufhin mit einer Potenzstörung, dürfte es sich bei ihm eher um präödipale Verdrängungen handeln. Denn zumindest dem überkompensierenden Hysterischen kann trotz seiner Scheu und Sexualängstlichkeit gerade eine propulsive (Pseudo-) Bewältigung gelingen. Gerade er springt ständig in sexuelle Situationen hinein. Hysterische Patienten täuschen sich mit zärtlichlichkeitsloser

Sexualität über ihre wahren Ängste hinweg. Mit leisen, zarten Gefühlstönen sich hinzugeben, das können sie nicht. Sie trennen die Zärtlichkeit, die zur Sexualität überleitet, ab. Sie fürchten Zärtlichkeit, die sexuelle Erregungen in Gang setzt. Daher finden wir besonders bei hysterischen Patientinnen die vorwurfsvolle Klage, daß ihr Partner seine Zärtlichkeit betont auf ihre erogenen Zonen und natürlich auf ihr Genitale richte. Von den dabei erlebten Erregungen berichten die Patientinnen nichts. Häufig füllen sie ihre Lücke aus mit Rationalisierungen voller Protest wie "ich möchte als ganzer Mensch, auch mit meinem Kopf wahrgenommen werden". Sind sexuelle Wünsche noch tiefer verdrängt, vermeiden die Patienten sexuelle Erlebnisse überhaupt.

Häufig beschrieben und selten beobachtet wurde der **Arc de cèrcle**, den hysterische Patientinnen entwickeln können. Er läßt sich als Orgasmusäquivalent auffassen, wobei die Hingabe abgewehrt wird. Genau besehen beginnt das Zukken mit einem kurzfristigen muskulären Erschlaffen, auf das dann eine extreme Abwehr wie bei einem trotzenden Kind einsetzt. Die Patientin reagiert auf die Versuchung, Hingabetendenzen zu mobilisieren, sich fallen zu lassen, mit starker Abwehr. Sie könnte den Orgasmus nicht in bejahender Körbchenhaltung erleben, sondern sie bäumt sich dagegen auf. Wenn sie glatt propulsiv sein kann, ist alles wieder in Ordnung. Aber immer, wenn sie abwartend hingebend sein könnte, wehrt sie sich.

Nicht nur in der Sexualität, sondern auch im **Kontaktverhalten** sind Verdrängungen spürbar. Sie spielen eine wichtige Rolle im Umgang des hysterischen Patienten mit dem Gegengeschlecht, ebenso wie im Umgang mit Gleichgeschlechtlichen, in den sich auch ein mehr oder weniger ausgeprägt neurotisch verzerrtes Rivalitätsverhalten, das verdrängten Geltungswünschen entstammt, einmischt.

Erlebens- und Verhaltensweisen hysterischer Patienten

Hysterische Patienten zeichnen sich durch eine lebendige Handlungsfreudigkeit aus, in der sich in ganz unterschiedlichem Ausmaß das Verdrängte durchsetzt. Die Verdrängungen gruppieren sich wie beschrieben um zwei Bereiche. Einerseits um die Sexualität; hier war deutlich geworden, daß hysterisch erkrankte *Männer phallische Strebungen* und hysterisch erkrankte *Frauen sexuelle Hingabestrebungen* - Hingabe nicht etwa als emotionale oder motorische Passivität verstanden, sondern als intentional-emotionale, motorisch getragene Aktivität - verdrängen mußten; die späteren Hysterischen haben an der enttäuschenden oder ängstigenden Mutter bzw. am erschreckenden oder willkürlichen Vater nicht lieben lernen können. Die Verdrängung hat zur Folge, daß ein *geliebter(!) Sozialpartner im vollständigen sexuellen Erleben nicht integriert ist.* Die restierenden Gefühsbestandteile der aktiven Hingabestrebungen bzw. der phallischen Strebungen können aufgrund der Verdrängungen nicht auf ein bewußt gewähltes menschliches Objekt lustvoll gerichtet werden, sondern entweder sind die Objektvorstell ungen so weit verdrängt und die zugehörigen Gefühlsanteile zu wenig intensiv, so daß Sexualität überhaupt vermieden wird, oder die drängenden Gefühlsrelikte richten sich "wahllos" auf jemanden, dessen individuelle Persönlichkeit keine wichtige Rolle spielt: der/die Hysterische schläft mit "x-beliebigen" Partnern.

Es können sich äußerlich entgegengesetzte Verhaltensweisen ergeben: Der hysterisch Strukturierte entwickelt sich zu einem zu weichen, nachgiebigen, "unphallischen" Mann; oder er bietet seine Sexualität übermäßig und inadäquat an, d.h., er demonstriert seine phallische Potenz quasi an einer beliebigen Frau, ohne daß er sich bewußt eine liebende Frau sucht.

Analog verhält sich die hysterisch Strukturierte masochistisch wirkend zu weich und nachgiebig oder sie weicht überhaupt der Sexualität aus und vermittelt ihrem männlichen Gegenüber "rühr' mich nicht an"; sie ist aber gekränkt, wenn sie tatsächlich nicht angesprochen wird - dies als Riesenerwartung - und vermittelt dann als Vorwurf, wie unsensibel Männer seien. Oder es setzen sich verdrängte Hingabestrebungen durch, indem sie völlig inadäquat Sex anbietet.

Andererseits kam es zu Verdrängungen im Bereich der exakten Vorstellungswelt, die für die Gestaltung einer adäquaten *Realitätsbewältigung* wichtig ist. Bei schweren Hysterien finden wir in beiden Bereichen ausgeprägte Verdrängungen; bei leichten kann nur die Sexualität oder nur die Realitätsbewältigung in jeweils verschiedenem Ausmaß gestört sein. Beispielsweise kann sich eine hysterische Patientin, die ihr Berufsleben propulsiv und sehr realitätsgerecht bewältigt, völlig passiv und masochistisch wirkend ihrem Partner gegenüber verhalten. Vom Partner, an den sie keine Ansprüche zu stellen wagt, läßt sie sich ausnutzen, nicht aber vom Chef. Hier ist die Verdrängung begrenzter und äußert sich deutlich nur in der Übertragung auf den Partner und nicht auf "die ganze Welt". Oder eine hysterisch Erkrankte, die bezüglich ihres Verdrängungsbereichs Weiblichkeit im unstrukturierten Gefühlschaos völlig versinkt, kann messerscharf andere, nicht konflikthaft empfundene Realitäten wie beispielsweise Charaktereigenschaften anderer Menschen wahrnehmen und exakt benennen.

Hysterische Patienten neigen dazu, in immer neue Schwierigkeiten durch voreiliges Handeln zu geraten. Vom unbewußt ablaufenden Agieren, bei dem der Patient den handlungsmotivierenden Grund, den verdrängten Impuls, nicht kennt, läßt sich eine schnelle Handlungsbereitschaft auch in Bereichen, die nicht der Verdrängung unterliegen, beobachten: Ein Patient mischt sich z.B. überall geschwind ein, er wird sofort tätig, sobald er nur durch Neues, Bewegtes, Buntes angeregt wird. "Unbedachtes" Handeln bringt ihm dann leicht Probleme.

Seine Propulsion kann sich auch in einem Redeschwall bemerkbar machen, den wir als ein "Pladdern" bezeichnen können. Hierin wird ein neurotischer Zufluß aus dem **urethralen Antriebserleben** der ödipalen Phase deutlich, das von gerichteter und willentlicher Propulsion gekennzeichnet ist. Kam es aber zur Verdrängung, fällt die motivierende Zielvorstellung und damit eine bewußte Steuerung weg, und der Patient pladdert richtungslos, "objektlos" und willkürlich wirkend drauf los.

Wie beschrieben überrennen hysterische Patienten leicht die Forderungen ihrer Umwelt durch inadäquates, scheinexpansives Handeln. **Scheinexpansives** steht im Gegensatz zum Echtexpansiven, dem ein zielgerichteter, bewußter und in deutliche Sprache einkleidbarer Wunsch zugrunde liegt. Dies ist beim schwerer ausgeprägt Hysterischen eben gerade nicht der Fall. Ist seine Vorstellungswelt nur lückenhaft aufgebaut, erlebt er die Welt als chaotisch, voller Zufälle. An die Konventionen der Umwelt kann er sich nicht immer halten, da er sie gar nicht richtig akquiriert hat. Er verhält sich genauso chaotisch, wie er die Welt chaotisch erlebt. Er ist unfähig, mit Zeit und Geld planvoll umzugehen, zu strukturieren, im voraus zu berechnen und exakt zu erwarten. Er kann die lebendige wie die unbelebte Welt nicht in Ruhe betrachten. Die Welt wird nicht überprüft, nicht abgetastet per Sensorium. Es besteht eine Vertrauenslosigkeit. Ist ihm die Welt restlos dämonisiert, scheint der hysterisch Erkrankte im vorhandenen Kräftemaß hemmungslos auf die ganze Welt loszuschlagen.

Das Laute und Voluminöse kommt dadurch zustande, daß das für die Selbstentfaltung einzig freigelassene Bett der Motorik so sehr eng ist: Alle dynamischen Elemente, alle Antriebselemente können sich nur darüber äußern. Daher bietet sich das Bild der **Überexpansivität**, der scheinbar überströmenden Vitalität.

Der Kern der Hysterie ist eine tiefliegende ausgeprägte **Schüchternheit**, die jedoch nicht grob, sondern "fein" und daher oft kaum sichtbar ist. Ein unneurotisch Schüchterner wäre von sich aus durchaus expansiv und nur in dem Maße zurückhaltend, wie es seinen tatsächlich vorhandenen Mängeln an Begabung, Schönheit etc. entspricht. Daß er durch diese Mängel nicht verwirrt ist und vor allem, daß er nicht in seiner expansiven Entfaltung gestört wurde, geht auf die frühkindliche Bestätigung zurück. Diese aber fehlte bei später Neurotischen weitgehend.

Hysterische Patienten sind unsicher, weil sie kein sicheres weibliches bzw. männliches Selbstwertgefühl entwickeln konnten. Sie haben in ihrer ödipalen Phase erlebt, daß sie in ihren Gefühlsäußerungen nicht bestätigt wurden. Darin liegt ihre **narzißtische Kränkung**, die sich in den Worten beschreiben ließe wie: "meine Gefühle taugen nichts, ich habe zu viel oder zu wenig Gefühle, oder wohl nicht die richtigen". Das macht im wörtlichsten Sinn ihre Minderwertigkeits*gefühle* aus. Daher liegt in den lauten, demonstrativen Gefühlsäußerungen (demonstrativ lustig sein, betont heftig sein, kreischend lachen, erschütternd reden, donnernd auftreten etc.) der Versuch, diese Unsicherheit zu kompensieren - wie die Frage "komme ich mit diesen Gefühlen an?". Diese Verunsicherung liegt auch den unermüdlichen Bemühungen hysterischer Männer zugrunde, ihren jeweiligen Partnerinnen ständige Abwechslung über motorisch bewegte Freizeitaktivitäten zu bieten, da sie sich nicht tatsächlich vorstellen können, der Partnerin innerlich zu genügen.

Wenn sich ein Mensch nicht sicher männlich oder weiblich fühlen kann, wird auch der Kontakt mit dem Gegenüber unsicher, zumal Sinnliches nicht im bewußten Erleben integriert ist. Beispielsweise kann eine hysterische Patientin, die durch den Vater schwere Enttäuschungen erlitten hat, eine wohlige, aktive Hingabelust in einer angenehmen Unterhaltung mit einem Mann nicht mitschwingen lassen und vermeidet daher eine gefühlsgetragene Zuwendung. Sie hat eine ungeheure Unsicherheit erworben; sie hat nie erfahren, wieviel sexuelle Hinwendung sie an die Welt geben kann, ohne verloren zu sein. Analog kann ein hysterischer Patient, der in seinem progressiv-phallischen Verhalten von seiner Mutter schwer eingeschüchtert wurde, im Kontakt mit einer Frau nicht selbstsicher in einer unaufdringlichen phallischen Position ruhen. Wer seine eigene gefühlsgetragene Geschlechtsposition innerhalb seiner Umgebung nicht kennt, dem fehlt auch ein tiefes Verständnis von menschlichen Beziehungen.

Ihre tiefsitzende Schüchternheit und Kontaktgehemmtheit können hysterische Patienten überkompensieren, weil ihnen - im Gegensatz zu den präödipal gestörten Neurotischen - eine erhebliche motorische Entladungsbereitschaft zur Verfügung steht. Wenn die lustvolle Motorik in der ödipalen Entwicklungsphase freigelassen worden war und die Patienten sogar noch in ihrer Kindheit Gratifikation und Beifall für ihre Bewegungsfreudigkeit erhalten haben und wenn darüberhinaus auch ohnehin eine basale, große Vitalität besteht, dann kommt es zur maximalen, lauten, zur lärmenden Scheinexpansion: Der Patient spielt Theater; er nimmt scheinbar leicht und distanzlos zu jedem Beliebigen Kontakt auf. Dabei wirkt er meist unecht, weil der gefühlshafte Boden fehlt: Das Gefühl sucht sich *irgendein* beliebiges Objekt, während die zugehörige Vorstellung eines befriedigenden Menschen verdrängt bleibt; es kann kein adäquates menschliches Gegenüber bewußt gesucht werden. Wenn die geschlechtsspezifische Gefühlshaftigkeit nicht bewußt integriert ist, wirkt der Kontakt leicht flirrend und austauschbar. Als typische Riesenerwartung finden wir oft die Einstellung: "Jedes Treffen, jeder Kontakt muß ein Feuerwerk werden - oder ich kann's gleich lassen." Hier schießen unbewußte Geltungswünsche ein; bewußt kann der Betreffende seinen Wunsch, sich als Frau oder als Mann von anderen Menschen bestätigt zu fühlen, nicht befriedigen.

Häufig bieten hysterische Patienten plakativ Sexualität an, meinen aber etwas anderes. Zwei extreme Erscheinungsformen sind die sogenannte Nymphomanin und der sogenannte Don Juan. Zum Beispiel verkehrt eine hysterische Patientin im Wald sexuell mit einem Waldarbeiter, der vor fünf Minuten aufgetaucht ist, angeblich um die sie begleitende unerfahrene Freundin vor der schweren "sexuellen Bedrohung" durch diesen Mann zu schützen. Oder ein junges Mädchen provoziert, sich ansprechen und zum Mann nach Hause in sein Schlafzimmer bringen zu lassen. Sie geht zunächst bereitwillig auf den Mann ein. In dem Augenblick jedoch, in dem er mit ihr schlafen will, gerät sie in stärkste Erregung, greift ihn mit schweren Vorwürfen an und ergießt einen ungeheuren Tränenschwall. Der Mann ist höchst überrascht, sie geht.

In beiden Fällen handelt es sich im Wesentlichen darum, daß die extrem schüchternen Patientinnen nicht in der Lage sind, von sich aus voll absichtlich oder ausdrücklich echte Liebeserlebnisse einzuleiten. Aufgrund der Verdrängung konnten sie kein gereiftes Liebesstreben entwickeln, das in ihr übriges Persönlichkeitsniveau integriert ist und sich vertrauensvoll lustsuchend auf einen bewußt gewählten Partner richtet. In entsprechenden Versuchungssituationen brechen dann sowohl Sexualerregung als auch expansive Tendenzen in ihr Erleben ein - das menschliche Objekt bleibt zufällig - und führen wie im ersten Fall zu einer Opferhandlung bzw. zu eigentlich nicht "gewollter" Promiskuität, im zweiten Fall zu einem pathognomonischen Verhalten aufgrund der übermächtig werdenden Abwehr, wobei Rationalisierungen stabilisierend wirken ("ich bin doch keine Nutte", "Männer wollen immer nur das eine", etc.).

Ähnliches geschieht beim sogenannten Typ des Vamps, bei dem weder ein Zärtlichkeits- noch ein befriedigender Sexualkontakt zustande kommt. In diesen "Liebeserlebnissen" wird der Partner zum Gegenstand gänzlich andersartiger, vor allem kaptativer Antriebe. Der Boden ist auch hier wieder eine tiefe Kontaktgehemmtheit, die keinen anderen Weg zum Mitmenschen finden läßt als diesen oral geprägten.

Auch beim Don Juan handelt es sich um einen zärtlichkeitsgehemmten, zutiefst schüchternen Mann, der sich jeder Frau an den Hals wirft. Wie die Nymphomanin kann auch er grobe Sexualität zulassen, nicht jedoch eine hingebungsvolle Gefühlsbeteiligung. Darin wiederholt er immer wieder unbewußt sein ödipales Dilemma: Er demonstriert, daß er eine Frau phallisch bewältigen kann, wobei gerade seine phallische Annäherung auf die einschüchternde Ablehnung seiner Mutter gestoßen war. Unter Männern protzt er mit seinen sexuellen Eroberungen; er behauptet beispielsweise, die Frauen würden ihn nur ansehen und ihn haben wollen. Dabei erlebt er Sexualität als Geltungszuwachs und nicht als eigentlich lustbetontes Liebeserlebnis. Das hat insofern einen weiteren Gewinn für den Patienten, als daß er sich durch seine vermeintlich erfolgreichen Eroberungen den anderen Männern überlegen fühlt und so seine kränkenden Selbstzweifel vorübergehend dämpfen kann. In solch einem protzenden Rivalisieren setzt sich auch das verdrängte geschlechtsspezifische Geltungsstreben durch. Oder anders ausgedrückt will sich der Patient bestätigen, daß er durch die Fraueneroberungen - unbewußt: seinem Vater - überlegen ist. Der Patient nimmt dabei meist nicht wahr, wie unbeliebt ihn sein Protzen unter den Männern macht. Auch Frauen kann er nicht halten; die meisten laufen ihm weg, weil ihnen diese Sexualität, die nicht in Zärtlichkeit eingebettet ist, nicht genügt.

Mit einer Fülle von Verhaltensweisen kann auf die tiefliegende Schüchternheit reagiert werden. Besonders auffällig ist die sogenannte **Pseudohypersexualisierung;** d.h., die Patienten sexualisieren alle möglichen Situationen im Sinne einer Flucht nach vorn. Beispielsweise erzählt eine hysterische Patientin auf einer Party ihr völlig unbekannten Personen ganz laut von ihren Empfängnisverhütungsmethoden oder sie amüsiert sich lauthals darüber, daß sie oft keine Unterhosen trüge. Oder ein hysterischer Patient teilt im ersten Kontakt dem erstbesten Bekannten mit, daß er heute früh gerade onaniert habe. Die Patienten machen sich vor, daß das Leben eine glänzende Angelegenheit sei und das Anbieten von Sexualität das sicherste Mittel, um zur Beachtung und zum

Angenommensein zu gelangen: Sie versuchen die Bemächtigung der Welt durch plakativ vorgetragene Sexualität.

Daraus kann ein typischer Lebensaufbau erwachsen: Getrieben von der Überzeugung, nur durch sehr viele Liebeserlebnisse ihren Platz im Leben zu bekommen, stürzt sich beispielsweise eine hysterische Patientin in zahllose Amouren - jedoch ohne innere Beteiligung. Sie bleibt infantil und empfindet mit großer Beschämung, daß sie die Männer so nicht fesseln kann. Sie versucht immer neue Bindungen einzugehen, möchte es mit aller Kraft versuchen. Die andrängenden latenten Hingabetendenzen, die sie aber in ihren Partnerschaften doch nicht befriedigen kann, münden schließlich in masochistischen Phantasien und in der sogenannten Dirnenthematik. In den auftauchenden Vergewaltigungsphantasien ebenso wie in der Dirnenthematik erlebt sie die zur Riesengröße angewachsenen Hingabewünsche als "erzwungen" und kann sie sich so "erlauben". Erleichtert wird diese Scheinlösung durch eine zusätzliche intentionale Hemmung, weil die Betreffende aufgrund ihrer Zuwendungsgestörtheit zum eigenen Körper und zu den eigenen genitalen Strebungen einen liebevollen Umgang mit der körperlichen Sexualität nicht erwartet.

Überhaupt wird das Ausweichen in eine wahllose Sexualität erleichtert, wenn die Betreffenden in ihrer Kindheit wenig Zärtlichkeit und Geborgenheit bei ihrer Mutter kennengelernt haben. Wenn sie darüberhinaus auch kein Vertrauen zur Mutter und zu deren Idealen zum Leben und zu ihrer Lebensführung entwikkeln konnten, wenn ihnen die Mutter also insgesamt zu wenig bejahende Identifikationsmöglichkeiten geboten hatte, kann sich eher der Gedanke festsetzen, als Dirne durchkommen zu können. Dies umso mehr, wenn es sich um schöne Frauen handelt, die bereits häufig die tiefsitzende Kränkung erfahren mußten, wie Dekorationsgegenstände behandelt zu werden und damit wiederholt weniger Gemütszuwendungen erhalten zu haben. Zumeist gesellt sich noch eine ausgebreitete Enttäuschung über den Vater hinzu, von dem die Betreffenden zwar oft oral verwöhnt wurden, dafür aber echte gefühlshafte Zuwendung entbehren mußten. Bei diesen Voraussetzungen bietet das Dirnentum sekundär auch die Befriedigung von Racheimpulsen gegenüber "allen" Männern stellvertretend für den versagenden Vater an: Der Mann wird (finanziell) ausgebeutet und bekommt keine Gefühle, so wie der Vater früher die innerliche Zuwendung versagt hatte.

Bei unseren Patientinnen finden wir häufig eine innere Auseinandersetzung mit der Dirnenthematik und weniger ein manifestes Dirnenverhalten. Dieses wird vom Über-Ich einer hysterischen Patientin eher *nicht* zugelassen. Denn bei ihr bleibt die Enttäuschung über den Vater verdrängt. Erst Verwahrlosungszüge erlauben die Befriedigung der Rachetendenzen über das finanzielle Ausnehmen des Mannes. Hysterische Patientinnen dagegen haben die Angst vor dem Liebesverlust in ihr Über-Ich integriert, so daß die Verdrängung aufrechterhalten bleibt. In der Therapie wird es aber immer wieder Inhalt, die Dirnen*phantasien* zu analysieren. Denn immer verbirgt sich hinter dem Bild der Dirne eine Frau, die auf Gefühl und Hingabe verzichtet hat.

Eine weitere Scheinlösung können wir bei unseren hysterischen Patientinnen beobachten. Verfügt die Betreffende nicht über eine Vorstellung von ihrer eigenen Weiblichkeit, hat sie keine Ideale als Frau und keinen eigenen Lebensentwurf entwickelt, kann sich das Gegenteil von der Dirnenphantasie heranbilden: Die Betreffende verhält sich wie eine auf Empfängnis lauernde Mädchen-Frau. Anstatt sich Männern gegenüber in geistiger Geordnetheit zu zeigen, überläßt sie sich vagierend ihrer Animalität. Wir finden dann häufig die Ideologie , daß "die Frau doch nicht ohne einen Mann" leben könne. Auf der Basis dieser Lebenseinstellung fühlt sich die Betreffende nicht in der Lage, mit Selbstgefühl im Ordnen und im Regierenkönnen mit Männern zu konkurrieren, ohne an Weiblichkeit zu verlieren.

Gerade weil hysterische Patienten -weibliche wie männliche gleichermaßen- ihr eigenes Geschlecht nicht voll bejahen können, schwanken sie ständig, ob sie sich für die männliche oder weibliche Rolle (!) entscheiden sollen. Sie halten immerfort danach Ausschau, welche Art der Lebensbewältigung für sie wohl günstig sei. Hier muß ausdrücklich von einer Rolle gesprochen werden, da eben gerade keine geglückte Identifikation gelang. Entsprechend blüht die androgyne Thematik mehr oder weniger deutlich; besonders oft finden wir sie in Träumen dargestellt. Diesem androgynen Thema liegt eine Riesenerwartung zugrunde: Sie betrifft die Auflehnung gegen die Geschlechtertrennung, die es unmöglich macht, die Vorteile des Mann- und Frau-Seins *zugleich* zu genießen.

Daß hysterische Patienten vertraute Sexualität als Plattform menschlicher Bewährung wegen der Unausgereiftheit ihrer Sexualität fürchten, wird auch in dem häufiger zu beobachtenden Arrangement eines permanenten Fremdgehens deutlich. In dieser Scheinlösung versucht der Patient (analog: die Patientin), Sexualität und Zärtlichkeit getrennt zu halten, indem er beide Strebungen auf zwei verschiedene Partnerinnen verteilt. Dabei richtet der Patient seine fürsorgliche Zärtlichkeit beispielsweise auf seine Ehepartnerin, seine Sexualität aber kann er nur bei einer Partnerin außerhalb seiner engen Zweierbeziehung unterbringen. Damit drückt der Patient unbewußt aus: Sexualität stört eine vertraute Beziehung. Oder wir finden bei unseren hysterischen Patienten, daß sie sich einen zwangsneurotischen Partner wählen. Denn die retentive Seite des Zwangsneurotikers schützt vor dem gefürchteten Andrängen einer ausgeprägten Gefühlskontakts.

Und noch eine weitere Art von Partnerwahl können wir gelegentlich bei unseren Patienten beobachten: Die Patientin (analog: der Patient) stellt nicht die lustbejahende sexuelle Potenz ihres Partners im Vordergrund, sondern dessen geldliche Potenz. Hier ist Sexualität gekoppelt an Besitz. Sexualität wird zweckgebunden und nicht als ein zweckfreier Genuß empfunden. Öfter zeigt sich im Hintergrund der immer noch wirksame "Auftrag" der Mutter, sich nur einem erfolgreichen Mann zuzuwenden. Dieser materielle Ersatz, der sich in gesellschaftlich erregenden Auftritten widerspiegeln mag, ermöglicht der Patientin, ihr Geltungsstreben zu befriedigen und sich in Vaterübertragung bei einem spendenden Mann gesichert zu fühlen; primär aber erlaubt ihr dieser Austausch der verschiedenartigen Potenzen, ihre angstbesetzte Sexualität in Verdrängung zu halten. Voraussetzung bleibt, daß eine gefühlsverankerte Sexualität unvertraut geblieben ist.

Verdrängtes und daher unbefriedigt gebliebenes geschlechtsspezifisches Geltungsstreben kann sich auch in einer betonten äußerlichen Aufmachung, die bis zur Fassadenhaftigkeit erstarren kann, bemerkbar machen. Durch eine Anerkennung des Äußeren läßt sich der quälende Mangel des gestörten Selbstwertgefühls zumindest vorübergehend mildern. Denn der Betreffende trägt die tiefe Kränkung in sich, als geschlechtliches Wesen nicht gänzlich willkommen zu sein. Dazu gesellt sich im Verlauf der weiteren Entwicklung ein reales Minderwertigkeitsgefühl. Denn der Patient spürt, daß er - aufgrund seiner Verdrängungen, von denen er natürlich nichts weiß - nicht so befriedigt und erfolgreich in seinem Partnerschaftsleben und in seinem sexuellen Genuß ist wie andere oder zumindest wie er es sich wünschen würde. Er bleibt hinter den Möglichkeiten zurück, die er ohne Verdrängung, ohne die Einschüchterung seiner ödipalen Wünsche gehabt hätte. Diese Überbetonung der äußeren Aufmachung bringt zumindest partiell Befriedigung des Geltungsstrebigen und trägt zur vorübergehenden Entlastung bei.

Die Scheinlösung, nur durch Herausputzen aufzufallen, bietet sich dann an, wenn eine Patientin spezielle Verwöhnungen im Elterhaus erfuhr: Als kleines Mädchen erlebte sie, daß sie in ihrem Fühlen als weibliches Wesen nicht bejaht wurde, wohl aber als herausgeputztes "süßes Ding". Es erfuhr, daß dieser äußerlichen Seite viel Zuwendung zufloß, wenn die Mutter es zurechtmachte und wenn andere, besonders der Vater es bewunderten, daß sie sich ausführlich zur Schau stellte (sublimierte exhibitionistische Strebung). Diese Wichtigkeit der Aufmachung wird schließlich beibehalten, und über sie fließt im späteren Leben alle übrige Expansivität ab. Die Betreffende fühlte sich in nichts weiter bestätigt, nicht in ihrem So-Sein, nicht in ihrem Tun; umso mehr wird diese Ersatzbefriedigung genutzt. Damit läßt sich auch eine verborgene Leistungsproblematik kompensieren. Gelegentlich finden wir darin die Auflehnung gegen einen leistungsfordernden Elternteil versteckt: Statt zu leisten, wird alle Zeit auf die prickelnde Kleidersuche verwandt. Dies verstärkt, wenn die Betreffenden aufgrund ihrer mangelnden Realitätsprüfung größere Schwierigkeiten haben, eine adäquate Lebenstechnik zu entwickeln, eine befriedigende Einordnung in reale Verhältnisse nur unzureichend bewältigen und dann alle Befriedigung vom anderen erwarten.

Im Extremfall finden wir Patienten, die von sich aus wenig aktiv sind, aber erfüllt sind von Riesenerwartungen. Beispielsweise lehnt sich eine hysterische Patientin gegen Männer auf, die nicht demonstrativ phallisch und *zugleich* überfürsorglich und äußerst nachgiebig sind. Oder es werden Ehe und Hausfrauendasein ausschließlich als Überforderung und entwürdigende Beeinträchtigung der persönlichen Freiheit erlebt und zugleich ein Beruf abgelehnt, der all die Riesenerwartungen - nämlich blendendes Einkommen, hohe soziale Geltung und gleichzeitig maximale persönliche Freiheit und Freizeit - nicht erfüllt. Tiefliegend bleibt die Verdrängung bestehen, etwa in der Weise "ich bin diesem Mann / dieser Frau nicht gewachsen", die den Betreffenden keine befriedigende Position im eigenen Leben finden läßt.

Neben der lärmenden, scheinexpansiven Form der Hysterie beobachten wir die **stille Hysterie**. Auch die stillen, unauffälligen hysterischen Patienten sind zutiefst kontaktängstlich und schüchtern; sie leben ohne einen sicheren Existenzboden. Sie überspielen ihr Defizit an eigener Reife; manche haben wiederum die Tendenz, kindlich zu bleiben. Bei den stillen Hysterischen tritt die Schüchternheit deutlicher hervor, weil sie nicht laut mit motorischem Entladungsdrang überrannt wird. Der Betreffende spürt dabei durchaus seine Schüchternheit, seine neurotische Einengung. Ist die Verdrängung sehr stark, hält die Abwehrdekke dicht, kann es bis zur völligen Vermeidung von Sexualität kommen. In diesen Formenkreis gehört der asexuell lebende hysterische Patient, der - wenn überhaupt - subjektive Mißbefindlichkeit bei oder nach dem Koitus schildert, also keine seelische Befriedigung in der Sexualität erreichen kann.

Auch folgende Konstellation kann sich im Extremfall ergeben: Ein hysterischer Patient, zutiefst unsicher in seiner Geschlechtsidentität, heiratet eine viel ältere, behinderte und als unattraktiv empfundene Frau. Von begehrteren Frauen hält ihn die Befürchtung ab, diese verlangten mehr Geld- und Zeitaufwand. Er fürchtet, die wollten nur einen "allwissenden ganzen Mann haben mit Höchstleistungen auf sexuellem Gebiet." Frauen, die das alles erwarten dürfen, hält er für sehr bevorzugt gegenüber den Männern, die das alles zu liefern hätten. Dies als Analogon zum Penisneid. Seine eigene Partnerwahl, die er selbst als unteroptimal erlebt, schützt den Patienten auch davor, seine Frau gegen andere Rivalen zu verteidigen. In dieser Partnerschaft werden seine verdrängten Geltungswünsche und sein verdrängtes phallisches Verhalten wenig mobilisiert, er vermeidet damit also eine Versuchungssituation für diese Latenzen.

Zu den stillen Hysterien gehört ferner die sogenannte "graue Maus", die gefügige und verlegene hysterische Patientin. Entweder kleidet sie sich betont unauffällig, verhängt quasi ihre ganze Weiblichkeit: sie ist "als sexuelle Frau gar nicht da". Oder sie zeigt sich äußerlich wie eine Porzellanpuppe, die nur angeschaut, aber nicht berührt werden darf. Oft wählt sie einen überaus weichen Partner, bei dem die Mobilisierung ihrer sexuellen Hingabestrebung nicht zu fürchten ist. Ansprüche an den Mann traut sie sich erst gar nicht zu stellen, da sie sich ihm als Frau nicht gewachsen fühlt. Äußerlich kann ihre Übergefügigkeit, die durch extreme Schüchternheit bedingt ist, schließlich als autoaggressive Tendenz erscheinen. Beispielsweise wagt es die Patientin nicht, den Mann nach Verhütungsmitteln zu fragen, sondern sie nimmt lieber Nachteile wie ungewollte Schwangerschaften oder das Risiko von Geschlechtskrankheiten auf sich. Die stillen hysterischen Patienten haben keinen echten **Vaginalstolz** bzw. keinen **Penisstolz** entwickeln können ebenso wenig wie die überreaktiven Hysterischen, die ihre Genitalien ohne innerliche Beteiligung fassadenhaft anbieten.

Ob es zur Ausprägung einer stillen oder einer lauten Hysterie kommt, hängt von der Ausbreitung der Verdrängung bzw. der Stabilität der Abwehr ab und davon, wie lebendig die Motorik erhalten ist. Je motorischer ein Patient ist, desto eher bietet sich die motorische Abfuhr in Form der lärmenden Überaktivität an. Und je ausgebreiteter die Verdrängung ist, desto stärker sind sowohl der sexuelle Erlebnisbereich als auch die Realitätsbewältigung betroffen, und desto auffälliger kann sich das laute - zutiefst hilflose - Verhalten äußern. Liegt andererseits das Verdrängte dicht unter der Bewußtseinsoberfläche, gerät ein Patient durch sein leicht anstoßbares inneres Mitschwingen eher in einen inneren Stau, der dann umgehend motorisch abreagiert werden kann.

Hysterische Verhaltens- und Erlebnisweisen können von anderen, bereits bestehenden Neurosenansätzen modifiziert werden. Zum Beispiel kann ein schon vorhandener zwangsneurotischer Ansatz eine "sekundäre Disziplinierung" der Hysterie bewirken. Ein typisches Beispiel dafür ist die hysterische Patientin, die eigentlich ein Junge werden sollte. Zur Zeit der ödipalen Phase spürt solch ein Mädchen seine Zweifel, vom Vater geliebt zu werden, sehr deutlich. Es fragt sich, wie es denn beim Vater ankommen kann, wenn schon nicht als Mädchen. Beobachtet sie, daß der Vater grobmotorische Jungenhaftigkeit und kraftbetonten Leistungswillen begünstigt, entwickelt sie das entsprechende Verhalten und betont rigide Ordnung und "Vernünftigsein", um ihm zu gefallen. Dabei wird ihr bereitliegender zwangsneurotischer Ansatz verstärkt. Auch später will sie im Habitus auf keinen Fall weiblich und verführerisch wirken aus ihrer Angst heraus, daß Männer genau so grob und zurechtweisend mit Frauen umgehen, wie der Vater mit Mädchen umgegangen ist. Ihre schüchterne Einstellung gegenüber Männern behält sie bei nach dem Motto: "Viel ist sowieso nicht zu erreichen, ich muß froh sein, daß ich überhaupt etwas bekomme".

Ist der Leistungsbereich verdrängungsfrei geblieben und ist die Realitätsbewältigung nicht beeinträchtigt, läßt sich dieser Bereich als Kompensationsmöglichkeit, als einzig wichtiger Zugang zur Weltbewältigung aufgreifen. Die Betreffenden bemächtigen sich dann der Welt nicht durch Sexualität oder in ihrer geschlechtstypischen Herangehensweise, sondern über einseitig dargestellte Leistung. Dies ist dann erfolgreich, wenn der Patient darin bereits früh bestätigt wurde. Auf dem Leistungsgebiet können sich alle unbewußten Geltungswünsche und Rivalitätsstrebungen austoben, die ihren pathologischen Zufluß aus den nagenden Selbstwertzweifeln durch die fehlende geschlechtsspezifische Bejahung bekommen.

Befinden sich hysterische Patientinnen in solch einem Spannungsfeld, das rein beruflich geprägt sein kann und finden sie aus neurotischen(!) Gründen doch keine ausreichende Befriedigung, oder aber wagen sie überhaupt solch ein Spannungsfeld aus Angst vor ihrem Auftreten als durchsetzungsfreudige oder auch ehrgeizige *Frau* gar nicht erst zu betreten, neigen sie oft dazu, ihr Scheitern und ihre fehlende Bestätigung so zu verarbeiten, daß sie die Schuld dafür im Geschlechtsunterschied suchen. Sie meinen beispielsweise, ihre Aktivitäten seien zwecklos oder daß sie scheiterten, "weil" sie als Frau sowieso und immer benachteiligt werden. Männer dagegen "dürften" offen ihre Geltungswünsche befriedigen, die kämen ja immer zum Zuge und hätten geradezu das Recht, sich beruflich oder auch sonst frei zu entfalten dürfen; Frauen dagegen nicht. Das werfen sie Männern mehr oder minder offen anklagend vor. Sie meinen, Männer können alles tun, "weil" sie Männer sind. Dieser Neid auf den Mann wird in der Fachsprache **Penisneid** genannt.

Zunächst ist offensichtlich, daß der Begriff im übertragenen Sinne gemeint ist, auch wenn er sich vordergründig auf das Genitale bezieht. Genau betrachtet beneiden die Betreffenden Männer um ihre motorisch expansiven Möglichkeiten. Eben diesen Neid haben sie früh in ihrer Kindheit erleben müssen. In der ödipalen Phase erfuhren sie nicht nur keine ausreichende Bestätigung ihres So-Seins, sondern sie erlebten auch noch, daß ihnen andere, reizvolle Expansionsmöglichkeiten versagt waren, die aber männlichen Bezugspersonen wie Brüdern oder dem Vater erlaubt waren. Beispielsweise durften sie als Mädchen nicht so oft und so lange draußen spielen oder sollten nicht so wild sein, weil sie sich sonst wehtun könnten; oder sie mußten im Haushalt helfen, während sie sahen, wie die Jungen spielten. Oft war den Mädchen gerade nicht das heftige "Rumkloppen" erlaubt. Erklärungen für die unterschiedliche, ungerechte Behandlung aber gab es nicht. Auch konnten die Mütter, die oft selber nicht lustvoll lebten, keine gute Stützung bieten, keinen lustbetonten Ausgleich anbieten. Die spätere Patientin erfährt am Vorbild solch einer schwachen, verhärmten oder vielleicht auch nur überlasteten oder innerlich abwesenden Mutter, daß das Frauendasein nur Pflicht und Verzicht auf Lust ist. Sie kann dann gar keinen Grund mehr finden, auf ihr Frausein, auch auf ihr Genitale, stolz zu sein, sich daran zu erfreuen und für ihre frauliche Zukunft Schönes zu erwarten. Leichter und lustvoller erscheint ihr ein Leben als Mann. Aus diesem Neid heraus neigen Patientinnen später dazu, Männer zu depotenzieren, sie "kastrierend" zu behandeln.

Insofern wird der Penisneid als Reaktion auf die bedrückenden Erfahrungen von Mädchen in der ödipalen Phase verstehbar. Er ist nicht wörtlich zu verstehen, denn unsere Patientinnen begehren nicht den anatomischen Penis, sondern "nur" die größere Freiheit und die Lust. Darum beneiden sie den Mann. Der sogenannte Penisneid tritt offensichtlich nicht bei *jedem* Mädchen auf, er stellt sich nicht obligatorisch als Durchgangsstadium der Entwicklung ein und gehört *nicht* zum normalen Empfinden einer *jeden* Frau. Der Penisneid tritt nur dann auf, wenn ihn die Patientin wirklich in ihrer Kindheit erlebt hatte, wenn sie die traumatische Erfahrung hat machen müssen, daß sie "grundlos" benachteiligt wurde gegenüber männlichen Wesen. Und da sie sich gerade in der Entwicklungsphase befand, in der sie ihre angetroffene Umwelt und die menschlichen Beziehungen reflektierte und ihre Vorstellungs-Welt aufbaute, die kränkenden Benachteiligungen aber nicht erklärt bekam, konnte sie den Grund für Kränkungen nur im einzigen Unterschied, nur an der anschaulichen Gegebenheit - dem Penis - festmachen. Also "weil ich *nur* ein Mädchen bin", sind expansive Lustmöglichkeiten wie Draufgängertum nicht erlaubt. In diesem Punkt gelang es ihr nicht, die infantile Vorstellung zum adäquaten Realitätserleben hin auflösen. Dieser Infantilismus ist als Penisneid erhalten. Ihn wörtlich zu nehmen, hieße, das neurotisch verzerrte Verständnis der Patientin zu chronifizieren. Therapeutisch würde sich das genau so ungünstig auswirken, wie den Zwangsgedanken "ich muß jemanden töten" wörtlich zu nehmen, hinter dem sich doch "nur" der verdrängte Wunsch verbirgt, fest seine Position behaupten und sich durchsetzen zu wollen.

Die Vorerfahrungen mit dem motorisch-aggressiven Erleben aus der analen Phase spielen eine wichtige Rolle für die folgende ödipale Phase. Ein Kind kann in seiner aktuellen Not auf "erprobte" Bewältigungsmöglichkeiten aus den vorigen Entwicklungsphasen zurückgreifen - sog. Regression auf die Fixierungsstellen - und daraus spezielle Verhaltenseigenarten entwickeln, die später als Charakterzüge beibehalten werden, mit denen das Verdrängte im Unbewußten zu halten ist. Ein Beispiel ist die Entwicklung zur sog. **phallischen Frau**. "Phallische" Züge beobachten wir bei denjenigen Patientinnen, die in der analen Phase in der Entfaltung ihrer aggressiven Tendenzen schwer eingeschüchtert waren und dann in der ödipalen Phase sowohl ihre aggressiven Impulse als auch Hingabe- und Geltungswünsche verdrängen mußten. Dann organisiert sich dynamisch eine Kompensation darin, sich wie Jungen zu verhalten, in der Hoffnung, so besser durchs Leben zu kommen. Vor allem überdauert der unbewußte Wunsch, zumindest durch betontes männliches Verhalten Geltung zu erlangen, nachdem sie ihre Geltungswünsche als Frau nicht erfüllt bekommen hatten. In ihrer weiblichen Geltung sind sie so schwer gekränkt worden, daß sie nun versuchen, diese - wenn schon nicht im eigenen natürlichen - wenigstens im männlichen Habitus durchzudrücken.

Der Ausdruck "phallische" Frau rührt daher, daß sich eine solchermaßen herangewachsene Frau so verhält, als ob sie einen Phallus hätte; sie ist so eingestellt, als ob sie ihr Leben nur über die Ausbildung betont männlicher Eigenschaften befriedigend führen kann. Beispielsweise erlebt sie im Kontakt mit Männern einseitig betont Rivalität und den Wunsch, sie zu übertreffen. Gelingt ihr dies, fühlt sie sich in ihrer Geltung (vorübergehend) befriedigt. Wenn sich noch stärkere aggressive Latenzen einmischen, neigt sie dazu, Männer ständig zu depotenzieren.

Der äußerlich männlich-motorische Habitus weist darauf hin, daß die Betreffende in ihrer frühkindlichen Entwicklung ihre zunächst noch geschlechtslose Grobmotorik aus der analen Phase nur um eine gezieltere Propulsion bereichern konnte, sie in der ödipalen Phase aber nicht in die weich-schwingende Bewegung überführen konnte. Der Motorik fehlt das Rhythmische, die fließende Bewegung.

Im Erscheinungsbild des **zu weichen Manns** finden wir das Analogon zur sog. phallischen Frau. Beim Jungen müßte die mutige motorisch-aggressive Entfaltung der analen Phase in die schwungvoll-unbeschwerte phallische Propulsion der ödipalen Phase überführt werden: die erst noch geschlechtslose motorische Eroberungslust formt sich zum phallischen Adgredi. Konnte aber ein Junge seine Aggressivität und seine Motorik in der analen Phase nicht in ausreichendem Maße entfalten, kann er nur eine gehemmte Motorik in die *phallische Propulsion* überführen, die dann wie sein Innenleben auch nicht mehr unbekümmert expandiert. Daher verhält sich der Betreffende überwiegend passiv, sobald der zwangsneurotische Anteil überwiegt.

Mischen sich beim männlichen Patienten deutliche orale Anteile in die hysterische Struktur, beeinflußt die orale Fixierung die Verarbeitung der phallischen Problematik. Dann haben wir das Erscheinungsbild des sogenannten **Muttersöhnchens** vor uns. Bei ihm handelt es sich um einen Mann, dessen phallische Strebungen verdrängt sind. Er kann sich gegenüber einer Frau weder unbekümmert aggressiv getönt durchsetzen, noch sich in männlicher Würde phallisch draufgängerisch, auch nicht im Sexualleben, verhalten. Sondern er zieht sich auf die orale Befriedigung zurück - Regression zur Fixierungsstelle - und wendet sich an die Frau als Mutterfigur, von der sich gern versorgen läßt. Voraussetzung für diese Entwicklung ist, daß der Betreffende in seinen frühen Entwicklungsphasen orale Verwöhnungen von der Mutter erlebte. Die Mutter entschädigte ihren Sohn mit übermäßiger Versorgung dafür, daß er sich ihr gegenüber weder aggressiv, noch unbefangen phallisch verhalten durfte. Das Verhalten eines sog. Muttersöhnchens stellt eine **Variante des stillen Hysterikers** dar. Seine Lücke, die durch die Verdrängung gesetzt wurde, ist mit der Befriedigung über die erfahrene orale Versorgung "aufgefüllt" und zusätzlich mit der Befriedigung, die spendende Mutter-Frau als seinen Besitz zu erleben.

Auch eine anale Fixierung prägt die ödipale Phase. Denn eine anale Problematik erschwert das unbekümmerte Hineingehen in das Sexuale. Bei stärkerer Ausprägung der analen Fixierung wird der körperliche Umgang und der Umgang mit dem eigenen Genitale vom analen Standpunkt aus kennengelernt. Das hat zur Folge, daß Sexualität anal aufgefaßt wird: Die sexuelle Hingabe wird als Hergabe erlebt. Auch beeinträchtigt der betonte Sauberkeitsaspekt das sexuelle Erleben. Die Patienten wenden sich von jeglicher sexuellen Empfindungsmöglichkeit ab, sobald sie Unsauberkeit nur im entferntesten wittern. Die sexuelle Verdrängung und die Abwehr der analen Schmutz- und Schmierlust verstärken sich hier gegenseitig.

Eine intentionale Gestörtheit läßt es zu einem ausgeprägter hysterischen Verhalten kommen. Eine intentionale Vertrautheit mit der Welt hätte dem Patienten selbst in seiner hysterisch bedingten, verstandesmäßig chaotisch erlebten Welt doch noch orientierende Richtlinien geben können. Die intentionale Gestörtheit aber erleichtert die Unbezogenheit zur Umwelt, da sie nicht emotional apperzipiert wird. Das Pseudomutige ohne innere Beteiligung ist extreme Schüchternheit.

Die hysterische Neurose kommt bei Männern und Frauen gleichermaßen vor. Bereits im Anamnesengespräch fällt uns entweder die Schüchternheit der stillen hysterischen Patienten auf oder das oberflächliche, sexualisierende Erzählen der hysterisch-überkompensierenden Patienten, was unecht und egozentrisch wirkt, eben weil sie gar keinen festen eigenen Standpunkt beziehen können. Bei hysterisch erkrankten Männern finden wir häufig ein plakativ vorgebrachtes kulturelles oder ethisches Interesse, das mit heftiger Erregung oder moralischer Empörung, meist ganz charmant vorgetragen wird. Erst langsam wird dahinter das ausschließliche Geltungsbedürfnis des Patienten deutlich. Er meint gar nicht sein Thema oder sein Gegenüber, sondern er scheint seine innere Aufmerksamkeit nur auf seine möglichst gelungene Selbstdarstellung zu richten. Dies ist ihm nicht bewußt, sondern wird von seiner verdrängten Geltungslatenz gelenkt. Daher täten wir dem Hysterischen unrecht, ihn als bewußt "geltungsgeil" zu bezeichnen, selbst wenn er so wirkt. Denn zutiefst sitzt seine Schüchternheit, seine ausgebreitete Kränkung, als weibliches oder als männliches Wesen nicht geliebt worden zu sein, die er nur übertönt.

In der Übertragung können sich gleich die verdrängten Strebungen äußern, wenn der Patient beispielsweise die Therapiestunde als Rendezvous mit seiner Therapeutin (die Patientin mit dem Therapeuten) zu gestalten versucht oder sie (ihn) ganz direkt anmacht. Stille Hysterische dagegen vermitteln in der Übertragung betont ihre Schüchternheit und das "rühr' mich nicht an".

Verdrängte Geltungswünsche können sich in der Therapie (besonders wenn Patient und Therapeut das gleiche Geschlecht haben) auch in Form von depotenzierend vorgebrachtem **Rivalisieren** bemerkbar machen. Die Patienten erzählen ständig, wem sie wie und wodurch überlegen seien, welche grandiosen sexuellen Erlebnisse sie wieder hatten (etwa im Gegensatz zum bedauernswürdig unattraktiven, vielleicht auch noch monogam lebenden Therapeuten). Dabei kann es soweit gehen, daß sie in logorrhoischer Weise ihren ganzen Glanz darstellen wollen. Sie überschwemmen den Zuhörer förmlich damit, in immer neuen Selbstdarstellungen "laufen sie aus". Darin bricht auch das verdrängte urethrale Antriebs- erleben durch, das den verdrängten Geltungswünschen ihr Gewand gibt.

Besonders auffällig kann sich diese Problematik in der Anamnesesituation darstellen, wenn eine hysterische Patientin über ihre "nur dumme Mutter, die nichts, aber auch gar nichts zuwege brachte und mit der der arme Vater überhaupt nichts anfangen konnte", herzieht. Augenfällig bleibt die Diskrepanz zwischen dem vermeintlichen eigenen glorreichen Verhalten und dem tatsächlichen. Denn weil sich die Patienten ihrer Geschlechtlichkeit gar nicht sicher sind, können sie auch nicht ihren Platz behaupten. Ein hysterischer Mann kann seine Partnerin nicht gegen andere Männer "verteidigen", nicht wirklich "Platzhirsch" sein. Und eine hysterische Frau kann nicht wirklich gekonnt und effektiv ihre Rivalin übertrumpfen. Das erzählen die Patienten nur.

Die Depotenzierung der hysterischen Patienten unterscheidet sich von der der zwangsneurotischen darin, daß der zwangsneurotischen der aggressive Affekt deutlich anzumerken ist, während die hysterische Depotenzierung vom geschlechtsspezifischen Geltungsstreben ausgeht. Eine echte Befriedigung - selbst bei gelungener Überlegenheit - können die Patienten aber doch nicht erlangen, solange die relevanten Objektvorstellungen verdrängt sind.

Eine wichtige Variante dieser "positiven", glorreichen Selbstdarstellung stellt die **negative Selbstdarstellung** dar. In Therapiestunden beispielsweise baden die Patienten in sich immer wiederholenden Schilderungen, wie wahnsinnig insuffizient sie seien, wie fürchterlich abgelehnt ("immer bin ich everybody´s Arschloch"), wie verhaßt bei allen, wie entsetzlich ausgebeutet, wie furchtbar dick und unheimlich häßlich, wie abgrundtief dumm und wie absolut außenseitig. Es bleiben die Superlative - darin setzt sich der Geltungswunsch durch, entstellt und gemildert von der Negativwendung. Durch die Hereinnahme der Negativwertung, der Straftendenz, wird die Latenz bewußtseinsfähig, das ist der Kompromiß. Diese Konfliktlösung bietet sich an, wenn die Patienten in ihrer Kindheit zu wenig positive Aufmerksamkeit haben gewinnen können und statt der unerträglichen Gleichgult erfolgreich wenigstens Negativaffekte ihrer Bezugspersonen provozieren konnten.

Wenn's ernster zugeht wie im therapeutischen Prozeß, bemerken wir bei unseren hysterischen Patienten anfänglich gelegentlich nur ein krampfhaftes Bemühen, etwas zu berichten. Der Patient berichtet das, wovon er glaubt, was andere erzählen. Er ist bemüht, das für richtig und wichtig zu halten, von dem er glaubt, daß die anderen es täten. Dies ist ein Ausdruck seines neurotisch rigiden Über-Ichs. Immer schwingt Frage mit: "wie soll ich denn sein, wie werde ich angenommen?"; womit er glaubt, die menschliche Zuwendung zu stören, das wird (nach-) verdrängt. Sein Über-Ich ist geprägt von seiner Angst vor dem Liebesverlust im Gegensatz zum Über-Ich des Zwangsneurotischen, der unter starker Gewissensangst leidet.

Es kann einige Zeit dauern, bis der Patient imstande ist, das mitzuteilen, was sein wirkliches Erlebnis ist, was sein eigenes Gefühl, seine eigene Einstellung zu den Dingen, seine eigene Meinung ist. Es ist anfangs so, als ob der Patient seit Jahren neben sich selbst herlebte, wie betont, unausgesetzt darum bemüht, das herauszufinden, was andere in einer Situation erleben, wie "man" reagieren muß, wie "man" sich benehmen muß, was "man" sagen und tun muß. Im Unterschied zum gefügigen Zwangsneurotischen geht es dem Hysterischen nicht um eine Moral, die Aggressives in Schach halten soll, oder um eine vermeintliche Autorität, die die Lücke der aggressiven Verdrängung ausfüllt und Ordnung gibt und mit der auch andere zu dominieren sind. Sondern der Hysterische kann seine Gefühlswelt nicht den realen Gegebenheiten exakt zuordnen. Das will er sich bei den anderen abgucken, auch beim Therapeuten. Weil er im Gegensatz zum retentiven Zwangsneurotischen, der sich auf eine un-persönliche Autorität zurückzieht, sehr auf den anderen Menschen bezogen ist, sucht ein hysterischer Patient seine Informationen im Menschengewühl - und beim Therapeuten. Solange das, was der Patient meint, von anderen absehen zu müssen, ganz im Gegensatz zu dem steht, was er eigentlich selber möchte, chronifiziert sich seine Unsicherheit, Unentschiedenheit und Unentschlossenheit, letztendlich seine ursprüngliche Verunsicherung aus Kindheitszeiten. Gelegentlich berichtet ein Patient in der Therapie seine eigenen Wünsche, Phantasien, Befürchtungen und Fehlhaltungen zunächst nicht, weil er fürchtet, für verrückt gehalten zu werden.

Manche hysterische Patienten fallen durch ein taktloses oder ein verletzendes Verhalten auf. Untersteuert überrennen sie ihre Kontaktscheu mit wild anfliegenden Impulsen, ohne prüfen zu können, wie sich die eigene Handlung oder das eigene Kontaktangebot wohl auswirken könnten. Je stärker die Realitätsprüfung eingeschränkt ist, desto stärker wird auch die planende Verstandestätigkeit und die Fähigkeit zur exakten Phantasie in Mitleidenschaft gezogen; es dominiert eine ungebändigte Phantasterei, die im Aufbau eines Phantasielebens neben dem realen Alltagsleben gipfeln kann. Mit seiner losgelassenen Motorik und seinen flüchtigen Gedankengängen lebt ein hysterischer Patient im Aktuellen. Er verharrt nicht, um Erfahrungen zu erinnern. Er "vergißt" unangenehme Inhalte ständig. Die Äußerungen der Welt erscheinen völlig unverbindlich. In unseren Anamnesengesprächen fällt auf, daß besonders die hysterischen Patienten oft sehr schlecht oder gar nicht Zahlen erinnern können. Darin zeigt sich, daß sie die asynchrone magische Denkweise aus der analen Phase nicht voll auflösen und in ein realitätsgerechtes Zahlengitter überführen konnten.

Es kann sich in der Therapie manchmal erschwerend auswirken - besonders wenn es der Therapeut nicht gleicht merkt -, wenn der Patient keinen sachgerechten Umgang mit der Sprache hat. Er greift dann irgendein Wort aus dem noch nicht durch Wörter durchstrukturierten Bedeutungshof einer Entität wahllos heraus; bei stärkerer Ausprägung kann die dann ausgesprochene Bedeutung eines Wortes ganz willkürlich oder absurd oder auch mißverständlich werden. Im positiven Sinne, wenn sich der Patient nicht zu weit von der Realität entfernt hat, liegt in dieser Fähigkeit, spielerisch die verschiedenen Wortbedeutungen neuartig zu verbinden oder auch assoziativ zu schöpfen, eine Voraussetzung zur Originalität und Kreativität.

Entsprechendes zeigt sich bei den **Arbeitsstörungen** von hysterischen Patienten, die im Extremfall völlig undiszipliniert und inkohärent arbeiten, wie wir es natürlich auch bei ihrem Arbeiten in der Therapie sehen. Was sich als leichte Anregbarkeit im gefühlshaften Sinne positiv auswirken kann, kann sich als leichte Ablenkbarkeit bei der Arbeit sehr störend bemerkbar machen. Sie lassen dann jegliche Ruhe zu geistiger Arbeit vermissen. Bei stärkerer Realitätsstörung nimmt sich der Betreffende zu viel vor und ist unfähig, seine Zeit und den Stoff zu strukturieren. Er springt auf schnelle, passiv gewonnene Eindrücke, insbesondere auf Lebhaftes, auf Farbiges, auf emotional Aufgeladenes an und kommt gar nicht erst zur Detailarbeit. Immer wieder durchsetzen einschießende Phantasien seine Gedankengänge.

Gerät ein Patient unter Arbeitsdruck, indem er beispielsweise einen Arbeitsauftrag wie die Erstellung eines Referates bekommt, dann ist es typisch für ihn, sich sofort in Bewegung zu setzen und sich beispielsweise eine Unmenge von Büchern heranzuschaffen, die durchaus nicht dem Thema entsprechen müssen. Vordergründig hat er den ersten Anforderungen mit seiner Motorik entsprochen, scheitert aber dann, weil er bereits die notwendigen Überlegungen zur gezielten Suche und überhaupt den planenden Arbeitsaufwand nicht erledigen kann. Ziellos und planlos bleibt er in erregter Geschäftigkeit hängen - oder in wilden, immer bewegteren, immer phantastischer werdenden Assoziationen in der Therapie. Auf diese Arbeitsstörung kann sich die Riesenerwartung setzen, daß Arbeit aus dem Ärmel geschüttelt werden müsse - wenn man nur intelligent genug sei. Oder wir beobachten bei vorangeganger Verwöhnung die Riesenerwartung, daß andere Personen (auch Vorgesetzte in Vaterübertragung) selbstverständlich immer helfen - daß der Analytiker schon alles weiß und ihm strukturiert.

Wie bei allen Arbeitsstörungen vertiefen die Mißerfolge, die aus der fehlenden Arbeitstechnik resultieren, die neurotischen Minderwertigkeitsgefühle. Diese Zweifel, die von den ausbleibenden Arbeitserfolgen kommen, sind realistisch und von den neurotischen Minderwertigkeitsgefühlen zu trennen, da sie anders behandelt werden. Solche Mißerfolge im Arbeitsleben führen hysterische Patienten öfter zur Therapie.

Wenn ihre Strategien sowohl im Arbeitsleben als auch in ihren Beziehungen nicht mehr tragen, treten die dahinterstehenden neurotisch bedingten Defizite deutlicher hervor, und der Patient kann sich nun nicht mehr mit immer neuen frustranen Aktivitäten darüber hinwegtäuschen. Daher suchen hysterische Patienten vor allem um das vierzigste Lebensjahr herum therapeutische Hilfe auf, wenn der bisherige Lebensaufbau bilanziert wird.

Was überhaupt im Leben des scheinexpansiven Hysterischen als Suche danach aussieht, sich das Leben spannend und bewegt zu gestalten, ist im Tiefsten nur eine motorisch geprägte Form der Entlastung. Diese Bewegtheit im Umgang mit dem zugrundeliegenden verdrängten Konflikt beobachten wir auch bei Patienten, die an einer Angstneurose erkrankt sind.

Die Angstneurose

Angstneurotische Patienten leiden unter akut auftretenden Angstanfällen, die entweder frei flottieren und ohne erkennbaren äußerlichen Anlaß plötzlich ins Bewußtsein einbrechen. Oder die Angstzustände werden von bestimmten äußerlichen Situationen, Menschen oder Dingen hervorgerufen. Beispielsweise kann das Betreten einer Straße, einer Brücke oder der Aufenthalt in einem Fahrstuhl oder in einem Flugzeug heftige Angst auslösen. Hierbei ist die Angst an ein definiertes, an sich völlig harmloses Objekt gebunden, das der Patient daraufhin vermeiden kann. Dieses Erlebnisgemisch aus erregter Angst und motorischer Flucht vor solch einem subjektiv empfundenen Schreckbild wird nach dem griechischen Wort "phobein" (fliehen, sich scheuen) als Phobie bezeichnet.

Abzugrenzen von neurotischen Angstzuständen ohne realitätsgerechten Anlaß sind Ängste auf realem Hintergrund. Jeder Mensch ist gesunderweise dazu in der Lage, auf gefährlich eingeschätzte Reize oder Situationen mit seelisch fühlbarer Angst zu antworten. Wenn sich z.B. ein Mensch außerstande sieht, eine für ihn wichtige Situation zu bewältigen, dann kann er darauf mit Angst reagieren. Genauer betrachtet sollte diese Angst als Furchterlebnis bezeichnet werden. Denn der Betreffende befürchtet realistischerweise, daß ihm etwas Unangenehmes oder sogar Gefährliches widerfahren wird. Im Gegensatz zum "blinden" - nämlich vorstellungslosen - angstneurotischen Erleben existiert hier eine reale Gefahr, ein bedrohliches Objekt.

Auch neurotische Patienten berichten von Angst, ohne daß ein angst*neurotisches* Erleben vorliegt. Beispielsweise spürt ein Patient unangenehme Depersonalisationserscheinungen herannahen und reagiert darauf mit Angst. Oder ein Patient bemerkt, daß er seiner neuen beruflichen Stellung wegen seiner neurotischen Arbeitsstörungen nicht gewachsen ist. Daraufhin stellt sich Angst ein. Solche Angst- (besser: Furcht-)reaktionen zeigen eine Ich-Stärke an; sie verweisen darauf, daß der Betreffende über eine gut erhaltene Ichfunktion, die der gelungenen Realitätsprüfung, verfügt.

Die Klärung, ob es sich um eine nicht-neurotische oder um eine neurotische Angst handelt, bestimmt unser weiteres therapeutisches Vorgehen. Denn wenn es sich um eine Angstneurose handelt, werden in einer aufdeckenden Therapie die Verdrängungen rückgängig gemacht und bearbeitet. Handelt es sich dagegen um Furcht, erarbeiten wir mit dem Patienten gemeinsam mögliche Lösungswege (was alleine aber keine aufdeckende Psychotherapie darstellt). Diese wiederum könnten bei neurotischen Patienten eine echte Versuchungssituation für seine tatsächlichen Verdrängungen darstellen, und daher vermeiden die Patienten gern die genauere Klärung.

Ausgeprägtes Vermeidungsverhalten tritt bei der Angstneurose sehr deutlich hervor. Dabei handelt es sich bei unseren angstneurotischen Patienten um recht aktive Menschen. Aber es fällt auf, daß sie trotz ihrer Fähigkeit zur Aktivität zumindest in bestimmten Bereichen ein nicht-expansives Leben führen: Der Patient fühlt sich eingewickelt in den Willen seiner Bezugspersonen, deren Bedürfnisse er immer seinen eigenen voranstellen will. Er verhält sich gefügig, er verzichtet auf sein Eigenleben und bleibt so im Unklaren über seine tatsächlichen Lebensansprüche.

Hinter diesem Vermeidungsverhalten liegt seine ganze Lebensangst verborgen. Hinter seiner Unschlüssigkeit, an der er leidet - er "weiß" nicht, *was* er will - steht die ganze Wucht von ungelebtem Leben. Im Vergleich zum "wunschlosen" Depressiven spürt der Angstneurotische die affektive Kraft, aber ohne konkrete Vorstellung. Im Gegensatz zum hysterischen Patienten, der einen vermeintlichen Wunsch sofort umsetzt, auch wenn es nicht sein eigentlicher Wunsch ist, handelt der Angstneurotische gerade nicht. Er wirkt wie festgehalten, so, als ob er in den Startlöchern vor dem prallen Leben steht, aber nicht loslaufen kann. Im Gegensatz dazu erlebt ein Depressiver das volle Leben und seine eigenen Möglichkeiten darin erst gar nicht; der Zwangsneurotische kämpft gedanklich damit, und der Hysterische stürmt los, ohne sein Ziel im Auge zu haben. Der Angstpatient hingegen sieht nur endloses Unglück voraus und unterläßt jegliches sinnvolles Handeln. *Die motorische Handlung bleibt in der Erregung stecken.*

Eben diese Erregung beobachten wir beim Angstpatienten, wenn er angstgetrieben und voll motorischer Unruhe uns gegenüber sitzt. Er empfindet seine körperliche, muskuläre Erregung, die er nicht abreagieren kann, als sehr quälend. Ganz deutlich wird hier die Körpersensation erlebt - im Gegensatz etwa zu Schuldgefühlen, die Gefühlscharakter haben. Aber warum wird gerade Angst mobilisiert und nicht etwa Schuldgefühle? Warum bricht die Angst als Symptom durch und nicht die motorische Aktion wie beim Hysterischen oder Vorstellungsfetzen wie beim Zwangsneurotischen?

Warum gerade Angstsymptomatik?

In unterschiedlich starkem Ausmaß bricht Angst in das Bewußtsein ein und körperlich spürbare Erregung tritt deutlich hervor, während die zum ursprünglichen Impuls zugehörige Objektvorstellung verdrängt bleibt. Damit steht dem Betreffenden ein bestimmtes Antriebserleben nicht mehr ganzheitlich zur Verfügung; wie beschrieben setzt sich das vollständige Antriebserlebens zusammen aus dem Gefühlsanteil, Erregungen, Wahrnehmungen, Vorstellungen, Motorik; auch ein Furchterleben gehört dazu, das sich als gegenregulatorisches Prinzip in das Antriebserleben einmischt. Die Mitsteuerung der Furcht bildet sich im Realitätsprinzip ab; denn die begleitende, fein regulierende Furcht lenkt die Handlung und bestimmt mit, ob eine Handlung ausgeführt, aufgeschoben oder ob darauf ganz verzichtet wird.

Warum aber intensivieren sich in späteren Versuchungssituationen gerade die Erregungsbestandteile und Angst? Diese Frage läßt sich damit beantworten, daß hierin offensichtlich eine typische Antwort auf früh erlittene Bedrohungen festgeschrieben ist. Der spätere Angstneurotische ist während einer Entwicklungsphase gestört worden, in der er als Kind seine lebendigen Affekte sehr heftig spürte, sie aber noch nicht sofort zur motorischen Ausführung bringen konnte wie in der voll entfalteten ödipalen Phase, als ihm die Motorik gut durchgeübt und selbstverständlich zur Verfügung stand. Zu diesem Zeitpunkt seiner erst beginnenden ödipalen Phase war seine motorische Entwicklung noch nicht konsolidiert. Sie war noch vulnerabel.

Die Disposition zur *Angstneurose wird in der Zeit der auslaufenden analen und der beginnenden ödipalen Phase* - bildlich gesprochen *zwischen* diesen beiden Phasen - erworben. Wird in dieser Entwicklungsphase ein Kind eingeschüchtert, dann wird die Motorik per Angst eingeschränkt, aber die bereits in der Motorik lebendige, heftige Erregung bleibt bestehen und ist nicht so einzuschränken wie noch zuvor in der analen Phase. Hinzu gesellt sich eine intensive Angst, die das Einsetzen der übrigen Impulsanteile verhindert.

An sich tritt Angst beim Andrängen jeglichen verbotenen, verdrängten Impulses auf und leitet daraufhin die Verdrängung des Verpönten bzw. das Nachdrängen und Vermeidungsreaktionen ein. Bei der Angstneurose aber löst nur ein Teil der hypertrophierten Angst die Verdrängung aus, während ein weiterer Teil für die äußere Gegenregulierung verfügbar bleibt, falls der Impuls doch noch durchbräche (im Sinne einer Gegenbesetzung). Bildlich gesprochen ließe sich von einer Steigerung sprechen: Der Nicht-Neurotische hat aus seiner Erziehung, aus der Anleitung zum Sozialleben gegenregulatorische Furcht (Gebote und Verbote der versagenden Mutter/Vater) mitgenommen, die seine Handlungen so regulieren, daß er einerseits zur sozialen Rücksichtnahme in der Lage ist und andererseits seine eigenen Wünsche optimal befriedigen kann. Der Neurotische dagegen hatte erhebliche Angsterlebnisse bei der Bedrohung seiner kindlichen Wünsche verarbeiten müssen, was zur Verdrängung führte und die Verdrängung aufrechterhält. Fortan verhält er sich - übermäßig angepaßt auf Kosten der eigenen Wünsche - so, daß er keine Angst mehr haben muß. Die geglückte Verdrängung macht ihn zunächst angstfrei. Und beim Angstneurotischen erfährt die impulsbegleitende Steuerung eine spezielle, akut einsetzende Wucht.

Gerät ein Angstneurotischer in eine Versuchungssituation, "antwortet" sein bestehengebliebener Gefühlsanteil des zumeist aggressiven Impulses; diese solchermaßen intensivierte emotionale Wucht würde zur Aktion drängen, die jedoch aufgrund der Verdrängung und der motorischen Bremsung nicht zustande kommen kann. Der Angstkranke kann sich auch nicht motorisch i.S. einer Flucht wie der agierende hysterische Patient abreagieren. Sondern die akut verstärkte Affektenergie intensiviert die impulsbegleitende Gegenregulation, die ursprünglich in der präödipalen Phase mit der Objektvorstellung der verbietenden Mutter verbunden gewesen war, und bricht als manifestes Angstsymptom mit der körperlichen Erregung explosionsartig ins bewußte Erleben ein mit dem *Ansatz* zur Flucht, zur Aktivität, zur Motorik. Dem Beobachter ist die muskuläre Erregung sichtbar.

Die Angst verhindert den Durchbruch des gesamten Impulses an die Bewußtseinsoberfläche. Bei dem einen Angstneurotischen steht ganz die vorstellungslose Angst - die zugehörige Objektvorstellung bleibt verdrängt - im Vordergrund, während ein anderer Angstkranker ganz überwiegend die körperlichen

Erregungszustände und die begleitenden Kreislaufereignisse erlebt. Bei diesen Erregungen handelt es sich um innere Sensationen, die noch keine Motorik zur Folge haben.

Angstpatienten schwingen affektiv mit ihrer Umgebung so leicht mit wie hysterische Patienten; denn sie wurden erst zu einem Zeitpunkt im infantilen Leben traumatisiert, als ihnen der Erlebnisspielraum schon offen stand, mit ihrer Umwelt durch lebendige Vorstellungen und Phantasien und lebhafte Affekte kommunizieren zu können. Sie geraten leicht in Versuchungssituationen, weil ihre innerliche Welt lebhaft anklingt und von außen und innen rasch erregbar und ansprechbar ist. Einem späteren Angstpatienten stand zur Zeit seiner infantilen Einschüchterung vor allem bereits mehr motorische Aktivität zur Verfügung als dem späteren Depressiven oder Zwangsneurotischen, die sich habituell motorisch zurückhalten und eher in äußere Versagungssituationen geraten, die wiederum eine Versuchung für verdrängte Impulse bedeuten.

Als Schutz gegen den dicht unter der Oberfläche lauernden, intensiv spürbaren, aber verdrängten Wunsch neigt der Angstkranke dazu, sich Bezugspersonen zu Hilfe zu holen, von denen er sich leiten lassen möchte. Übernehmen diese Schutzpersonen die Lenkung und Leitung des Patienten, erfüllen sie damit die Aufgabe einer zumindest vorübergehend entlastenden Abwehrverstärkung. Sekundär lassen sich gegenüber den Schutzpersonen verdrängte Aggressionen unterbringen, indem sie herumkommandiert und zu allen möglichen Gefallen gezwungen werden. Dies führt wiederum zur Entlastung des Angstpatienten, wenn ein verdrängter aggressiver Konflikt andrängt.

Beim Konflikt*inhalt* handelt es sich oft um aggressive, sexuelle und geltungsstrebige Impulse, die verdrängt wurden. Dies läßt sich daraus erklären, daß der spätere Patient die angstneurotische Abwehrweise zu einem Zeitpunkt in seiner Kindheit entwickelt hatte, als er sich gerade in seiner infantilen Welt mit aggressiven - in der auslaufenden motorisch-aggressiven Phase - und ersten sexuell getönten Erlebensweisen und geschlechtsspezifischen Geltungswünschen - in der beginnenden ödipalen Phase - intensiv beschäftigte und die angstneurotische Abwehr als Antwort auf die Einschüchterung besonders dieser Impulse hypertrophierte. Letztlich geht es um die Abwehr von motorisch getragenem Expansivem.

Mit körperlichen Begleitsensationen wie Herzrasen und Schweißausbrüchen wird Angst bei starker muskulärer Unruhe (angst"getrieben") erlebt. **Körperliche Symptomatik** spiegelt nicht nur das korrelative Geschehen der Sympathicusaktivität beim Angsterleben wider. Es ist auch möglich, daß der in Versuchungssituationen verstärkte Affekt zu einer körperlichen Funktionsstörung führt. Der organische Ort kann ganz beliebig sein oder sich nach einer somatischen Vorschädigung oder überhaupt nach individuellen somatischen(!) Gegebenheiten richten. Beispielsweise kann ein Patient bei entsprechender Disposition asthmatische Zustände im Rahmen seines Angstgeschehens erleben. Ein anderer Patient neigt eher zu Dauerdurchfällen, ein anderer zu Blasenkrämpfen, ein anderer wieder zu Magenschmerzen. Diese körperliche Symptomatik läßt sich als dann als "Angstäquivalent" verstehen.

Wie die körperlichen Symptome, so wird auch das seelische Symptom des Angstdurchbruchs von ganz unterschiedlich schweren Anlässen - von maximal auffälligen Versuchungssituationen bis hin zu alltäglichen Mikrotraumen - ausgelöst. Die Angstsymptomatik erhält allerdings noch einen zusätzlichen Affektzufluß aus dem wachsenden Furchterleben, weil der Patient nach einer Weile Furcht(!) vor seinem Angsterleben entwickelt. Es ist genau genommen nicht eine Angst vor der Angst, sondern eine Furcht vor dem Angsterleben. Diese Furcht wird aber nicht mehr differenziert wahrgenommen, sondern mit in den Strudel der sich explosionsartig ausbreitenden Angst gerissen: der Patient fühlt sich überflutet von Angst und Erregung und fürchtet diese Zustände.

Die Angstzustände können konstant bleiben oder es kann sich die Angstbereitschaft immer mehr ausbreiten und schließlich das ganze Leben durchsetzen. Es ist auch möglich, daß sich die Angst an ursprünglich in der ersten Angstsituation vorhandene Umstände heftet und damit zur Phobie wird.

Phobie

Die genetisch bedeutsamen Gegenstände und Sachverhalte wirken im Falle der Phobie auch dann angsterregend, wenn sie nur einmal in der lange zurückliegenden Ursituation anwesend waren. Dabei ist die Angst, die mechanisiert und automatisiert erlebt wird, an einen jeweils in Frage kommenden Nebenumstand gebunden. Danach tritt die Angst immer beim Zusammentreffen mit diesem zufälligen Nebenumstand auf. Es muß ein "chiffrierter", also “bedeutungs-loser” Nebenumstand sein, damit er bewußtseinsfähig werden kann. In diesem Mechanismus der Verschiebung des eigentlichen Angstauslösers auf einen kleinsten oder unbedeutendsten Teil wird die Nähe der Angstneurose zur Zwangsneurose deutlich. Oft läßt sich auch beobachten, daß gewisse Situationen oder bestimmte Lebewesen (z.B. Hund, Spinne) mit der verdrängten Triebtendenz identifiziert oder von diesen symbolisch vertreten werden; diese Lebewesen etc. lassen sich dann phobisch meiden: der Patient wird quasi nicht an seine Latenz erinnert.

Natürlich kann sich auch die Phobie ebenso wie die Angst auf einem geringen Niveau halten, oder sie breitet sich kontinuierlich weiter aus, wie es bei jedem anderen Symptom, z.B. bei depressiven Zuständen oder bei Zwangsgedanken, möglich ist. Wichtig bleibt im therapeutischen Prozeß immer, sich die Angstbedingungen mit dem Patienten anzuschauen, um das Verdrängte allmählich bewußt werden lassen zu können. In der Therapie wie auch in seinem übrigen Leben neigt aber der Angstneurotische zum Vermeiden der Angst. Er sucht sich den Therapeuten als Schutzperson, indem er eine enge, freundliche Bindung herstellt, die alle Angstbedingungen draußen läßt. Er muß also vom Therapeuten immer wieder dorthin geführt werden.

Besonders häufig wird Angst erlebt, die an bestimmte Orte wie Straßen, Plätze oder Brücken gebunden ist. Einer **Straßenangst** liegen oft intensive, verdrängte Fortlaufimpulse zugrunde. Die Weglaufimpulse sind aber sekundär: Ein drängte Fortlaufimpulse zugrunde. Die Weglaufimpulse sind aber sekundär: Ein Weglaufen wird mobilisiert, weil der Patient etwas aus Verdrängungsgründen nicht bewältigen kann. Beispielsweise reagiert eine Patientin, für deren Erziehung absolute Bescheidenheit charakteristisch war und deren Eltern übertrieben ängstlich waren, daß ihr - selbständig - auf der Straße etwas passieren könnte, mit starker innerer Unruhe, als ihre verdrängten Besitzansprüche mobilisiert werden. Sie steht vor der Alternative, entweder zu heiraten - damit könnten die Besitzwünsche an einen spendenden Mann gerichtet werden - , oder eine neue Arbeit zu beginnen. (Im Berufsleben hätte sie ihre Ansprüche offen durchsetzen müssen.) Sie heiratet. Als sich ihr Lebensstandard in der Ehe nicht erhöht, kommt es zum Symptomausbruch in Form von Straßenangst und Brückenangst. Dieser Symptomatik lag eine Mobilisierung ihrer verdrängten sexuellen Hingabewünsche zugrunde. Bildlich ließe sich die innere, unbewußte Dynamik folgendermaßen beschreiben: "Ich versuche es mal als Dirne. Da meine Besitzwünsche nicht befriedigt werden können, versuche ich es mal mit Hingabe." Diese Verdrängungen lagen ihrer Straßenphobie zugrunde.

Brückenangst wird vordergründig als Furcht vor dem unter der Brücke brausenden Strom oder vor der gähnenden Tiefe erlebt; dahinter aber steht, daß die Brücke als Träger des Vertrauens gilt. Als sehr gefügiges Kind aber hatte diese Patientin ihren Bezugspersonen nicht vertrauen können; sie hatte deren Verhaltensweisens nicht prüfen dürfen und konnte daher im Grunde auch nicht vertrauen lernen. Die Impulse des Vertrauens, der Hingabe, auch der sexuellen Hingabe, drängen bei dieser Patientin nun verstärkt an und zwar besonders an Orten, die dies symbolisch ermöglichen würden. Dies (es ist unbewußt) ließe sich mit den Worten beschreiben: "Es mögen mir Menschen begegnen, vor denen ich hinsinken kann, ohnmächtig werden möchte. Möge die Brücke brechen, damit ich getragen werde." In ihren Hingabewünschen war diese Patientin in der ödipalen Phase gescheitert und reagierte mit Verdrängung und mit einer Angst vor der Welt. Sie erlebte alles in der Welt als unsicher. Leere Straßen und die unendliche Ferne bei der Brücke empfindet sie als ängstigend, denn sie verkörpern auch die Versuchung, aufs Leben loszulaufen. Auf ihre eigenen Tendenzen reagiert die Patientin phobisch. Die Phobie hat zunächst einen entlastenden Affekt, denn durch sie ist die Patientin von der Welt abgeschnitten; in der Isolation lassen sich auf das Leben hindrängende Impulse und Hingabewünsche leichter in Verdrängung halten.

Verdrängte Hingabetendenzen können auch in ganz anderen Situationen mobilisiert werden. Beispielsweise zeigt sich oft im Schwindelgefühl der verdrängte Wunsch, vertrauend loszulassen, jemandem zu Füßen zu sinken. Ein latenter Hingabewunsch kann auch bei Gelegenheiten wie einer Narkosesituation andrängen, wonach es dann zum Symptomausbruch kommt. Ebenso weist der Impuls, aus dem Fenster zu springen, auf die Latenz hin, sich fallen zu lassen, sich gehen zu lassen. Dieser Wunsch kann seinen psychodynamisch wirksamen Hintergrund im sexuellen oder im analen Bereich haben. Erwächst er auf einer analen Grundlage, hieße sich hingeben: sich aggressiv benehmen zu dürfen und sich emotional zu verströmen. Je gestauter ein retentiver Patient ist, um so stärker ist seine Hingabesehnsucht. Je kontrollierter sich ein Patient verhält, um so eher treten einschießende Hingabetendenzen auf, die in Form von Angst vor dem Fallen oder vor Verrücktheit erlebt werden. Hier zeigen sich Übergänge zwischen phobischen Ängsten und zwangsneurotischen Zügen. Die Angst vor einem Kontrollverlust, hinter dem der abgewehrte, angstbesetzte Wunsch nach unbedenklicher Hergabe steht, tritt als Zwangssymptom, beispielsweise als Zwangsimpuls, vom Balkon zu springen, auf, wenn der Betreffende schwerpunktsmäßig in seiner analen Entwicklungsphase eingeschüchtert worden war - und er tritt als Angstsymptom mit körperlicher Erregung, beispielsweise in der Vorstellung vom Balkon zu fallen, auf (wobei der Balkon dann phobisch gemieden wird), wenn der Betreffende nach oder in der ausklingenden analen Phase erheblich gestört worden war.

In der Angst vor dem Erleben von Unendlichkeit, Ferne oder **Weite** wird die mißglückte Auseinandersetzung mit dem Raum bildhaft deutlich: Der Patient hat seinen Platz in der Welt nicht gefunden. Er hat auf ein eigenständiges Leben verzichtet und kann nur in hysterisch vagierender Weise oder in zwangsneurotischer Lebensweise mit Hilfe äußerlicher Pflichterfüllungen in seiner großen Lebensängstlichkeit Stabilisierung finden. Die Patienten haben keine Maßstäbe für ihre propulsiven Möglichkeiten und fürchten diese.

Ihre Beziehung zum Raum ist gestört, weil sie ihre Bewegungslust, ihre Eroberung des Raumes nicht unbefangen entfalten konnten. Im Gegensatz zum Zwangsneurotischen haben sie aber die Bewegungslust erlebt. Ihre Motorik wurde erst etwas später bis auf den Erregungsanteil zurückgestaucht, als sie mit ihrem Drang nach Selbständigkeit störten und von den einschränkenden Bezugspersonen so geängstigt wurden, daß sie ihre *motorisch bewegten Bedürfnisse verdrängten.* Berichten Patienten von ängstlichen Müttern, schildern sie häufig, daß ihnen Motorik mit der Mutter erlaubt war, die das Bewegungsausmaß angab und insbesondere eine eigenständige (oft von der Mutter aus ihrer eigenen Ambivalenz befürchtete) Motorik als Weglaufen mißdeutete und verhinderte. Sie erzählen, daß sie als Kinder immer "ängstlich" an der Hand ihrer Mutter gingen. Andere Patienten wiederum erinnern sich, immer schon gerne alleine rausgelaufen zu sein und nur draußen gespielt zu haben. Hier finden wir oft, daß die Betreffenden aus ihrer lieblosen oder angsterregenden Familienatmosphäre auf die Straße flüchteten. Erst neue Ängste - beispielsweise aggressiver Art -, die sie draußen erlebten und nicht bewältigen konnten, haben sie wieder ins Haus zurückgetrieben.

Im Fortlaufen, in den beängstigenden Phantasien über die verlockend-gefürchtete Ferne liegt überdeterminierend auch der Wunsch, das Wunderbare zu finden. Ein Stück Hoffnung, die Suche und das Finden der "blauen Blume", liegt für den motorisch-agilen Patienten darin.

Äußerlich gegenteilig zur agoraphoben Form wird die **Klaustrophobie** beschrieben. Klaustrophobie meint die Angst des Patienten vor dem Alleinsein im geschlossenen Raum. Der geschlossene Raum steht beispielhaft für die Versuchung, loszuschlagen. Analog läßt sich die Angst von Kindern im Dunkeln als Angst vorm Durchbrechen aggressiver Impulse verstehen.

Eine heftige Angst **in Menschenmengen** kann vielfältige Hintergründe haben. Öfter finden wir eine orale Problematik; diese Situation, in der sich der Betreffende von den Umstehenden bedrängt fühlt, mobilisiert bevorzugt eine orale latente Geschwisterproblematik. Aber eine Menschenmenge kann auch als Versuchungssituation für andrängende Schau- und Zeigewünsche stehen, die jedoch aus Angst vor Bestrafung der Abwehr unterliegen.

Nicht nur äußerliche Objekte oder Situationen mobilisieren verdrängte Impulse und lösen Angstsymptome aus, sondern auch innerliche Vorgänge, wie dies z.B. bei der **Erythrophobie** geschieht. Die Störung liegt nicht darin, daß der Patient auf bestimmte Situationen vasomotorisch reagiert (das wäre physiologisch); sondern er reagiert darauf, daß er von sich selbst weiß, daß er in dieser Weise zu reagieren pflegt. Der Betreffende wird sich selbst zum Gegenstand. Zum Beispiel fürchtet eine Patientin im Zusammensein mit Menschen, von unwillkürlichen Blähungen belästigt zu werden, und ihr Erröten bezieht sich auf diese Vorstellung. Unsicher werdend, im Zustand erhöhter Labilität und verringerter Steuerungsfähigkeit wird das Aufkeimen dieser Tendenz gefühlt. Die Erinnerung an das frühere peinliche Verhalten taucht unter der Therapie schlicßlich auf. Sie erinnert Situationen, in denen Blähungen aufgetreten sind, als sie nämlich im Begriff war, sich vertrauend zu verströmen. Auch gegenüber einem Mann, zu dem sie Vertrauen haben konnte, drängten verdrängte sexuelle Hingabewünsche an. Auftretende Blähungen allerdings stellten in peinlicher Weise die Distanz wieder her und "befreiten" die Patientin aus der Gefahr, sich "unvorsichtig" hinzugeben. Im Symptom des Rotwerdens setzt sich schließlich die ursprüngliche Tendenz wieder durch: indem das Blut in die Peripherie einschießt, stürzt es gewissermaßen anstelle des gesamten Menschen auf den anderen Menschen zu.

Erröten kann bei sämtlichen verdrängten Impulsen auftreten. Beispielsweise erröten Patienten bei einer Gelegenheit, in der nur ganz leise latente orale Impulse anklingen, auf die die Betreffenden bereits überempfindlichst mit Schuldgefühlen reagieren. Offenbar basiert die Erythrophobie auf einer starken Über-Ich-Ängstlichkeit. Dies weist auf eine etwas betontere anale Struktur hin, die hier zugrundeliegt. Denn das Rotwerden als Antwort auf einen verpönten Triebimpuls steht in engstem Zusammenhang mit der Angst vor einer Strafe; es ist die Angst, schon allein für einen Gedanken bestraft zu werden.

Eine besondere Akzentuierung erhalten die Phobien, wenn die Angst vorm eigenen **Tod** mit darin verwoben wird. Gedanken an den eigenen Tod sind an sich völlig natürlich. Ein dauerndes Bewußtsein vom Tod bleibt bei jedem Menschen als Stimmungshintergrund des Lebens erhalten. Besitzdränge, Geltungswünsche und Aggressionen stehen in unmittelbarer funktionaler Abhängigkeit von der Todesfurcht. Ohne Todesfurcht wäre ein Mensch weniger besitzgierig, weniger geltungsstrebig und viel weniger aggressiv.

Eine genauere Beschäftigung mit den Vorstellungen vom Tod tritt erstmalig am Ende der ödipalen Phase im Zusammenhang mit der Entwicklung von Zeitvorstellungen auf, die sich erst nach der magischen Phase entfalten. Ist das noch asynchrone, magische Denken durch die Realitätsprüfung aufgelöst, können exaktere Zeitvorstellungen ab etwa dem sechsten Lebensjahr gebildet werden. In der Latenzzeit registriert der Heranwachsende die Zeitempfindungen bereits deutlich und setzt sie noch genauer ins Maß. Der Pubertierende schließlich erfaßt und verarbeitet seine physiologischen und psychologischen Änderungen in einem zeitlichen Zusammenhang. Hier kann erstmalig die eigene Entwicklung durch Veränderung ganz bewußt erlebt werden. Der Pubertierende erfährt nun, daß eine innerliche Veränderung auch bedeutet, daß etwas Altes, daß alte Bewältigungsmechanismen überholt sein können; diese kann der jugendliche Mensch beiseite lassen zugunsten der Entfaltung neuer adäquater Bewältigungsstrategien. Darin liegt der Gedanke, daß Änderung auch heißt: "Das Alte muß sterben". Schwellensituationen, die eine Entwicklung andeuten, stehen oft in assoziativer Verbindung mit Todesgedanken.

Wenn bei Angstneurosen Todesangst im Vordergrund steht, wird sie in solchen Lebenssituationen ausgelöst, in denen die betreffenden Patienten vor der Notwendigkeit stehen, die Schwelle für eine eigenständige Entfaltung zu überschreiten; wenn beispielsweise eine Patientin ihren infantilen Status als passiv abwartendes "Mädchen", das sich nur vom Partner versorgen läßt, aufgeben soll und in die Selbständigkeit des Erwachsenenleben eintreten müßte - wenn sie sich als Frau zur Geltung bringen müßte, wenn sie sich durchsetzen und fordern müßte, wenn sie überhaupt einen eigenen Lebensplan entwerfen müßte. Aufgrund ihrer Verdrängungen kann sie aber diese Situation nicht bewältigen. In dieser Schwellensituation - Versuchungssituation - werden ihre Latenzen mobilisiert, und Angstsymptomatik bricht aus.

Inhaltlich verdichtet sich diese Angst gerade zur Todesangst, weil die Patientin die Situation nicht anders bewältigen zu können meint als durch Rückzug. Und Rückzug vor dem Leben kann wie der Tod erlebt werden. Dies entspricht der Reaktionsweise eines dreijährigen Kindes, das eine Situation nicht bewältigen kann. Ermuntert beispielsweise ein Erwachsener ein Kind, das bereits selbständig von Stufe zu Stufe springt, nun über zwei Stufen zu springen und schafft das Kind diese Aktion nicht, dann zieht es sich derartig entmutigt zurück, daß es überhaupt nicht mehr über irgendeine Stufe springen will, auch nicht mehr wie zuvor von einer Stufe zur nächsten. So verhält sich ein Patient mit Todesangst. Darin haben sich das motorische Verhalten und die Zeitvorstellungen aus dem Entwicklungsstand des dreijährigen Kindes - dem Zeitpunkt, als die Prädisposition zur Angstneurose gesetzt wurde - erhalten: Die erste infantile Unterscheidung zwischen tot und lebendig bezieht sich auf die Motorik; alles, was sich bewegt, gilt als lebendig, jedes Nichtbewegen als tot. So sind beispielsweise noch vierjährige Kinder erschrocken, wenn sich die Mutter nicht bewegt, während sie schläft. Diese Vorstellung hat sich auch, wie bereits beschrieben, beim Zwangsneurotischen erhalten, dessen Todeswünsche oft einfach nur heißen, daß der andere, der störende Mensch (meist die Eltern) nicht ein*greifen* und nicht den Patienten stören sollen; sie sollen sich nur nicht bewegen. Bewegungslosigkeit mit Tod gleichzusetzen, ist in diesem Entwicklungsschritt noch möglich, weil das Zeitgitter fehlt und daher der Tod nicht mit Endgültigkeit verknüpft werden kann.

Fühlt sich also ein Angstkranker außerstande, einen Reifungsschritt zu bewältigen, bleibt er quasi bewegungslos zurück; in innerlicher Erregung und Unruhe konzentriert er sich dann auf jede Bewegung, jede Veränderung in seinem Körpergeschehen: Jeder körperlicher Vorgang, sei es nun ein Pieksen im Bauch oder eine passagere orthostatische Dysregulation, könnte seiner Meinung nach eine todbringende Krankheit anzeigen. Oft entwickelt sich eine starke Angst, an einer Krankheit zu sterben. Anstatt sich mit der Außenwelt und seinen inneren Ängsten zu befassen, zieht er sich auf seinen Körper zurück und setzt sich mit ihm auseinander.

Der motorische Zufluß zeigt sich bei Patienten mit Krankheitsphobie - im Gegensatz zu depressiven oder zwangsneurotischen Patienten - besonders in ihrer Art des Umganges mit dem vermeintlich bedrohlichen Körpersymptom. Angstpatienten alarmieren aufgeregt ständig ihre Ärzte und bedrängen diese in den Konsultationen. Depressive oder Zwangsneurotische hingegen grübeln zumeist affektärmer über ihre befürchteten körperlichen Krankheiten. Sekundär bleibt dem Angstneurotischen sein infantiler oder passiver Status durch die Arztlaufereien erhalten, weil er sich passiv versorgen lassen kann. Dadurch wird der andrängenden latente Impuls, der dicht unter der Oberfläche schlummert, in Verdrängung gehalten. Das *Formale*, das Angstsymptom selber, ist also der Durchbruch des Verdrängten. Die *inhaltliche* Ausgestaltung mit der Todesthematik aber ergibt sich aus den bereits erfahrenen inneren Erlebnissen während der eigenen Reifungsschritte.

Herzangstneurose

Eine spezielle Ausarbeitung der Todesangstproblematik finden wir bei der Herzangstneurose. Die Patienten beklagen Herzsensationen wie Stechen, Drükken, Schmerzen, Tachykardie, Palpitationen, und vor allem haben sie die furchtbare Angst, jederzeit am Herzversagen sterben zu können.

Die Beobachtung zeigt, daß bei den Herzangstpatienten das Gesamtgefüge der Emotionalität, die erst die Sicherheit im Handeln gibt, gestört ist. Werden bestimmte neue, bisher unbekannte Anforderungen gestellt, z.B. im Umgang mit einer bestimmten Person oder im Berufsleben, wird üblicherweise ein gefühlsgetragenes Urteil darüber, wie diese Situation zu bewältigen ist, gefällt. Dieser mitschwingende Gefühlshintergrund aber ist beim Herzneurotiker gerade nicht homogen. Das Gefüge seiner Emotionalität ist nicht zu einem eindeutigen Hintergrund integriert, der ihm die gefühlsgetragene Sicherheit gibt, in einer sicheren Weise zu handeln. Sondern sein Gefühlshintergrund ist erschüttert. Wenn dann eine neuartige Anforderung an den Patienten herantritt, antwortet kein eindeutiges emotionales Gefüge, das eine Handlungsrichtung einleiten könnte, so daß die innerliche Gefühlsunsicherheit plötzlich ganz deutlich wird.

Herzsensationen begleiten diese Gefühlsunsicherheit, in die sich Ängstlichkeit mischt, mit der wiederum die nun etwas veränderte Herzfunktion mitschwingt. Diese unerwartet einschießenden Organerlebnisse erwecken plötzlich bewußtwerdende Angst. Die vom Patienten vorher nicht registrierte Ängstlichkeit wird als akute Angst - zunächst freiflottierend - rückerlebt und auf das Organ Herz bezogen: Angst um die Tätigkeit des Herzens, das versagen würde; die Angst wird zur Todesangst. Beispielsweise berichtet ein Patient von heftigen Herzsensationen und entwickelt daraufhin Todesangst, einmal als ihn eine angebetete Frau abwies und dann, als er an einer Baustelle vorbeiging, die ihm nicht genügend abgesichert erschien. In beiden Situationen konnte er sich aufgrund seiner Verdrängungen nicht adäquat verhalten: Gegenüber der Frau bemerkte er, daß er mit seiner bisher fassadenhaften Art des "harmlos lieben Jungen" nicht ankam, und bei der Baustelle traute er sich nicht, die ihm notwendig erscheinende Auseinandersetzung mit den Bauarbeitern um eine Absicherung der Baustelle zu. Diese Versuchungssituationen intensivierten den Gefühlsanteil des verdrängten phallischen Impulses (er hätte sich gegenüber der Frau, die das erwartet hatte, phallisch-erobernd verhalten müssen und gegenüber den Arbeitern phallisch-rivalisierend). Das Andrängen solcher Gefühle ließ ihn sein innerliches Gleichgewicht verlieren. Das mit der ängstlichen Verunsicherung einhergehende körperliche Äquivalent - Herzfrequenzsteigerung etc. - erlebte der Patient als Herzangst.

Im Gegensatz zum Phobischen, der *vor* einer phantasierten Handlung Angstattacken erlebt, kommt es beim herzneurotischen Patienten zum Herzangstanfall *während* und weil er sein inneres Gefühlsgleichweicht verliert. Ein anderes Beispiel mag diese Dynamik weiter verdeutlichen: Es stellt sich bei einer Patientin plötzlich Herzangst ein, als sie fremdgeht. Ihr war deutlich geworden, daß sie mit dem Fremdgehen gegen ihre eigenen Gesetze verstoßen und damit "böse" Gefühle hatte. In ihrer Gefühlshaftigkeit erlebte sie sich nun zutiefst erschüttert. Wie kommt es aber zu diesem unsicheren Gefühlsgefüge und warum überdauerte die Gefühlssicherheit nicht länger?

Es handelt sich hier um eine sehr fein verteilte Gestörtheit. Die Emotionen aus jedem Antriebsbereich, dem oralen, analen, aggressiven und sexuellen konnten sich nicht zu einem harmonischen Ganzen zusammenfügen. Dieser Entwicklungsschritt wird nach der motorisch-aggressiven Phase vollzogen. Wie bereits beschrieben besteht zu dieser Zeit, in der ödipalen Phase, eine lustvolle Handlungsbereitschaft und die Lust an der Eroberung neuer Lebensräume einhergehend mit dem Wunsch, von den Bezugspersonen bestätigt zu werden. Daraus ergibt sich die gefühlsgetragene Sicherheit: Das Kind erfährt, daß sein inneres Erleben - zusammengesetzt aus den Einzelbestandteilen des oralen, analen, sexuellen Erlebens - und sein Erreichen von Handlungszielen zusammenpassen.

Beim Herzneurotischen hingegen konnte sich kein stabiles, konstantes Gefühlsgefüge, das sich aus allen Gefühlsrichtungen des Antriebserlebens zusammensetzt, bilden. Meist spürt der Träger, bereits als Kind, dumpf seine Gefühlsunsicherheit, die nur in neuen, unvertrauten Situationen bemerkbar wird. Es ist dann möglich, daß sich das verunsicherte Kind zwecks Angstreduktion enger an die Mutter anschließt.

Das gelockerte emotionale Gefüge kommt verstärkt in der Zeit der Vorpubertät zum Tragen. Um das elfte Lebensjahr erfolgt intensiver die ganz bewußte Verarbeitung der eigenen Leistungsfähigkeit sowohl in körperlicher wie in geistiger Hinsicht. Körperliches und Seelisch-Geistiges werden bewußt in ihrer Gleichzeitigkeit und in ihrer Wechselwirkung mit dem Körper reflektiert. Hierher gehört auch das Aufmerken auf eigene Herzsensationen, wie sie bei Aufregung, Anstrengung und Angst ganz besonders häufig im Pubertätserleben auftauchen. In dieser Zeit finden sich bei den späteren Herzangstpatienten die ersten bewußten Angstanfälle. Zwei wichtige Umstände begründen dies: Zum einen erleben die späteren Patienten in dieser Zeit ihrer verstärkten Außenwendung eine erste bewußte, heftige gefühlshafte Verunsicherung, die mit der gleichzeitigen beunruhigend veränderten Herztätigkeit registriert wird. Zum anderen begünstigt eine gesteigerte Selbstbeobachtung diese Angstanfälle, die derart wirkt, daß sich der Jugendliche gerade aus Angst von der Außenwelt zurückzieht und so die Aufmerksamkeit verstärkt auf sich selber wendet.

In dieser Zeit der Vorpubertät entwickelt sich der Heranwachsende allmählich aus seinem festgefügten Kindheitsrahmen heraus. Beim späteren Herzangstpatienten finden wir, daß gerade diese Umbruchsphase durch unerwartet eintretende Unsicherheitsfaktoren gestört wurde. Beispielsweise kann der plötzliche Verlust des finanziell wichtigen Elternteils durch Scheidung oder Tod oder ein Umzug in ein völlig neues Milieu die bestehende Verunsicherung noch vertiefen. Im gleichen Sinne wirkt auch, wenn der Vorpubertierende von einer anklammernden Mutter, oft selber vom Partner enttäuscht, oder von einer ihn allein betreuenden Großmutter, an die der Patient schuldgefühlshaft "dankbar" gebunden bleibt, in seiner Entfaltung nach draußen blockiert wird und sich in dieser erzwungenen zu engen Bindung mit seinem pubertär sich verändernden Innenleben nicht mehr zurechtfindet. Eine erschwerte innerliche Ablösung von den Eltern vertieft die bereits bestehende Gefühlsunsicherheit. Die seitdem begleitende Angst verringert im weiteren Lebensaufbau die Erlebnisintensität von Impulsen und hemmt den Patienten sogar darin, eigene Antriebsziele intensiv zu verfolgen.

Muß der Patient in seinem späteren Leben bestimmte - ihn ängstigende - Aufgaben bewältigen, scheut er zurück, was sich wiederum bremsend auf seine Leistungsfähigkeit auswirkt. Wenn sich der Patient selber als Opfer seiner mangelhaften Lebenstechnik erlebt, - wenn er sich beispielsweise nicht angstfrei vom Elternhaus trennen und seine sexuellen Tendenzen nicht lustvoll auf fremde Menschen richten kann - dann ist es möglich, daß er seinen Ausweg darin sucht, in die Geborgenheit und Passivität bei einem Partner unterzukriechen; dies liegt umso näher, je stärkere Verwöhnung der Patient kennengelernt hatte. Damit tritt er einen Rückzug von der ängstigenden Welt mit ihren ganzen unvorhersehbaren

Situationen an; Lusterleben kann er dann - statt expansiv zu sein - im Sinne einer Ersatzbefriedigung über orales Versorgtwerden befriedigen.

Dies ist ein sekundärer, unteroptimaler Lösungsweg. Solche Patienten sind dann so lange symptomfrei, wie sie in dieser gewohnten Situation leben. Meist hatten sie ihre erste Herzsymptomatik nach Verlassen des Elternhauses, als sie sich in der neuen Situation des ersten Alleinseins fanden. Wenn die Patienten dann aber in der Versuchung stehen, diese geschützte Situation zu verlassen, beispielsweise über Trennung, Berufswechsel oder über Fremdgehen, lassen verstärkt andrängende Gefühlsbestandteile von verdrängten (z.B. oralen, aggressiven, sexuellen) Impulsen die Gefühlserschütterung in der ausgelösten Herz- angstsymptomatik deutlich werden.

Solch eine Geborgenheitsatmosphäre hatten die betreffenden Patienten nur als das "kleinere Übel" aufgesucht, aus Schutzbedürfnis vor neu zu gestaltenden Situationen. Auch wenn ein Patient in dieser Situation depressive Reaktionen zeigen sollte, muß hier keine orale Problematik hineininterpretiert werden. Es ist genau zu untersuchen, ob es sich dabei um eine nicht-neurotische Reaktion oder um den Durchbruch des Verdrängten in Form des depressiven Symptoms handelt. Ein nicht-neurotisches depressives Erleben wäre als Reaktion darauf zu verstehen, daß der Patient spürt, in ein erhebliches Defizit mit seinen Lebensmöglichkeiten geraten zu sein. Er merkt, daß er sich bisher nicht das vom Leben hat holen können, was er nun erstmalig "zufällig" und spät erlebt, wie beispielsweise erste aufregende Liebesabenteuer mit fünfzig Jahren, wodurch die langjährige Ehe wie ein Gefängnis empfunden wird, zumal die neue Lustmöglichkeit wieder versagt wird (wenn beispielsweise die neue Freundin geht).

Es wäre zu kurz umschrieben, wollte man in solch einer Situation die Herzangstsymptomatik ausschließlich als unbewußt aggressiven Akt gegen die Schutzperson, evtl. auch in Mutterübertragung, verstehen. Denn diese Konstellation einer allzu engen Beziehung ist sekundär als Ausweg aus der ursprünglichen Bedrängnis zu sehen, so daß die daraus abgeleiteten aggressiven Reaktionen gegen solch eine einengende Person tertiär sind und im Allgemeinen nicht die ursprüngliche Versuchung eines verdrängten Inhaltes darstellen. Wollte man dennoch ausschließlich einen verdrängten aggressiven Konflikt, der am Organ des Herzens erlebt wird, der Herzangst zugrundelegen, würde es sich genau besehen um ein Konversionssymptom handeln: diese Lokalisation ergibt sich aus der unbewußten Vorstellung oder Gleichsetzung von Herz und "Liebste/r", die durch die Aggressionen schmerzhaft getroffen wird oder zu sterben droht oder sich am Aggressor mit dessen Schädigung und Tod rächt.

Während einige Patienten zu dem beschriebenen Rückzug in eine geborgenheitliche Partnerschaft neigen, versuchen andere Patienten ihre tiefe, ängstigende Unsicherheit mit völlig übermäßigen Aktivitäten zu übertönen, insbesonders wenn diesem Weg noch weitere neurotische Bestandteile entgegenkommen. Ist ein Patient beispielsweise in seinem Geltungs- oder Leistungsstreben gänzlich unbefriedigt, beginnt er, sich durch exzessives Arbeiten völlig zu verausgaben, ohne auf seine körperliche Leistungsgrenze zu achten. Eben gerade seine ängstigende Verunsicherung, die er am Herzen zuvor rückerlebt hatte, soll übertönt werden. Derartig getrieben richtet er seine Aufmerksamkeit nicht mehr auf seine körperliche Innenbefindlichkeit, so daß er beim Arbeiten die physiologischen Rückkopplungen, die eine Überlastung anzeigen, nicht registriert. So kann es leicht zur organischen Herzschädigung kommen, die je nach somatischen Gegebenheiten bis hin zum Herzinfarkt gehen kann. Die ungeheuren Leistungsanstrengungen, die dabei durchaus völlig ineffizient sein können, rationalisiert der Patient leicht mit angeblichen äußerlichen, existentiellen Unsicherheiten. Oder die Patienten werfen sich in immer neue Ehen, neue Liebschaften, um ihre Gefühlsunsicherheit überzukompensieren; dies um so eher, wenn eine sexuelle Hingabeproblematik besteht, wobei sich der Patient ohnehin schon über diesen Weg eine Entlastung seiner inneren, verdrängungsbedingten Gestautheit sucht .

Ein Herzneurotischer kann reale Situationen wie die richtige Arbeitsstelle, die günstigste Arbeitsweise oder den passenden Partner nicht richtig einschätzen, und er kann auch kein sicheres Handeln entwickeln, eben weil er sich kein gefühlsgetragenes Urteil zuvor bilden kann. Es kommt zu permanenten unteroptimalen Handlungen, die zumeist nicht in eine echte Befriedigung münden können und die dann die Gefühlsunsicherheit nur noch weiter chronifizieren. Daher läßt sich die Todesangst, die mit den Herzanfällen einhergeht, überdeterminiert auch als unbewußter Todeswunsch verstehen, deren Realisierung der Patient im Symptom vorwegnimmt: "Ich kann nicht mehr." Es wundert dann nicht, daß unsere Patienten mit Herzangst meist dann zur Therapie kommen.

Herzangstpatienten, die wegen ihrer Symptomatik den Arzt aufsuchen, zeigen wie überhaupt Angstneurotische mit ihren Körperbeschwerden typische Verhaltensweisen. In ihrer lebendigen und leicht anregbaren Phantasie und auch in ihrer - wenn auch überkompensatorischen und ängstlichen - raschen Handlungsbereitschaft sind sie auch in der Interaktion sehr um aktive Gestaltung bemüht. Zum Rückzug auf sich selbst neigen sie nicht. Selbst wenn sie sich sehr auf sich selbst und auf ihre körperlichen Beschwerden konzentrieren, unterscheiden sie sich noch von hypochondrischen depressiven oder zwangsstrukturierten Patienten.

Bemerkungen zur Hypochondrie

Hypochondrisches Erleben begegnet uns häufiger bei unseren Patienten. Dabei handelt es sich um ein ubiquitäres Phänomen, das bei allen, auch Nichtneurotischen vorkommt. Hier läßt sich jedoch nur eine Aussage über Hypochondrie bei neurotischen Patienten machen, weil wir nur sie in relevantem Ausmaß beobachten und daher nur in diesem Rahmen Verbindliches aussagen können.

Eine hypochondrische Einstellung drückt letztendlich den Rückzug eines Patienten auf seinen Körper und dessen Funktionen aus - so, wie der Narzißmus die charakterliche Verarbeitung des Rückzugs auf die eigene Person, äußerlich wie innerlich, darstellt. Bei unseren hypochondrisch klagsamen Patienten fällt zunächst auf, daß sie ihre Beschwerden mit einer Note von Selbstgefälligkeit und Kritiklosigkeit schildern. Es interessiert nur der eigene Körper, die weitere Umgebung und besonders ihre Beziehungen zu anderen Menschen (und zum Therapeuten!) treten dahinter zurück. Der Patient lauscht allein nach innen anstatt auch nach außen. In diesem Rückzug wird eine präödipale Akzentuierung deutlich.

Zwar kennen wir auch bei Angstneurotischen und Hysterischen die ständigen Beunruhigungen über vermeintliche (unerkannte) Krankheiten, aber die Note der Kommunikation ist bei diesen Patienten eine andere: Sie werfen sich mit Wucht auf ihren Arzt und wollen ihn zum Handeln (Diagnostik) zwingen. Sie benutzen quasi ihre Körpersymptomatik für die Kommunikation. Sie haben ihr Gegenüber und dessen Reaktionen im Auge; dies weist nochmals darauf hin, daß diese Patienten erst in einer kindlichen Entwicklungsphase gestört worden sind, in der sich ihr motorisches Ausdrucksverhalten und ihr intensives Interesse am anderen Menschen schon weit entfaltet hatten. Ihre neurotisch bedingte Problematik wird im aktiven mitmenschlichen Feld agiert, und ein Rückzug ganz in sich hinein unter Aufgabe von Interaktion ist meist nicht mehr in sehr ausgeprägtem Maße möglich.

Patienten mit einem starken hypochondrischen Zug dagegen wenden sich ganz der detaillierten Funktionsweise ihrer Organe zu und beziehen ihr Gegenüber nur soweit mit ein, als daß der andere zuschauen darf. Ein Hypochonder hat sein Interesse bereits vom anderen Menschen abgezogen. Er hat die Entfernung zwischen sich und einer anderen Person so vergrößert, daß es ihm nun möglich ist, sein Ich - genauer: sein Körper-Ich - als Ersatz für andere Menschen zu nehmen. Während die Interaktion eigentlich zwischen einem anderen Menschen und dem (hypochondrischen) Patienten erlebt werden müßte, spielt sie sich nun im Ein-Personen-Haushalt zwischen der Körperschale des Patienten und seinem seelischen Inneren ab. Ein Hypochonder korrespondiert mit seinen Körperteilen und erlebt und belauert fasziniert deren Funktionsweise (Schmerzen, Normfunktionen, auch Dysfunktionen etc.) wie zuvor eine Handlung oder Einstellung eines anderen Menschen.

Bildlich ließe sich dieser Prozeß so formulieren, daß der Patient einen anderen Menschen, zumeist eine Konfliktperson, in sich aufgenommen hat wie über eine orale Aufnahme. Es ist, als ob die Bezugsperson im Patienten "wohne" und ihr Eigenleben führe in Form eines Organes, das nicht oder falsch funktionieren "will". Mit der intensiven Beobachtung dieser wie personifizierten organischen Vorgänge ist der Patient beschäftigt - anstatt sich beispielsweise aggressiv mit der realen Konfliktperson auseinanderzusetzen.

Diese Innenkehr wird durch einen ausgeprägt retentiven Zug ermöglicht. Wir beobachten, daß der Patient mit ausgeprägterer Hypochondrie keine Aufmerksamkeit, keine Emotionen seinem Gegenüber hergibt, überhaupt gar keinen Drang verspürt, sich lustvoll nach außen zu verströmen. Weder Triebhaftes noch soziale Bedürfnisse kommen in ihm auf. Er bleibt ego-zentrisch eingeengt in sich. Seine Leistungsfähigkeit wird immer weiter eingeschränkt. Denn zusätzlich zu einer meist zwangsneurotisch begründeten Arbeitsstörung, die ein lustvolles Produzieren verunmöglicht, finden wir beim Hypochonder häufig den verstärkenden Krankheitsgewinn, daß er als kranker Mensch nicht zu arbeiten braucht. Diese Gratifikation verstärkt wiederum seinen sozialen Rückzug. Auf dieses Konglomerat kann sich dann noch die - tröstende, und das heißt auch chronifizierende - Phantasie aufsetzen: "Wäre ich nicht krank, dann wär ich der Leistungsstärkste".

Der Rückzug auf den eigenen Körper kann durch eine zugrundeliegende intentionale Störung in der Welterfassung erleichtert werden. Wird die Außenwelt nicht apperzipiert, kann sie die Aufmerksamkeit des Patienten nicht mehr auffordernd anlocken. Außerdem erlebt ein schizoid geprägter Patient seine inneren, durchaus auch physiologischen Körperempfindungen viel leichter als beunruhigend, weil sie ihm unvertraut geblieben sind. Die intentionale Distanz zum eigenen Körper erleichtert es, sich mit den eigenen Körperorganen wie mit etwas Fremdem grüblerisch zu beschäftigen.

Die hypochondrische Einstellung bewirkt aufgrund mangelnder Zuwendung zur Außenwelt eine Verstärkung der Wahrnehmung von Körpersensationen. Wenn winzige Erregungsmengen, die verdrängten Impulsen entstammen, ihren Manifestationsort von Organ zu Organ wechseln, empfindet ein hypochondrischer Patient die jeweiligen - neuen - Körpersensationen immer wieder als fremdartig und krank. Dadurch kommt der ständige Organwechsel in der Symptomatik zustande.

Die intensivierte Wahrnehmung wiederum zieht immer mehr von der noch verbliebenen Zuwendung von der Außenwelt ab - im Sinne eines sich selbst verstärkenden Prozesses - , bis schließlich der Patient nur noch über seine Körperberichte Kontakt mit anderen Menschen aufnimmt oder nur noch im Dienste seiner Gesundheit lebt. Ist er erst auf der Suche nach einem vermeintlich gesunden Leben völlig eingeengt, können andere Menschen und deren Bedürfnisse nur noch störend wirken. Libidoökonomisch betrachtet werden hypochondrische Patienten ihre aufgestaute Energie nur noch bei sich selbst los und "brauchen" sich nicht mehr mit anderen Menschen auseinanderzusetzen.

Der hypochondrische Rückzug bietet sich als eine, wenn auch sehr ungünstige Bewältigung jeglicher neurotischer Problematik an, wenn eine präödipale Fixierung entgegenkommt. Drängen bei einem Patienten beispielsweise latente aggressive Impulse in einer Auseinandersetzung mit einer nahestehenden Person an, dann wendet er den begleitenden Muskelinnervationen und Muskelsensationen verstärkte Aufmerksamkeit zu und nimmt sie schließlich, durch Konzentration intensiviert, als Schmerzen am ganzen Körper wahr. Die unbewußte aggressive Erregung reagiert er anschließend über die denkerische Beschäftigung mit dieser Dysfunktion in kleinsten Mengen ab.

Einen besonderen neurotischen Zuschuß kann hypochondrisches Erleben auch aus einer starken, unbewußten Ehrgeizproblematik erhalten. Kann ein Patient aus bestimmten Gründen, beispielsweise aufgrund einer neurotischen Arbeitsstörung oder aufgrund extremer Schüchternheit, seine Ehrgeizstrebungen und sein Selbstdarstellungbedürfnis nicht befriedigen, dann gewährt ihm hypochondrisches Verhalten immerhin einen, wenn auch unteroptimalen Ersatz: Der Patient stellt sich in seinem Leiden immer wieder dar; er ist im Leiden der Größte. Weil hypochondrische Patienten diese Ersatzbefriedigung verlieren würden, können sie oft wirksame Hilfe oder Ratschläge, die zur Verbesserung ihres Leids führen würden, nicht annehmen.

Jeglicher Krankheitsgewinn chronifiziert natürlich das Ausweichen vor realen, ängstigenden Anforderungen, auch vor der inneren Umstellung in der Therapie. Ein ausgeprägter hypochondrischer Zug wirkt sich prognostisch genauso ungünstig aus wie eine verkrustete Ideologie, weil der Patient immer wieder dann darauf zurückgreift und sich in die frustrane Innenbeobachtung zurückzieht, wenn in unlustvoller Weise verdrängte Impulse zur Bewußtwerdung und Bearbeitung andrängen. Das gilt gleichermaßen für die narzißtische Einstellung.

Bemerkungen zum Narzißmus

Langjährige Beobachtung zeigt, daß narzißtische Züge bei *jedem* neurotischen Patienten zu finden sind, allerdings in verschiedener Ausprägung - je nach Schwere der neurotischen Störung und je nach dem, um welche Neurosenstruktur es sich handelt. Die narzißtische Erlebens- und Verhaltensweise ist bei einem in der oralen Phase gestörten Patienten anders als bei zwangsneurotischen oder hysterischen Patienten. Vorhanden ist der narzißtische Aspekt aber bei jedem neurotischen Patienten - und muß daher auch in der Therapie wie der neurotische Konflikt, zu dem er gehört, immer mitbehandelt werden. Narzißmus als eigenständiges Krankheitsbild zu akzentuieren, würde leicht dazu verführen, narzißtische Züge außerhalb des Neurosengeschehens anzusiedeln und sie bei leichterer Ausprägung bei unseren neurotischen Patienten zu übersehen.

Narzißtische Züge lassen sich verstehen als eine Abwehr in Charakterformation, die entstanden ist aus einem Konflikt mit der Bezugsperson. In der oralen Phase beispielsweise wendet sich ein Kind mit seinem Hunger und seinem Habenwollen an seine Mutter. Wird das Kind befriedigt, dann fühlt es sich in seinem Wert bestätigt. Erlebt nun aber das Kind, daß ihm die Mutter ständig seine Erwartungen und Wünsche auf erschreckende Weise versagt - z.B. auch, wenn sie nur innerlich abwesend ist und die Bedürfnisse ihres Kindes gar nicht bemerkt, es also "links liegen läßt" -, empfindet das Kind diese Reaktion seiner Mutter als Ablehnung seiner ganzen Person und sich selbst als wertlos für die Mutter. Es kann zu diesem Zeitpunkt, etwa um das erste Lebensjahr herum, noch nicht so weit differenzieren, daß es das Nicht-Willkommenheißen seiner Mutter nur auf seine aktuellen Wünsche bezieht, oder gar die mütterliche Motivation wie deren innerliche Abwesenheit aufgrund von Problemen verstehen kann.

Existiert ein Kind in solchen Momenten mit seinen intensiven Wünschen und Ansprüchen an die Mutter für diese nicht, kann es daraufhin sein Interesse von der Mutter - vorübergehend - abziehen und sich auf sich selbst zurückziehen.

Ein narzißtischer Zug entsteht erst durch das Verhalten anderer Personen. Voraussetzung ist, daß das Kind bereits in der Lage ist, sich durch andere Personen zu erleben. Daher kann man beim schizoid gestörten Patienten noch nicht von einem narzißtischen Erleben sprechen, weil er sein Selbst nicht <u>empfinden</u> kann. Denn die intentionale Störung entstand in einer Entwicklungsphase, in der das Selbst - die Abgrenzung von Innen und Außen, Ich und Umwelt - erst allmählich aufgebaut wurde. Zum fühlbaren Bewußtsein vom Selbst ist ein Kind erst etwa gegen Ende seines ersten Lebensjahres fähig. Ein Schizoider dagegen erlebt gerade eine Verlorenheit, eine Fremdheit sich selbst gegenüber. Er kann nicht in sich zurückkehren, wenn er verletzt worden ist (nur den Kontakt abbrechen), und er kann sich nicht selbst statt des abweisenden Mitmenschen "lieben". Eine Gefühlszuwendung konnte er weder in Richtung zum anderen Menschen hin noch zu sich selbst hin entwickeln. Ein Schizoider ist äußerst leicht kränkbar, weil er bezüglich seiner fühlbaren Existenz unsicher bleibt. Insofern läßt sich formulieren, daß ein narzißtischer Zug reifer ist als die schizoide Störung.

Aber bereits um das erste Lebensjahr, auf dem Höhepunkt der oralen Phase, beantwortet ein Kind die erfahrene Kränkung mit einem tröstenden Rückzug auf sich selbst. Dennoch führt die Kränkung seines Selbstgefühls zu Minderwertigkeitsgefühlen, die später mit Größenphantasien überkompensiert werden. Sie bilden sich aus Tagträumereien, die sich auf erwünschte Fähigkeiten oder Wertigkeiten beziehen. Es können auch tatsächliche, von der Umwelt bereits bestätigte "Werte", Vorzüge oder Eigenschaften einbezogen und überbetont werden, die die eigentlichen, schmerzhaften Frustrationen verdecken. So finden sich beispielsweise Patienten, die in ihrer Oralität schwere Kränkungen und Zurückweisungen von der Mutter erfahren haben, die aber "ankommen" konnten, weil sie "so hübsch" oder "so klug" waren. Diese vermeintliche oder auch reale Schönheit oder Klugheit wird dann zum Ankerplatz *aller* - unerfüllten - Bedürfnisse nach echter Zuwendung und liebender Anerkennung. Die betreffenden Patienten wirken "eingebildet", "narzißtisch" von ihrer Schönheit oder von ihrem (vermeintlichen) Können überzeugt. Als pathologisch fällt daran die Diskrepanz zur Realwelt auf: Die Schönheit oder Klugheit ist nicht in die umgebende Realität eingebunden, sie schließt die affektive Interaktion mit anderen nicht so ein, wie sie es könnte. Oder sie wirkt völlig überhöht ohne realistische Maßstäbe. Sie trägt den Charakter einer selbstbezogenen Ersatzbefriedigung, etwa in der Art "wenn mir schon keine anerkennende Liebe vom anderen Menschen zufließt, dann muß ich mir die Anerkennung für meine Schönheit eben selber geben." Aufgrund ihrer tiefen Entmutigung erwarten die Betreffenden keine gefühlshafte Anteilnahme mehr, sondern sie geben sie sich selber.

Die Größenphantasien sind im Grunde speziell ausgeformte **Riesenerwartungen** an sich und an die Umwelt. Der Patient verherrlicht sich und ist sich (oberflächlich) der Spiegelung durch andere so sicher, daß er anderes gar nicht wahrnimmt.

Das narzißtische Zurückziehen auf sich selbst, also die akzentuierte Selbstbesetzung statt einer Objektbesetzung, fixiert sich in Charakterzügen und bestimmt wiederum den affektiven Umgang mit den - früher kränkenden - menschlichen Objekten, von denen sich der Patient nun unabhängiger fühlen kann. Je nach Schwere der Kränkungen und auch je nach der Neurosenstruktur kann der narzißtische Rückzug ein individuell unterschiedliches Ausmaß annehmen. Erfährt ein Kind in der *oralen Phase* ausgeprägte Zurückweisungen, bezieht es diese noch undifferenziert auf seine gesamte Person und fühlt sich als **Totalperson** überhaupt unwert, weil ungeliebt. Entsprechend ist das Verhalten eines schwer depressiven Patienten der Welt gegenüber: Er ist skeptisch sich und der Welt gegenüber; hoffnungslos lebt er ständig im Gefühl, für ihn sei nichts da. Er glaubt nicht an ein reichhaltiges Leben mit anderen. Er verhält sich schließlich narzißtisch, denn er glaubt, keine anderen Menschen zu brauchen; in seinen Traumwelterlebnissen aber sehen wir, wie er versucht, sein intensives Kontaktbedürfnis abzudrosseln. Er bleibt aber doch narzißtisch bei sich, indem er sich selber die Bestätigung in seinen Größenphantasien gibt. Es wechselt sich in ihm ab: "ich bin nichts wert - ich bin der Größte".

In der oralen Phase ging es noch um das **vegetativ geprägte Ganz- körpererleben**. Bereits in der *analen Phase* kann ein Kind schon weiter differenzieren und erlebt jetzt die kränkende Ablehnung auf die gerade in Blüte stehenden Funktionsweisen des **Leistens**. Es geht um **aktionale Werte**. Ein zwangsneurotischer Patient fühlt sich zutiefst in seiner Handlungsfähigkeit nicht bestätigt. Diese bereits umschriebenere narzißtische Kränkung bringt ihn dazu, ständige Bewunderung seiner Machtstellung, seiner Geltung besonders im Bereich gesellschaftlicher Positionen von anderen Menschen zu erwarten. Er ist der narzißtischen Überzeugung, daß es keiner so gut wie er kann, der Therapeut schon gar nicht.

Beim *hysterischen* Patienten bezieht sich der Narzißmus ganz umschrieben auf seine **geschlechtsspezifischen Geltung**swünsche. Seine Kränkung liegt im **Gefühl**sbereich; er hat in der ödipalen Phase erlebt, daß seine Zuwendungsgefühle abgelehnt worden sind. Er versucht seine Kränkung, seine Minderwertigkeitsgefühle mit ständiger Anerkennungssuche zu kompensieren. Beispielsweise suchen hysterische Frauen für ihre überlaut zur Schau gestellten Gefühlsäußerungen wie schreiendes Lachen oder hysterische Männer für ihr selbstgefälliges Prahlen die Bestätigung ihrer Mitmenschen. Oder wir beobachten "von sich selbst besoffene" Patienten, die sich ohne jeglichen realistischen Hintergrund als "der tollste Hecht", die "schönste Frau von Welt" erleben. Schon, wenn sie durch die Tür treten, beschenken sie einen jeden mit ihrer kostbaren Anwesenheit und sind deswegen "sehr, sehr glücklich". Und nur der allerschönste und der allerreichste Partner wird als würdig an seiner Seite zugelassen.

Der zutiefst gekränkte Hysterische bemüht mit seiner *propulsiven Verhaltensweise* seine Umwelt um ständige Bewunderung. Er ist auf die Interaktion für die Kompensation seiner narzißtischen Kränkung angewiesen. Auch der Zwangsneurotische fordert die Bestätigung seiner Mitmenschen für seine glorreiche Machtposition ein. Der Depressive hingegen bleibt bei sich selbst und gibt sich allein die Bestätigung für seine großartig phantasierte Liebenswürdigkeit; ihm reicht die imaginierte Interaktion mit einer nur vorgestellten Person in seinen Phantasien.

Ist besonders beim depressiven Patienten die narzißtische Reaktionsbildung sehr stark ausgeprägt, dann ist der Patient so auf sich bezogen, daß er Kontakte - auch therapeutische - eher meidet. Andere Menschen, ebenso der Therapeut, erscheinen ihm wertlos, wenn der Patient zutiefst hoffnungslos ist. Das kann die Prognose sehr einschränken. Ist jedoch ein größerer Anteil an Hoffnung bestehen geblieben, dann versucht der Betreffende seinen Therapeuten immer wieder dazu zu bringen, ihn bewundernd zu bestätigen (Riesenerwartung). Die Interaktion dreht sich dann immer wieder um die Milderung der nagenden Selbstwertzweifel; aber immerhin ist der Patient am anderen interessiert und sucht den Kontakt, wenn auch nur um dessen Bestätigung willen.

Bei der therapeutischen Bearbeitung ist wichtig, nicht den narzißtischen Zug allein zu bearbeiten. Denn er ist im Triebkonflikt mit den früheren Bezugspersonen entstanden und wird auch von ihm immer weiter unterhalten. Beispielsweise muß ein Patient seine orale Verdrängung aufgedeckt bekommen und allmählich Erfahrungen damit sammeln, sich fordernd auseinanderzusetzen, weil er erst über die affektive Interaktion mit anderen Menschen die wohltuende Bestätigung seiner Person erfahren kann und so das beglückende Wertgefühl erlebt, sich unter den anderen Menschen, von denen er sich bisher aus Angst und Enttäuschung zurückgezogen hatte, wohlzufühlen. Würden wir nur den narzißtischen Zug, also nur die spezielle Abwehrformation ohne den auslösenden, verdrängten Konflikt bearbeiten, dann hätten wir nach der Therapie einen Menschen vor uns, der immer wieder seinen Rückweg vom anderen, ihn frustrierenden Menschen antritt, weil er sich nicht handelnd in der Gemeinschaft mit anderen durchsetzen kann. Er würde in Abhängigkeit allein vom Therapeuten verbleiben, der ihn immer wieder liebevoll bestätigt, und die Therapie würde zur Ersatzbefriedigung werden.

Prognoseerwägungen

Die wichtigste therapeutische Zielsetzung im Anamnesegespräch ist die Frage nach der Prognose: Kann dem Patienten in einer bestimmten Zeitspanne therapeutisch geholfen werden? Ist als Ziel eine Heilung oder wenigstens eine Besserung zu erwarten? Prognoseerwägungen zentrieren sich um die Frage, ob das neurotische Leiden innerhalb einer bestimmten Zeit therapeutisch zugänglich ist, welche innerseelischen und äußeren Gegebenheiten die aufdeckende Arbeit erleichtern oder erschweren bzw. verunmöglichen.

Hier wird es nötig, genaue Vorstellungen vom Behandlungsziel im Auge zu haben. Es kann nützlich sein, sich zunächst ein inneres Bild vom Patienten vorzustellen: Wie würde er wohl ohne seine neurotische Problematik sein, wie würde er sein Leben gestalten können? Es spielen also sowohl die individuelle neurotische Problematik als auch die Veränderbarkeit durch die Therapie eine wichtige Rolle. Auf der einen Seite steht eine definierte seelische Erkrankung, die Neurose, und auf der anderen Seite eine ebenso definierte, an den Erkenntnissen der Neurosenerkrankung gewonnene Behandlungsmethode. Sie passen wie Schloß und Schlüssel zueinander. Daher ist es im ersten Schritt - der Diagnosestellung - wichtig zu entscheiden, ob es sich beim Patienten tatsächlich um eine Neurose handelt, die nur mit der speziell aufdeckenden Methode der Psychoanalyse bzw. der tiefenpsychologisch fundierten Psychotherapie behandelbar ist.

Wie bereits betont, geht es bei der Behandlung der neurotischen Patienten um ein aufdeckendes Verfahren: das Verdrängte wird dem Patienten bewußt gemacht; dabei müssen seine Abwehr und sein Widerstand bearbeitet werden. Die Abkömmlinge des Verdrängten werden überall, in der Interaktion mit dem Therapeuten - in der Übertragung -, mit Außenstehenden, mit Beziehungspersonen, im Arbeitsfeld etc. sichtbar. Der Therapeut verhilft seinem Patienten dazu, die Konflikte, die aus dem Verdrängten resultieren, zu zentrieren und die Ängste und Schuldgefühle, die die Verdrängung begleiten, aufsteigen zu lassen; indem sie ebenso wie das Verdrängte affektiv deutlich erlebbar werden, können sie bewußt - das heißt verbalisierbar - gemacht werden.

Gleich in den Anfangssitzungen äußert sich die *Übertragung* unserer Patienten. Je heftiger der Patient überträgt, desto günstiger kann der Ausgangspunkt für eine Therapie sein, weil heftige Gefühlsbestandteile der verdrängten Impulse in der Übertragung bereits spürbar andrängen, den therapeutischen Prozeß dynamisieren und daher - später - leichter vom Therapeuten angesprochen und dem Patienten verdeutlicht werden können. Andererseits kann eine allzu realitätsentfernte Übertragungsreaktion wie beispielsweise heftigster Haß gegen den (anfänglich noch unbekannten) Therapeuten oder eine zu ausgeprägte retentiv geprägte Mißtrauenseinstellung, aber auch eine "blinde", wilde oder schwärmerische Verliebtheit, bei der der Therapeut als echtes Objekt nicht gefühlshaft intendiert wird, ein therapeutisches Arbeiten verunmöglichen.

Es dürfte prinzipiell zu Mißverständnissen und ungünstigen therapeutischen Folgerungen führen, die Übertragung in eine positive und eine negative Übertragung einzuteilen. Daß der Patient deutlich überträgt, ist immer positiv. Auch daß der Patient seine aggressiven Tendenzen auf den Therapeuten richtet, ist positiv, denn gerade das hatte er gegen seine frühere Bezugsperson nicht tun dürfen, sondern mußte es verdrängen.

Die Übertragung wird noch gefördert durch eine wohlwollende, triebfreundliche und vor allem entängstigende Atmosphäre, in der sich ein Therapeut ganz auf seinen Patienten einstellt. Hierbei wird es wichtig, daß der Therapeut selbst gründlich analysiert ist, damit die therapeutische Atmosphäre nicht von seinen Latenzen übermäßig gestört wird, sondern sein Gegenübertragungsgeschehen in ausgewogener Weise mit einfließen kann.

Nicht nur das fördernde Gewährenlassen ist wichtig, sondern auch die klärende Konfrontation und Abwehrbearbeitung, die zumeist recht unlustvoll erlebt wird. Besonders Hinweise auf Ausweichs- oder Bequemlichkeitsverhalten, die wir in unterschiedlichem Ausmaß bei allen neurotischen Patienten aufdecken, werden unlustvoll erlebt. Die Forderung, ein gewohntes *Vermeideverhalten* aufzugeben, mit dem eine schmerzvoll erfahrene Verdrängungsfolge umgangen wird, bedarf ganz besonderer Anstrengung vom Patienten. Daher ist für die Prognose immer die Frage zu klären, wieviel Kraft, Zeit oder Geld, wieviel Einsatzbereitschaft ein Patient aufbringen wird, um solch belastende Konfrontationen zu ertragen.

Bereits in den ersten Sitzungen bildet sich ab, wieviel aktives Verantwortungsbewußtsein ein Patient für sein Leben und seine Person zu tragen gewohnt ist und wie er sich überhaupt mit seiner neurotischen Symptomatik auseinandersetzt. Es ist für den therapeutischen Prozeß von großer - entscheidend förderlicher - Bedeutung, ob ein Patient eine emotionale Zuwendung zum Therapeuten erleben und konflikthafte Themen verbalisieren kann, oder ob er, emotional distanziert, die zwischenmenschliche Auseinandersetzung vermeidet und leicht mit gekränktem Rückzug reagiert. Häufig geht eine erhöhte Kränkungsbereitschaft mit einer Vorwurfshaltung und mit Externalisierungstendenzen einher, die wiederum zum Versorgungsanspruch führen können und beim Therapeuten leicht ein Schonklima induzieren. Das aber bringt eine Abwehrverstärkung mit sich statt einer -lockerung, und es ist verständlich, daß in solch einem therapeutischen Klima der betreffende Patient kaum die wirklich schmerzhaften Konfliktthemen berühren kann.

Die aufdeckende Arbeit wird erleichtert, wenn der Patient von sich aus zur *Eigenaktivität* in der Lage ist und betroffen seine eigenen Erlebniseinschränkungen registriert - wenn er also daran leidet und sich selbstkritisch auseinandersetzen kann, wobei er die therapeutischen Anregungen weiterführend für sich verarbeitet und die Konfliktlösung nicht gleich an seinen Therapeuten delegiert und selber nur passiv Vorschläge vom Therapeuten erwartet oder quasi nur auf Zuruf mitarbeitet.

Prognostisch komplizierend wirkt sich aus, wenn der Patient in seiner Fähigkeit zum *emotionalen Erleben* schwer eingeschränkt ist. Beispielsweise ist die Pastellhaftigkeit des schizoiden Erlebens therapeutisch schwerer angehbar als eine klotzig vorgetragene Wut. Oder auch eine gefühlshafte Kaltschnäuzigkeit, die etwa noch mit manirierten Beschreibungen - anstatt naiv, begeistert Bewegendes zu schildern - gepaart ist, erschwert dem Patienten ein emotionales Verstehen in der Therapie. Ähnlich schwierig wirkt sich eine rasche Ermüdbarkeit und Erschöpfbarkeit auf den therapeutischen Prozeß aus, weil sich der Patient leicht aus anstrengenden Therapiephasen zurückzieht.

Demgegenüber zeigen eine innerliche Lebendigkeit und die Flüssigkeit der imaginativen Produktionen, über die besonders motorisch lebhafte Patienten verfügen, eine größere seelische Mobilität und Ansprechbarkeit an. Überhaupt sind Patienten, die zur Aktivität und Überkompensation (beispielsweise auch Depressive) neigen, oft rascher therapeutisch ansprechbar als zurückgezogene oder auch passive und hoffnungslose.

Mit einem zugewandten, emotional beteiligten Patienten, der eine prosoziale Einstellung und eine Bereitschaft zur Verantwortungsübernahme mitbringt, lassen sich viel eher und leichter seine als "unsozial", nämlich schuldgefühlshaft erlebten Eigeninteressen bearbeiten. Auch kann ein Patient, der gemeinschaftsbezogen lebt, viel deutlicher seine neurotische Problematik spüren, weil sich gerade seine neurotische Verhaltensweise im konflikthaften Umgang mit anderen spürbar abbildet. Ein interaktionsfreudiges Verhalten des Patienten erleichtert sehr das therapeutische Durcharbeiten, weil die bewußt werdende Problematik immer wieder von neu auftretenden Perspektiven aus aufgearbeitet werden kann. Außerdem fördert der soziale Kontext des Patienten seine im Therapieverlauf begonnene innere Umstellung, indem er seine nun aufgedeckten Strebungen im mitmenschlichen Bereich umsetzt und sie damit allmählich in seine bewußte Persönlichkeit integriert.

Dagegen kann beim ausgeprägteren sozialen Rückzug des Patienten die Therapie affektiv leicht leerlaufen. Wird der Therapeut zur einzigen Bezugsperson, kann sich die Therapie zur Ersatzbefriedigung entwickeln. In diesem Klima erschwert das auf der Verdrängung aufruhende neurotische Bequemlichkeitsverhalten ("ich bin ein Mensch, der geführt werden muß, der eine Leitung braucht") die therapeutische Arbeit sehr und chronifiziert eher das frühkindlich erlebte Machtgefälle zwischen den übermächtigen Eltern und dem erstarrenden Kind.

Häufig verbergen sich hinter einer *passiven Einstellung* schwere Verwöhnungen - neben der früher bedrohlichen Einschüchterung - mit der Einstellung zur Welt "ich brauche ja doch nicht". Eine verantwortungsfreie Einstellung ist therapeutisch schwer zu bearbeiten. Ist dagegen die frühkindliche Verwöhnung nicht zu stark ausgeprägt - hat sie den Patienten also nicht zu passiv gemacht -, kann etwas Verwöhnung durchaus nützlich sein, weil früh erlebt wurde, daß in all den unverständlichen Versagungssituationen auch mal Silberstreifen am Horizont auftauchen; dieser Hoffnungsschimmer schützt später vor einer hoffnungslosen und ausweglosen Resignation.

Ein Patient, der sich in der therapeutischen Situation von der liebevollen Geborgenheit des Therapeuten verwöhnen und sich abhängig machen lassen möchte, ist nicht zu verwechseln mit einem gefügigen Patienten. Sehr bereitwillige Patienten übertragen leicht ihre Gefügigkeit auf den Therapeuten. Stark ausgeprägte Gefügigkeit kann sich sehr ungünstig auf die Therapie auswirken, da ungewiß ist, ob und wann diese Patienten echte Gefühle auf den Therapeuten entwickeln, die aber für die therapeutische Arbeit notwendig sind, damit der verdrängte Konflikt erlebbar werden kann.

Ein ganz anders"artiger" Widerstand ist früh erkennbar bei Patienten, die vordergründig aufgeschlossen wirken und sich durch Literatur, Vorlesungen oder angefangene Analysen bereits so "vorgebildet" haben, daß sie sich vor "Überraschungen" abgesichert fühlen. Oft können sie die Therapie nicht mehr unbefangen nutzen. Durch Schlagworte und fertige Urteile, die in den Dienst des Widerstandes gestellt werden, treten rasch Schwierigkeiten auf. Dies wirkt insofern therapieverlängernd, als daß diese Vorurteile (daß z.B. nur kathartisches Erleben wirksam sei, findet sich in der Enttäuschung "ich hab ja gar nicht geweint, es tut sich eben nichts") in der Therapie erst mal als solche erkannt und abgebaut werden müssen.

In seinen Prognoseerwägungen sollte sich ein Therapeut nicht beeindrucken lassen von - besonders depressiven - Patienten, die gelegentlich in der Anamnese nur Schlechtes, nur Ungünstiges über sich aussagen und alles weglassen, was zu ihren Gunsten hätte sprechen können "aus der Angst, nicht ehrlich zu sein". Mit dieser frühkindlich erworbenen Verhaltensweise haben die Betreffenden anscheinend eher ihre Wünsche erreichen können, da sie quasi auf diesem Tarnweg Enttäuschungen vermeiden konnten.

Zur prognostischen Einschätzung der inneren gefühlshaften Zugänglichkeit gehört auch die Beobachtung, wie der Patient mit seinem neurotischen Symptom umgeht. Ob er es als Fremdkörper empfindet und darunter leidet, oder ob er es bereits integriert hat ("meine Mutter war auch schon so", "das ist doch vernünftig"); *leidet* er unter seinem Symptom, ist er eher zur therapeutischen Arbeit motiviert, als wenn ihn nur das Verhalten seiner Umgebung, mit der er durch seine neurotische Einstellung in Konflikte gerät, stört.

Es spielt ebenfalls die *Dauer der Symptomatik* eine wichtige prognostische Rolle. Ein chronisches Symptom kann sich im therapeutischen Prozeß ungünstig auswirken, weil es bereits im Alltagsleben integriert ist und rationalisiert sein kann, eventuell noch von einem weiteren, ausgeprägten Krankheitsgewinn überwuchert wird, wie z.B. von der Erlangung einer besonderen Zuwendung, von Versorgung oder auch Rente. Diese Folgen würden einer Gesundung entgegenstehen, weil der Patient auf diesen Gewinn bei einer erfolgreichen Therapie verzichten müßte und dabei doch unsicher ist, was er sich als symptomloser Mitmensch an Anforderungen und Mühen einhandeln würde. Seine Einsichtswilligkeit in die symptomauslösende Konfliktlage wird eben sehr gebremst, wenn er dafür auf bereits vorhandene Vorteile verzichten müßte.

Weiterhin spielt die *Schwere eines Symptoms* eine wichtige Rolle. Damit ist nicht eine lärmende Symptomatik - wie häufig beim Angstneurotischen - gemeint. Gerade sie kann sogar günstig sein, weil sie von einem heftig spürbaren Gefühlsuntergrund ausgeht, der die therapeutische Einsicht eher erleichtert. Die

Schwere meint hier die Ausgebreitetheit eines Symptoms. Dabei fragt sich immer: Wie groß ist noch der gesunde Anteil im Patienten? Wie weit ist beispielsweise bei einem zwangsneurotischen Patienten das Leben bereits auf seine Symptomatik, seine Rituale hin ausgerichtet? Hat er schon jemals anders als mit Zwangssymptomen erleben können? Oder wie zurückgezogen hat ein Depressiver bisher sein Leben gelebt? Wie sehr bestimmte die Depression seinen Tagesablauf, seine Lebensgestaltung? Hat er jemals andere Erfahrungen machen können als nur seine neurosentypischen? Denn seine therapeutische Mitarbeit hängt immer auch sehr von einer gesund gebliebenen Einsichtsfähigkeit und von seinem bisherigen erlebten Erfahrungsschatz ab.

Seelische Symptome werden gleich gewichtet wie körperliche Symptome: Eine langdauernde körperliche Funktionsstörung, die bereits in irreversible Organschädigungen übergegangen ist wie z.B. beim Ulcus duodeni oder die schon einen erheblichen weiteren Krankheitsgewinn nach sich zog, ist bezüglich eines Behandlungserfolgs ebenso zurückhaltend zu beurteilen wie z. B. eine langjährige Depression. Anders ausgedrückt ist ein Patient mit erheblicher Darmsymptomatik therapeutisch etwa ähnlich zugänglich wie ein Patient mit langjähriger Zwangssymptomatik.

Wenn ein Patient mit akzentuierter Körpersymptomatik therapeutisch weniger ansprechbar erscheint, ist immer zu fragen, bei welchen Problemkreisen genau er wenig mitarbeitet und aus welchem Grund. Die Erklärung finden wir zumeist in der zugrundeliegenden Neurosenstruktur oder auch in einer jahrelangen iatrogenen Fixierung des Körpersymptoms. Wenn ein Patient immer wieder auf ausführliche Beschreibungen seiner Körpersymptome oder seiner körperlichen Vorgänge verfällt, statt an seiner dahinterstehenden Problematik zu arbeiten, ist dies prognostisch genauso ungünstig zu beurteilen wie das Klagen eines depressiven Patienten, der seine Hoffnungslosigkeit redundant und voller Vorwurfshaltung schildert, oder wie das Drängen eines Angstkranken, der sich ausschließlich über die detaillierte Schilderung seiner Angstanfälle entlasten möchte, oder wie die ewig schillernde, dabei gefühlsunechte Erzählung eines hysterischen Patienten, der sich permanent in neue, blande wirkende Liebesabenteuer flüchtet, anstatt sich seiner dahinterstehenden inneren Problematik zuzuwenden.

Jedes neurotisches Symptom zeigt an, daß hier bereits eine Stelle markiert ist, an der das Verdrängte an die Oberfläche gekommen ist, daß die bisherige Abwehrdecke nicht dicht gehalten hat. Das kann ein vielversprechender Ausgangspunkt für die Therapie sein, weil ein Symptom als Indikator für einen lebendigen Neurosenprozeß dient, der noch so in Bewegung ist, daß therapeutisch daran angeknüpft werden kann. Eine ausgebreitete charakterliche Verarbeitung mit nur einem "kleinen", fast unauffälligen Symptom kann sich prognostisch ungünstiger auswirken als ein lärmendes Symptom bei relativ unauffälligem Lebensaufbau.

Einen Hinweis darauf, ob es sich um eine bereits sehr ausgebreitete neurotische Erkrankung handelt, können wir oft in der *auslösenden Situation* finden. Löst ein Schicksalseinbruch wie der Tod einer Bezugsperson oder ein plötzliches

Erbe oder ein Arbeitswechsel ein neurotisches Symptom aus, so kann dies ein prognostisch günstigerer Hinweis sein als ein Symptomausbruch bei einer bagatellartigen Versuchungssituation; beispielsweise bricht ein Zwangssymtom aus, nachdem sich der Betreffende einen Western im Fernsehen angesehen hatte. Diese fast unmerkliche Auslösungssituation weist darauf hin, wie ungeheuer gestaut sein Antriebserleben bereits gewesen sein muß, daß schon eine kleinste Versuchung genügt, um das Verdrängte durch die bisher stabile Abwehrdecke treten zu lassen. Offenbar war dieser Patient zuvor nicht in der Lage gewesen, sich bereits früher einen Ausgleich, eine anderweitige, befriedigende Expansion zuzutrauen. Je leichter also eine Versuchungssituation ist, desto umfangreicher sind oft die Verdrängungen. Daß ein Patient kaum noch expansive Möglichkeiten erlebt, deutet auf eine erschwerte Ansprechbarkeit in der Therapie hin.

In diesen Rahmen gehört auch die Frage, wie ausgeprägt die neurotische Struktur den bisherigen und vor allem den aktuellen Lebensaufbau bestimmt. Es sollte vor Therapiebeginn geklärt werden, ob und wie stark sich der verdrängte Konflikt in sämtlichen Lebensbereichen ausgebreitet hat und ob der Patient seine *innere Umstellung*, die der Bewußtmachung des verdrängten Konflikts folgt, in seinen unterschiedlichen Lebensbereichen auszuleben vermag. Denn bei einer erfolgreichen Therapie muß die Umgebung, der Partner, die Familie, das berufliche Feld etc. die Veränderung des Patienten tolerieren können und nicht etwa zu stark bremsen. Es wäre für einen Patienten völlig unzumutbar, ihm seine Probleme bewußt werden zu lassen und ihn damit eventuell gegen seine Umgebung aufzubringen, wenn er sich von dieser weiterhin übermäßig abhängig fühlt.

Mit der prognostischen Frage, wie weit dem Patienten innerliche Möglichkeiten zur aktiven Lebensbewältigung zur Verfügung stehen, korrespondiert die Einschätzung, inwieweit die *Umgebung des Patienten* auf die neurotischen Verhaltensweisen des Patienten angewiesen bleiben wird oder die Abhängigkeit des Patienten sogar auch einklagen könnte - oder ob der gesundete Patient mit den Anforderungen seiner speziellen Umwelt angstlos umgehen könnte.

Maßstab für die Einschätzung einer Neurosenschwere ebenso wie für die Entwicklungsmöglichkeiten des Patienten bleibt immer der subjektive, nämlich der des Patienten. Es ist abzuwägen, wie weit der Patient aufgrund seiner Verdrängungen und deren Folgen hinter seinen (!) Möglichkeit zurückgeblieben war. Wieviel Zeit braucht er üblicherweise in seinem Leben, um etwas zu erreichen? Wie *aktiv* ist er von sich aus, hat er in seiner Biographie immer wieder mal einen Versuch gemacht, aus seinem Dilemma herauszukommen? Oder hat er sich bisher in ausgebreiteter Weise in eine Bequemlichkeitshaltung zurückgezogen oder versucht er, mit *Ideologie* seinen Leidensdruck zu mildern, und verharrt dadurch in neurotischer Position ("ich bin eben so bescheiden", "der klügere gibt nach", "ohne Partner bin ich nichts") und vermeidet so aus Angst mögliche Eigenständigkeit und selbständige Lebensplanung. Oder verhinderte er bisher durch *Abbrüche* in Partnerschaften oder im Beruf Auseinandersetzungen, die auch seine eigene Fortentwicklung bedeutet hätten? Es kann geradezu aussichtslos werden, wenn Patienten die unerfüllbare *Erwartung an den Therapeuten* richten, daß er sie in einer Art und Weise zur Entfaltung bringen solle, wie es ihrem Traum entspräche, ohne daß sie sich bisher selber darum bemüht(!) hätten. Beispielsweise erwartet eine fünfzigjährige Patientin, die noch nie einen Partner längerfristig halten konnte, nun von der Therapie, daß sie "lernt", in einer Beziehung Erfüllung zu finden. Oder eine schwer depressive und passive Patientin erwartet von der Therapie, daß sie beruflich genau so berühmt werden würde wie ihr schriftstellernder Vater. Solche Therapieunterfangen dürften prognostisch nicht allzu aussichtsreich sein.

Auch die *Freizeitgestaltung* kann anzeigen, inwieweit dem neurotischen Patienten noch Genußfähigkeit und Lust an der Selbstgestaltung - wenn auch im kleinen Bereich - zur Verfügung stehen oder ob er auch schon in dieser Expansionslust verarmt ist.

Besondere Beachtung verdienen die Bereiche des *Geld*es und der Arbeit. Vor Therapiebeginn sollten die finanziellen Verhältnisse des Patienten genau geklärt werden, weil sie die therapeutische Arbeit erheblich modifizieren können. Beispielsweise würde ein Patient, der von Schulden erdrückt wird, auch in einer unneurotischen Lebensplanung erheblich eingeschränkt werden; möglicherweise wird er sein Geld wider Willen, aber gesetzesmäßig teilen müssen, sobald er wieder im Arbeitsleben expansiv wird. Solche realen äußeren Einschränkungen können einen derartig starken Aversivcharakter bekommen, daß Patienten die damit einhergehende neurotische Problematik kaum noch bearbeiten wollen. Oder einem Patienten steht so viel Geld zur freien Verfügung, daß er sich ein luxuriöses Leben in Zurückgezogenheit leisten kann und daher wenig motiviert ist, unlustvolle Probleme wie seine Durchsetzungsängste zu bearbeiten.

Auch sollten wir ein möglichst genaues Bild von dem konkreten *Arbeits*alltag unserer Patienten haben. Es muß klar sein, was ein Patient wirklich(!) kann, wie weit er bereits in ein Wissensdefizit gerutscht ist und ob er über eine adäquate Arbeitstechnik verfügt oder aufgrund seiner neurotischen Umgangsweisen mit den Kollegen ins Abseits gerät. Eine Arbeitsstörung wird sich in ganz besonderem Ausmaß in der therapeutischen *Arbeit* bemerkbar machen, z.B. darin, wie der Patient mit seinen Träumen umgeht, sie "bearbeitet" - oder eben gerade nicht. Eine befriedigende Berufserfahrung hingegen kann therapeutisch genutzt werden, weil sie ein Gefühl von Sicherheit erzeugt, an das der Patient in seiner therapeutischen Arbeit anknüpfen könnte.

Anders verhält es sich, wenn der Patient bereits in deutliche Defizite im Umgang mit Kollegen, mit Partnern oder mit der Arbeit hineingerutscht ist. Ein Patient, der nie andere Menschen oder Aufgabenbereiche neurotisch unverzerrt erlebt hat, weiß eben nicht, wie der andere denken und fühlen kann, was der andere tatsächlich von ihm erwartet. Daher muß in der Therapie neben der Bewußtmachung des verdrängten Problems auch die Realitätskenntnis zum Ausgleich der erworbenen Defizite einbezogen werden. Es ginge nicht an, dem Patienten seinen unbewußten Konflikt aufzudecken und ihn dann einer Welt gegenüberzustellen, deren reale Verhältnisse er aufgrund seiner neurotisch bedingten Wahrnehmungsstörung nicht ausreichend kennenlernen konnte; er würde trotz Therapie in Gefahr stehen zu scheitern.

Wie sehr die Lebensführung des Patienten zur Chronifizierung der Neurose beiträgt, bleibt eine der wichtigsten Fragen zur Prognose. Die begleitenden Lebensumstände können ein solches Übergewicht über den ursprünglichen neurotischen Konflikt bekommen, daß eine Bewußtwerdung des Verdrängten die gesamte, neurotisch eingeengte Lebensführung gar nicht mehr verändern könnte. Andererseits kann aber auch eine Veränderung in der Umgebung zum plötzlichen Symptomverlust führen; wir beobachten dies beispielsweise an zwangsneurotischen Patienten, die ihre Symptomatik verlieren, sobald die ambivalent erlebte Mutter gestorben ist.

Die prognostische Beurteilung ergibt sich immer erst aus der Abwägung *aller* Faktoren untereinander. Zum Beispiel muß ein chronifiziertes Symptom gar nicht so entscheidend nachteilig wiegen, wenn der Patient eine günstige Umgebung hat, die seine innerliche Veränderung mitträgt oder wenn er selber so mobil und selbständig ist, daß er sich aus seiner alten Umgebung lösen könnte und auch allein zurecht käme. Dabei klärt der Therapeut die Frage, wieviel unverbrauchte Kräfte im Patienten noch vorhanden sind - das Symptom verbraucht viel! Auch ein höheres Lebensalter muß aufgrund herabgesetzter innerlicher Umstellungsbereitschaft oder wegen verkrusteter Abwehrstrukturen nicht gänzlich ungünstig sein, kann es doch aufgewogen werden durch eine größere Lebenserfahrung und eine gute Realitätsbezogenheit, die sich auf den therapeutischen Prozeß förderlich auswirken. Ebenso könnte es in einem fortgeschritteneren Lebensalter günstig wirken, wenn die triebhemmenden Vertreter, die elterlichen Bezugspersonen, bereits verstorben sind.

Altersunabhängig sind natürlich immer auch die *Verläßlichkeit* des Patienten und seine *Fähigkeit zur Affektkontrolle* in die prognostischen Erwägungen einzubeziehen. Hierher gehört ebenfalls die *Frustrationstoleranz* und die eigene Steuerungsfähigkeit, die z.B. bei sehr agierfreudigen hysterischen Patienten so herabgesetzt sein kann, daß sie eine aufdeckende Therapie verunmöglichen.

Um zu einer möglichst differenzierten Prognosenabwägung zu kommen, ist ein detailliertes Wissen um das Verhalten des Patienten und um seine Lebensbereiche, ebenso wie das Wissen um die Entstehung der Symptomatik und dessen Entwicklung wichtig. Erst durch genaues Nachfragen und einfühlsames Verstehen klären wir, wie sich die therapeutische Zusammenarbeit gestalten wird, die sich bereits in den ersten Sitzungen abbildet, in denen uns unser Patient zeigt, wie er mit seinen Problemen umzugehen pflegt - und was er von uns erwartet. Wie eingangs betont, ist es dann günstig, wenn sich der Therapeut ein Bild davon macht, wie sein Patient nach einer gelungenen Therapie aussehen könnte und dies in der Diskrepanz zum jetzigen Patientenzustand sieht. Oder anders ausgedrückt fragt sich der Therapeut, wie jemand ohne diese Verdrängungen, die dieser Patient jetzt in sich trägt, in der gleichen Umgebung wie der des Patienten leben würde. Von da aus läßt sich entwickeln, wie dieser neurotische Patient als Gesunder später aussehen müßte, was er in der Therapie zu leisten hätte und ob ihm seine inneren Voraussetzungen und seine äußeren Gegebenheiten dies ermöglichen.

Ist sich der Therapeut unsicher bezüglich der Mitarbeit und Frustrationstoleranz seines Patienten, kann er beispielsweise über Reizdeutungen die in Frage stehende Fähigkeit zur Mitarbeit ausloten. Der Therapeut spricht den Patienten auf die Erforderlichkeit hin an, daß er in der Therapie bestimmte, bisher vermiedene, schmerzvolle oder unangenehme Bereiche in sich sehr viel mehr entwikkeln muß, wenn er denn sein Symptom verlieren möchte. Bringt diese Vorstellung den Patienten zum gefühlsgetragenen Nachdenken (ohne gefügig zuzustimmen) zeigt das an, daß er doch bereit ist, auch Unbequemes auf sich zu nehmen. Reagiert er dagegen empört oder weist er alles Unangenehme weit von sich zurück, deutet er damit an, daß er seine neurotische, angstgetriebene Bequemlichkeit nicht leicht aufzugeben bereit ist.

Im selben Sinne befragt ein Patient, der sich selber als tätiges und eigenständiges Subjekt und nicht als unmündiges Objekt erlebt, seinerseits vor Therapiebeginn den Therapeuten nach dem erwartbaren Erfolg, nach der notwendigen Zeitdauer einer Therapie und vor allem danach, was denn seine eigene Aufgabe in der Therapie sei. Die Vorgespräche sollten mit einem ganz klaren therapeutischen Pakt enden. Dazu erteilt der Patient dem Therapeuten den Auftrag, was er gerne in der Therapie erreichen möchte, nachdem ihm der Therapeut dargelegt hat, was in der Therapie an Erleichterungen, aber *auch* an Schmerzhaftem und Unbequemem auf ihn zukommt.

In gemeinsamer Arbeit machen Patient und Therapeut die Folgen der erlittenen Verletzungen rückgängig. Wenn wir dem Patienten dazu verhelfen können, sich aus seinen beengenden, neurotischen Ängsten und Schuldgefühlen, aber auch aus seinem oft vielfältigen Ausweichverhalten zu befreien - von seinem neurotischen Leid -, kann er allmählich seine zielgerichteten Wünsche deutlich erleben. Er wird dann nicht mehr von seinen blind drängenden Latenzen in die verschiedenartigsten Situationen hineingetrieben, sondern er ist dann in der Lage, bewußt abwägend zu handeln und auch notwendige Einschränkungen - reales Leid - zu ertragen

Index

W

Z